Mutluluk Kürleri

Dr. Ümit Aktaş
Fitoterapi Uzmanı

Dr. Ümit AKTAŞ
Fitoterapi Uzmanı, M. Sc.
Akupunktur Uzmanı, MD

Doğum:
21 Kasım 1970, Kırıkkale

Eğitim:

Yüksek Lisans (Fitoterapi):
Yeditepe Üniversitesi, Sağlık Bilimleri Enstitüsü, Fitoterapi Yüksek Lisans Programı, 2011.

Lisans:
Osmangazi Üniversitesi, Tıp Fakültesi, 1995.

Sertifika:
- Akupunktur Sertifika Eğitim Programı: Yeditepe Üniversitesi, Tıp Fakültesi, 2007.
- Akupunktur Tedavisi Uygulama Sertifikası: Sağlık Bakanlığı, 2007.
- Ozonterapi Sertifika Eğitim Programı: Ozonterapi Derneği, 2006.

Kitaplar:
- *İlaçsız Yaşam*, (2013). AKTAŞ ÜMİT, Hayy Kitap, Baskı sayısı: 12, Sayfa sayısı: 240, ISBN: 6055181185, Türkçe.
- *Bitkisel Kürlerle İlaçsız Tedavi*, (2015). AKTAŞ ÜMİT, Hayy Kitap, Baskı sayısı: 4, Sayfa sayısı: 182, ISBN: 6059841085, Türkçe.

Görev aldığı kurumlar:

- Muayenehane: Abdi İpekçi cad. Reasürans Han 2 No: 61/7 Nişantaşı / İSTANBUL
- Bahçeşehir Üniversitesi, Sağlık Bilimleri Enstitüsü, Fitoterapi Eğitim Koordinatörü.
- Bezmialem Üniversitesi Fitoterapi Eğitim Uygulama ve Araştırma Merkezi Fitoterapi Sertifika Eğitim Programı Öğretim Üyesi.
- Yıldırım Beyazıt Üniversitesi Fitoterapi Eğitim Uygulama ve Araştırma Merkezi Fitoterapi Sertifika Eğitim Programı Öğretim Üyesi.

İdari görevler:

Türk Kalp Vakfı Mütevelli Heyeti Üyesi

Web adresi:

www.umitaktas.com

İçindekiler

Önsöz

Önce gıdamızı bozdular...

İlk önce buğdaya el uzattılar. Amerika, buğdayı 'ıslah etme' kisvesi altında genetiğine müdahale etti. Neymiş dünyayı doyuracaklarmış, açlık kalmayacakmış. Buğdayın genetiğine müdahale ettikleri günden bugüne 70 yıl geçti, hâlâ açlık sorunu azalmadı, ama obez insanların sayısında patlama var.

Bu arada gıdalarımız da kimyasal katkı maddeleriyle dolduruldu. Raf ömrünü uzatan ve lezzetini artıran envai çeşit kimyasal madde vücudumuza girmeye başladı. Yiyeceklerin raf ömrü uzadı, ama insanlarınki kısalmaya başladı.

Önce gıdamızı bozdular, bozulan gıda sağlığımızı bozmaya başladı. Ardından ilaç şirketleri devreye girdi. Yine ulvi bir amaçla tabii ki! Hastaları iyi etmek vaadiyle, hastalara ömür boyu kullanmaları gereken kimyasal ilaçları verdiler. Olan kime oldu? Tabii ki o buğdayı, kimyasallarla dolu yiyecekleri yiyip hasta olanlara. Yani, hepimize!

Kronik hastalıklar patladı. Diyabet ve kanser, tarihte olmadığı kadar çok görülmeye başladı.

Ruhsal problemler salgın hastalık gibi arttı. Kime sorsanız depresyonda... Depresyonda değilse mutsuz. O da olmadı, hayat enerjisini kaybetmiş bir yaşam yorgunu. Her sorun için bir ilaç var neyse ki! Mutsuzsan bir antidepresan al, uyuyamıyorsan bir uyku ilacı, şişmansan özel tasarım bir mide kelepçesi. Peki, bu ilaçları reçete eden doktorlar, tehlikeli yan etkilerden bahsediyor mu? Hayır!

Diyelim ki bu tehlikeli yan etkileri göze aldınız. "Yeter ki iyi olayım, mutlu hissedeyim, hayattan keyif alayım" dediniz. Peki, size bu ilacı reçete eden doktor, kullandığınız antidepresanın sizi kronik depresyon hastası yapacağını söyledi mi? Hayır. Belki, kendisi bile bilmiyor bunu...

Senelerdir bağırsak ve beyin arasındaki ilişki biliniyor. Bağırsak florasını oluşturan bakterilerin ruh halini de etkilediği yeni bir bilgi falan değil. Peki, bağırsak florasını ne belirliyor? Yediklerimiz, içtiklerimiz. Yiyecekleri doğada olduğu gibi yediğimizde, atalarımızın yaptığı gibi mayalayarak tükettiğimizde dost bakteriler çoğalıyor, gelişiyor. İşlenmiş gıdalar, genetiğiyle oynanmış besinler, aldığımız her ilaç ise bu floraya zarar veriyor.

Denklem ortada. Ama görmek isteyen yok!

Şifa, ancak beslenmeyi düzelterek mümkün olabilir. İnsanı daha da hasta eden, hatta öldüren ilaçlarla değil!

Mutluluk Kürleri'nde modern zamanlarla özdeşleşen sorunları masaya yatırdım: Mutsuzluk, depresyon, stres, hâlsizlik, uykusuzluk, fazla kilolar... Doğru bir beslenme modeli ile depresyonu yenebilir, probiyotikler sayesinde stresle savaşabilir ve hatta ideal kilonuza kavuşabilirsiniz. Mutlu, zinde ve dolu dolu yaşanan anlamlı bir hayat, sadece ve sadece doğru bir beslenme modeli ile mümkündür.

Önce gıdamızı bozdular, bozulan gıda sağlığımızı bozdu, sonra bize ömür boyu kullanmamız gereken ve asla iyileştirmeyen kimyasal ilaçlar sattılar... Şimdi biz bu zehirli denklemi tersine çevireceğiz. Sağlıklı yaşamak için nasıl beslenmemiz gerektiğini öğreneceğiz, bozulmamış gıda ile sağlığımıza kavuşacağız.

Hipokrat'ın binlerce yıl önce söylediği gibi: Besininiz ilacınız, ilacınız besininiz olsun.

Dr. Ümit Aktaş
Eylül 2016, İstanbul

BİRİNCİ BÖLÜM

DEPRESYONDAN KURTUL

"Sağlık olmadığında bilgelik ortaya çıkamaz,
sanat kendini göstermez, güç savaşamaz,
zenginlik de akıl da işe yaramaz olur."
Herophilus

Mutluluğun resmini yapmak

O resmin içine hayalinizdeki her şeyi koyun, istediğiniz, dilediğiniz her şeyi! Peki, mutlu olmak için şart koştuğunuz bütün her şey tamamlandığında mutlu olacağınıza emin misiniz? Maddi konforların karşılığı her zaman mutluluk mudur? Peki ya, söz konusu olan sıcak, anlamlı ilişkilerin, dostların, tatmin edici bir kariyerin bile içinizdeki boşluğu dolduramadığı bir duygu durumuysa? İçinizdeki boşluğun anlamı nedir?

Bazen bu boşluk gündelik yaşamınızı fazla etkilemez. Sizden beklenen her şeyi yerine getirirsiniz ama nedenini bir türlü açıklayamadığınız o boşluk hep sizinle birliktedir. Onunla birlikte yaşar gidersiniz. Kimi zaman da durum daha vahim bir hâl alır ve kendinizi bir psikiyatrın karşısında bulursunuz. Kapıdan çıkarken de genelde elinizde tehlikeli yan etkileri olan bir ilaç –ya da ilaçlardan oluşan– bir reçete olur. Eğer aldığınız ilacın prospektüsünü dikkatli bir şekilde okursanız, korkutucu yan etkilerin sizi daha koyu bir depresyona itmesi büyük olasılıktır! Depresyon tedavisi gören ve intihara eğilimi olmayan hastaların bu ilaçlara başladıktan sonra intihar etmesi sıklıkla görülen bir durumdur. Zaten antidepresanların hemen hemen tamamında "aklınıza sık sık intihar düşünceleri gelmeye başlarsa doktorunuza başvurun" uyarısı bulunur.

Antidepresan ilaçların yan etkilerine bir bakalım isterseniz:

Antidepresan ilaçların yan etkileri

- Yüksek tansiyon
- Mide bulantısı
- Baş ağrısı
- Konsantrasyon bozukluğu

- Uykusuzluk ya da tam tersi uykuya eğilimin artması
- Koordinasyon eksikliği (Bu yüzden bu ilaçların çoğunu alırken araba ya da herhangi bir araç kullanmamanız tavsiye edilir)
- Şiddete eğilim
- Unutkanlık
- Kilo alma
- Kilo verme
- İntihara eğilim
- Diyabet (Antidepresan kullananlarda şeker hastalığı riski iki, hatta üç kat artıyor)[1]
- Taşikardi
- Kalp krizi
- Karaciğer yetmezliği

Bu ve bunlar gibi semptomlarla uzayıp giden bir liste.

Sadece doktorlar reçete etse yine iyi! Çok zaman, doktora gitmeye bile gerek duymadan, elinizi kolunuzu sallayarak bir eczaneye girer ve arkadaşınızdan duyduğunuz bir antidepresanı satın alıverirsiniz. Neden? Çünkü devamlı beyin kimyanızda bir bozukluk olduğu ve antidepresanların bu kimyayı düzelttiği yolunda bir bilgi bombardımanına maruz kaldınız ve bu bilgiye gönülden inandınız.

Antidepresanlardan büyük paralar kazanan ilaç şirketleri buna inanmanızı ister. Ama bilimsel yayınlar, bu ilaçların verildiği hastaların ilaç kullanmadan önce beyin kimyalarında herhangi bir problem olmadığını gösteren bulgularla doludur.

Bir yalanı senelerce söylerseniz, değil herkesi inandırmayı, bu yalana kendiniz bile inanırsınız. İşte ilaç endüstrisi ve neferleri de bu misal!

---

1 *"Long-Term Use of Antidepressants for Depressive Disorders and the Risk of Diabetes Mellitus" Frank Andershon, Rene Schade, American Journal of Psychiatry May 2009, Vol. 166, No. 5, pp. 591-598.*

Mayın tarlalarında yürürken

Bu anlattıklarımın çoğuna yabancı olmadığınızı tahmin ediyorum. İstatistikler tüm dünyada giderek artan depresyon vakalarını modern yaşamın yarattığı baskılara bağlıyor. Nedense 'modern tıp' denilen 'kimyasal tıp' mensuplarının aklına, bunun ardında fizyolojik bir sorun olabileceği gelmez. Sonuçta milyarlarca dolar para kazanan bir antidepresan endüstrisi var. Bu endüstri her yıl milyonlarca antidepresan reçetesi yazılmazsa nasıl beslenecek? İstatistikler her sene yazılan antidepresan reçetesi sayısının 300 milyon civarında olduğunu gösteriyor.

Eğer gittiğiniz psikiyatr size diyetinizdeki omega-3 kaynaklarınızı artırmanızı tavsiye eder, bağırsak floranızı düzenlemek için turşu yemenizi ve yürüyüş yapmanızı önerir ya da D vitamini takviyesi reçete ederse bu koca endüstri nasıl yaşar, nasıl gelişir?

Evet depresyon vakaları artıyor çünkü kötü besleniyoruz!

Mutsuzuz çünkü yediklerimiz bize beyin kimyamızın dengesini korumak için gerekli besin maddelerini sağlamıyor!

Bırakın beynimizi beslemeyi, yediklerimiz tüm vücudumuzun kimyasını bozan maddelerle dolu. Gıda boyaları, zirai ilaçlar, genetiğiyle oynanmış tohumlar, giderek artan şeker tüketimi tüm sistemimizin dengesini alt üst ediyor.

Belli bazı vitamin ve minerallerin eksikliğinin depresyona neden olduğu bir sır değil. Ama maalesef birçok doktor, basit testlerle ortaya çıkacak bir vitamin eksikliğini araştırmak yerine size bir 'mutluluk hapı' reçete etmeyi tercih ediyor. Hem de yan etkilerden bile bahsetmeden! Dediğim gibi yaşatılması gereken dev bir endüstri söz konusu.

Günümüzde doktorlara başvuran hastaların %75'inin şikâyetlerinin ardında beslenme yanlışları, kilo, uyku problemleri, kronik sindirim sorunları, anksiyete gibi sorunlar yatmaktadır. Ama ne gariptir ki, doktorlar tıp fakültesinde okurken beslenme dersi bile almazlar! Üstelik maalesef modern tıp denilen ekol, sadece ilaç yazmak için yetiştirir doktorları: "Sen bu ilaçları kullan, ondan sonra ne yersen ye!"

Allah korusun bir trafik kazası geçirdiğinizde ileri teknoloji cerrahi teknikler sayesinde hayatınızı kurtaran tıp, özellikle kronik hastalıklar söz konusu olduğunda sınıfta kalıyor. Bırakın tedavi etmeyi, sizi ilaçlarla daha da hasta ediyor, hatta öldürüyor.

Çark nasıl dönüyor?

İlaç şirketlerinin çalışma yöntemlerini yakından bilmeyen birçok insan, bu şirketlerin bir hastalığı inceleyerek onu tedavi etmek için ilaç geliştirmeye soyunduğunu düşünür. Maalesef gerçek her zaman böyle değildir.

Genelde şirketler bazı moleküller üstünde uzmanlaşmış kimyagerleri işe alarak onlardan patent alabilecekleri yeni moleküller geliştirmelerini isterler. Patent alınabilmesi için yeni molekülün diğer ilaç şirketleri tarafından daha önce geliştirilmiş olanlardan farklı olması gerekir. Şirket, daha önce bir ilaçta kullanılmamış bir molekül yarattığında görev tamamlanmıştır. Daha doğrusu işin büyük kısmı hallolmuş, artık sıra onu pazarlamaya gelmiştir. Yani tek yapılması gereken patent aldığı kimyasala uydurabileceği hastalığı bulmaktır.

Tamamlayıcı tıp alanında dünya çapında bir şöhrete sahip olan Dr. Andrew Weil'in *Health and Healing* (Sağlık ve İyileşme) adlı kitabında yer alan bir anekdot, dikkati ilaç endüstrisinin ürkütücü gerçekliğine çekmesi açısından son derece çarpıcıdır.

Weil, gençlik yıllarında bir doktorun yanında çalışmaya başlar. İşi yeni geliştirilmiş bir molekülün psikotik etkilerini araştırmaktır. Şimdi söz Weil'da[2]: "Bunun için farklı psikiyatrik sorunları olan hastalarla bir araştırma yapmaya başladık. Amacımız bu kimyasalın hastalarda nasıl bir etki yarattığını ve hangi hastalıklarda işe yarayabileceğini saptamaktı. Araştırmaya katılan hastalardan biri ölüp, diğerlerinde de ciddi yan etkiler görülünce, ilacın tehlikelerini anlatan detaylı bir rapor hazırladık." Sonuçta şirket ilacı piyasaya çıkarmamaya karar verir.

Aradan sekiz sene geçer. Weil, San Francisco'da bir hastanede stajyer doktor olarak çalışırken aynı ilacın bir anestezi öncesi ilacı olarak piyasaya çıktığını görür. "Benim raporda yazdığım bütün yan etkiler aynen listelenmişti."

Peki, tüm tehlikelerine karşın neden böyle bir ilaç piyasaya çıkmıştı? Nedeni çok basit: Dr. Weil'ın da belirttiği gibi **"İlaç şirketi söz konusu molekülün geliştirilmesi için o kadar çok para harcamıştı ki, bir şekilde parasının karşılığını almak istiyordu."** Kesinlikle dehşet verici, ama kimyasal tıbbın karanlık yüzünü yakından bilen biri olarak çok da şaşırtıcı olmadığını söyleyebilirim.

Tıp kirlendiğinde

Kimyasal tıbbın karanlık yüzünü işaret eden, sık sık ortada ciddi ve tehlikeli bir sorun olduğunu dile getiren ben ve benim gibi düşünen meslektaşlarım kimyasal ilaç tıbbının karanlık yanlarını anlattığımız zaman suç oluyor, dava ediliyoruz, tepki alıyoruz. Doğru söyleyeni dokuz köyden kovarlar misali...

Ancak biz bunları dile getiren ne ilk ne de son insanlarız.

Bakın 100'ün üstünde kitabı olan, tanınmış İngiliz doktor Vernon Coleman, ta 1975'te endüstrinin açmazlarını şöyle dile

---

2 *Health and Healing: The Philosophy of Integrative Medicine and Optimum Health,* Andrew Weil, 2004.

getirmiş:[3] "Görünen o ki, ilaç endüstrisi tıp mesleğinin tüm kontrolünü eline almış durumda. Doktorlar ilaç endüstrisi tarafından itilip kakılıyor, satın alınıyor ve mesleklerinin kontrolünü tamamen kaybetmiş durumdalar. Aslında sadece ilaç şirketlerini suçlamakla bir yere varmak mümkün değil. Sonuçta tek amacı para kazanmak olan bir endüstrinin yüksek etik standartlara sahip olması beklenemez. Sorumluluk, meslekleri sadece ilaç şirketlerinin talimatlarını uygulamaktan ibaret bir hale dönüşmüş olan tıp uzmanlarına aittir. Zaten bu şekilde icra edilen bir mesleğe meslek bile demek mümkün değildir."

İlaçla uyuşturulan kobaylar

İşin en ürkütücü yanı nedir biliyor musunuz? Depresyon şikâyetiyle başvurduğunuz doktor da size tam olarak hangi grup ilacın iyi geleceğini bilmez. Önce bir ilaç verilir, o ilaç iyi gelmezse, başka bir ilaca geçilir. Kendisini biraz daha iyi hissedene kadar doktoru tarafından reçete edilmiş sayısız ilaç denemiş öyle çok hasta vardır ki... Yani yine hiç haberiniz olmadan kocaman bir deneyin parçası oluverirsiniz.

Tabii bir ilacın iyi gelmesi derken, 'iyi' kelimesini biraz açalım dilerseniz. Antidepresan ilaçları kullandıktan sonra, kendini 'iyi' hissetmenin kriteri nedir? Öncelikle iyi hissetmek karşılığında bedel olarak sağlığınızı ciddi anlamda tehdit eden birçok yan etkiyi sineye çekersiniz. Bu ilaçların ne kadar tehlikeli olabileceğini gösteren çalışmalara prestijli yayınlarda pek rastlanmaz. Çünkü bilimsel yayın pazarının kontrolü yine ilaç firmalarının elindedir. Parayı veren düdüğü çalar ya da parayı veren bilimsel yayını yapar!

3 *The Medicine Men, Vernon Coleman 1975*

Kullandığınız antidepresanlarla sorun çözülmez, sadece maskelenir. İlaçla uyuşturulur ya da uyarılırsınız ama sorun hâlâ oradadır, temelde hiçbir şey değişmemiştir. Antidepresan tedavisi görmüş hastaların ilacı bıraktıklarında, hiç antidepresan kullanmayanlara göre çok daha sık depresyona girdiğini gösteren sayısız araştırma var. Yine doğru takviyeler, doğru besinlerle duygusal durumunuzu en iyi seviyeye taşıyabileceğinizi gösteren birçok çalışma mevcut. Ancak bu bilgilerin yayılmasını kimse istemez. Çünkü açık havada yürüyerek, egzersiz yaparak iyileşebileceğinizi bilmenizin siz hariç kimseye faydası yoktur. İlaç endüstrisinin hâkim olduğu bilimsel yayın piyasasından milyarlarca dolarlık bir pazarı tehlikeye atacak çalışmalar beklemiyorsunuz değil mi? Tehlikeli hareketler bunlar...

Kronik depresyona doğru

Biraz önce ilaç tedavisi gören hastaların, ileriki yaşamlarında daha sık depresyona girdiklerini söyledim. Bunu biraz açmak istiyorum. Böylece bir antidepresan ya da psikiyatrik ilaç kullanmadan önce başınıza geleceklerden haberdar olmuş olursunuz.

Son 60 yılda ruhsal hastalıklarda inanılmaz bir artış söz konusu. Ruh hastalıklarından muzdarip olan insan sayısını bir eğriyle ele alalım. 1955 yılına kadar, eğride öyle inişler, çıkışlar falan olmuyor. Ama 1955 yılından itibaren, eğri dimdik bir ivmeyle yükselişe geçiyor.[4]

Peki, 1955 yılında ne oldu? Piyasaya Thorazine diye psikiyatrik bir ilaç çıktı. İlaç kısa vadede işe yarıyor gibi görünüyordu. Tabii uzun vadede yaptıkları kimin umurunda! Thorazine ile birlikte

4 *"Anatomy of an Epidemic: Psychiatric Drugs and the Astonishing Rise of Mental Illness in America" Ethical Human Psychology and Psychiatry, Robert Whitaker, Volume 7, Number I, Spring 2005.*

Amerika'daki akıl hastaneleri boşalıverdi. Tabii bu gazla birlikte bir sürü yeni psikiyatrik ilaç geliştirildi.

Doğal olarak, günümüzde hâlâ kullanılan Thorazine için "E ne güzel işte. Akıl hastaneleri boşalmış. Demek ki ilaç iyi geliyor," diye düşünebilirsiniz. İnsanlara, düşünmelerini hatta konuşmalarını bile imkânsız hale getiren, onları âdeta bir zombiye çeviren bir ilaç verirseniz, tabii ki hastaneler boşalır! Bu ilaç hâlâ kullanılıyor. Türkiye'deki adı Largactil.

Kimyasal lobotomi: Yaşayan ölüler

Tıp dünyasında bu ilaç ailesine, kimyasal lobotomi deniyor. Lobotomi denilen uygulama, 1935'te Antonio Egos Moniz adında Portekizli bir doktor tarafından geliştirilen bir 'sözde tedavi'. 1940'lı yıllarla birlikte şizofreni, majör depresyon gibi psikiyatrik sorunları iyileştirmek için kullanılan bu tedavi tek kelimeyle barbarlıktı! Hastanın kafatasını buz kıracağını andıran sivri bir aletle delip, sözüm ona beynin hastalığa neden olduğu varsayılan ön kısmını alıp çıkarıyorlar. Sonuçta hasta, âdeta yaşayan bir ölüye, bir bitkiye dönüşüyor. Tabii gerçekten ölmezse!

Meslek yaşamı süresince yaklaşık 3.000 lobotomi ameliyatı gerçekleştiren Amerikalı doktor Walter Freeman, 1942 yılında bir tıp kongresinde yaptığı konuşmasında, zapt edilmesi zor hastaların söz konusu işlem sayesinde uyumlu, sessiz insanlara dönüştüklerini ve bu durumun ailelerini son derece mutlu ettiğini anlattığı kayıtlara geçmiştir. Freeman, daha sonra kaleme aldığı hatıralarında 29 yaşındaki bir kadın hastasını şöyle tasvir eder: "Operasyondan sonra gülümseyen, tembel birine dönüştü. İsmimi, kim olduğumu hatırlamıyor, hiç durmadan boş bir çaydanlıktan bardağına çay koymaya çalışıyordu."

Tüyler ürpertici!

Guguk Kuşu filmini belki seyretmişsinizdir. Jack Nicholson'ın tımarhanede yatan McMurphy adlı bir karakteri canlandırdığı, 1975 yılı yapımda da karşımıza bu insanlık dışı operasyon çıkar. Filmin sonunda McMurphy'yi lobotomi operasyonundan sonra görürüz. O zeki adam gitmiş yerine bir köşede hiç konuşmadan oturan, ifadesiz bir yüzle boşluğa bakan biri gelmiştir.

Thorazine ya da ülkemizdeki adıyla Largactil'e neden 'kimyasal lobotomi' dendiğini sanırım anlamışsınızdır. Çünkü modern psikiyatrinin temeli olarak nitelendirilen bu 'devrimsel' ilaç da hastalar üstünde benzer bir etki yaratıyor. Belki korku filmini andıran ameliyatlar yapılmıyor ama sadece küçük bir hap verilerek aynı sonuç elde ediliyor. Kendisi küçük ama marifetleri çok büyük bir hap bu! "Sanki beynim bir blender'ın içine atılmış gibiydi. Düşüncelerimi toparlayamıyor, konuşamıyordum. Vücudum öyle uyuşmuştu ki bir kaşığı bile kaldıramıyordum." Bu cümleler Thorazine reçete edilmiş bir hastaya ait.[5] Minnacık bir hap yaşayan ölüler yaratıyor: İLAÇLI ZOMBİLER!

Amerika'da Boston çevresindeki 55 huzurevini kapsayan bir araştırma[6] yapıldığında, bu huzurevlerinde kalan 1201 kişinin %55'ine psikiyatrik ilaç verildiği görülüyor. Tahmin edeceğiniz gibi bu ilaçların amacı tedavi etmek falan değil. Zaten tabloda hasta falan da yok. Amaç mı? Tabii ki yaşlıları uyuşturarak çalışanların işini kolaylaştırmak! Araştırmanın analizini yapanlar da aynı kanıya varıyor: Antidepresan ilaçlar, huzurevindeki yaşlılara hasta oldukları için değil, onları uyuşturarak çalışanların işini kolaylaştırmak için verilmiş!

5 *"The dark side of psychiatric drugs" Tanya Bibeau, USA Today Magazine, Mayıs 1994, Vol.122 Issue 2588, p44.*

6 *"Use of Psychoactive Medication and the Quality of Care in Rest Homes" Jerry Avorn, M.D., Paul Dreyer, Ph.D., Kathleen Connelly, M.A., and Stephen B. Soumerai, New England Journal of Medicine 1989; 320:227-232, Ocak 26 1989, DOI: 10.1056/NEJM198901263200406.*

Adamı hasta etmeyin

Söz açılmışken, ikinci jenerasyon 'mucize' ilaçtan bahsetmeden olmaz. 1987'de piyasaya çıkan Prozac, öyle bir 'mucizeydi' ki ruh hastalıklarının sayısını tek başına katlayarak arttırmayı başardı!

2005'te yayınlanan *Anatomy of an Epidemic: Psychiatric Drugs and the Astonishing Rise of Mental Illness in America* (Bir Salgının Anatomisi: Psikiyatrik İlaçlar ve Amerika'da Ruhsal Hastalıkların İnanılmaz Artışı)[7], 50 yıllık literatürü tarayarak yazılmış son derece kapsamlı bir çalışma. Makale, 1955'ten 2005'e kadar ruhsal bozuklukların **tam altı kat arttığına** dikkat çekiyor! Tabii aradan geçen on yılda bu sayının daha da arttığını varsaymak için kahin olmak gerekmiyor.

Makaleden bir alıntı yapmak istiyorum:

"Bilimsel yayınlara baktığınızda bu salgını (ruhsal bozuklukların artışını) ilaç odaklı tedavilerin beslediği görülüyor. İlaçlar hastayı kronik hasta haline getirmekle kalmıyor aynı zamanda hastalarda yeni ve çok daha ciddi psikiyatrik semptomlar görülmesine neden oluyor. İnsanlara hâlâ bu ilaçların anormal beyin kimyasını düzenlediği söyleniyor. Ama bu hipotez hiçbir zaman kanıtlanmadı. En önemlisi de bu ilaçlar sizin kronik olarak hasta olmanıza neden oluyor".

Bir hastaya ne kadar uzun ilaç tedavisi uygularsanız o hastanın depresyona karşı eğilimi de o kadar artıyor. Yani hastaya, ileriki yaşamında tekrar tekrar depresyona girmesine neden olan bir ilaç reçete etmiş oluyorsunuz.

Bahsettiğim makaleden çok çarpıcı bir alıntı daha yapmak istiyorum:

---

7 *"Anatomy of an Epidemic: Psychiatric Drugs and the Astonishing Rise of Mental Illness in America" Ethical Human Psychology and Psychiatry, Robert Whitaker, Volume 7, Number I, Spring 2005.*

"Depresyon teşhisi konan bir hastaya ilaç tedavisi uyguladığınızda, sadece onun tekrar ve daha ağır bir depresyona girme riskini artırmakla kalmıyorsunuz: Veriler, hastanın bir gün bipolar bozukluk gibi daha ciddi bir psikiyatrik sorunla karşınıza gelme riskini de katladığınızı gösteriyor. Ve bu defa da daha ağır ilaçlardan oluşan bir kokteyle geçiliyor."

Bunlar laf salatası değil! Yarım asırlık bir literatür taranarak elde edilmiş veriler! Kısa vadede işe yaramış gibi görünen ilaç tedavisinin, uzun vadede nasıl kötü sonuçlar doğurduğunu gösteriyor.

Dipsiz bir kuyu misali

İşte bu kısır döngü içinde, giderek daha da ağırlaşan semptomlarla hayat geçip gidiyor. Sadece birazcık mutsuzluk ve karamsarlıktan şikâyetçi olan insanlar, verilen ilaçlar nedeniyle yıllar içinde ciddi ruhsal hastalıklara yakalanıyorlar. İntihar oranları artıyor. Bipolar bozukluk hastası oluyorlar. Antidepresan tedaviler, sadece ilaç firmalarının para kazanmasına yarıyor. Hastalara hiçbir faydası yok. Peki, o zaman, niye veriyorsunuz bu antidepresanları leblebi gibi?

Ve bir dip not düşmek istiyorum:

Antidepresan ilaçlar, daha önce de belirttiğimiz gibi, yüksek tansiyon, kalp damar hastalıkları, kemik erimesi ve daha nice sağlık sorunlarına da neden oluyor.

Karanlık, dipsiz bir kuyu...

Üstelik, gittikçe derinleşen bir kuyu!

Türkiye'deki tabloya bakalım: Psikofarmakoloji Derneği'nin yayınladığı "Türkiye'de Psikotrop İlaç Tüketimi ve Mevcut Uygulamaların Tıbbi, Etik ve Ekonomik Sonuçları Raporu"nda, Uluslararası Pazarlama Servisi'nin (IMS) istatistiklerine dayandırılan verilere göre, **2003 yılında ülkemizde 14.238.000 kutu depres-**

yon ilacı satılmış. 2012 yılına gelindiğinde, yani 9 yıl sonra, bu rakam kaça çıkmış biliyor musunuz? 36.881.000! Yazıyla, otuz altı milyon sekiz yüz seksen bir bin kutu! Yani, sadece 9 yılda satılan antidepresan ilaç sayısı, iki buçuk kat artmış!

Olmayan hastalıklar bile yaratıyorlar!

İlaç endüstrisinin nasıl çalıştığına dair daha net bir fikriniz olması için size çarpıcı bir örnek daha vermek istiyorum. Sistem öyle pazarlama teknikleri ile işliyor ki, bazen bir ilacı satmak için aslında var olmayan bir hastalık yaratmakta bile herhangi bir sakınca görülmüyor.

Dünyada en çok satan, en çok reçete edilen antidepresan olarak haklı bir şöhrete sahip olan Prozac'ı yaratan ilaç şirketi, 2001 yılında ilacın tedavi edeceği yeni bir hastalık olduğunu öne sürdü. Neymiş efendim bu ilaç PDD (Promenstrual Dysphoric Disorder) sorununa birebirmiş.

PDD ne biliyor musunuz? PMS olarak bilinen âdet öncesi sendromu için havalı bir isim. Amaç ne? Her kadının her ay yaşadığı ve son derece normal olan bir durumu bir hastalık gibi lanse edip 'tedavi' için ilaçlarını satmak. Tabii aynı kimyasal maddeyi Prozac diye satmak yerine, Sarafem diye bir isim verip yeni bir ilaç algısı yarattıklarını belirtmekte fayda var.

Şüpheci yaklaşın

Doktorunuz size bir ilaç reçete etti diyelim. Öncelikle doktorunuza güveniyorsunuz, dahası ilacı yapan şirkete ve onu denetleyen kurumlara güveniyorsunuz. Maalesef sistem hiç de sizin düşündüğünüz gibi işlemiyor. İlacı yapan şirketin amacı para kazanmak, denetleyen kurumlar yetersiz ve genelde doktorunuz da, "ilaç zaten ruhsat almış, o zaman zararlı değildir" diye düşünüp, fazla sorup sorgulamadan ilacı reçete ediyor.

Hayatta her zaman iyimserlik ve güven gibi duyguları el üstünde tutmuşumdur. Ancak söz konusu kimyasal tıp ve sağlığınızı korumak olduğunda bu erdemli duyguları bir kenara bırakmanızı tavsiye ediyorum. İlaç endüstrisi ile ilgili en önemli sorunlardan biri, bir ilacın yan etkilerinin tamamen anlaşılması için genelde seneler geçmesi gerekmesidir. İlaç, belli sayıda insan üzerinde kısıtlı bir süre için denendikten sonra piyasaya çıkarılır ve yan etkileri yol aldıkça anlaşılır. Yani bir ilacın insan vücudu üstünde ne yaptığının tam olarak anlaşılması için aradan on binlerce insan ve yıllar geçmesi gerekir. Dahası kimyasal tıbbın tarihi karanlık sayfalarla doludur. Bunlardan birkaç örnek:

- 1980 yılında piyasaya sürülen ve romatizma ağrıları için geliştirilmiş olan Oraflex Amerika'da 50 kişinin ölümüne yol açtıktan sonra piyasadan kaldırıldı. Bu arada ilaç şirketinin Amerika dışında ilaçla ilişkilendirilen yüzlerce ölüm vakasını gizlediği düşünülüyor.[8]
- Bir zayıflama ilacı olan Redux kalp kapakçığı ve akciğer hasarına neden olduğu için piyasadan çekildi.
- Bir kalp ilacı olan Enkaid tehlikeli kalp aritmisine neden olduğu ve binlerce kişinin ölümüne yol açtığı için piyasadan çekildi.
- Kolesterol ilacı Lipitor ve yine statin ailesine mensup kolesterol ilaçlarının ciddi yan etkileri arasında hafıza kaybı ve bunama da var. Hatta Lipitor yüzünden geçici hafıza kaybına uğrayan bir doktor olan *Duane Graveline Lipitor: Thief of Memory* (Lipitor:

8 *Centers for Disease Control and Prevention, DES Update, www.cdc.gov/des (2003)*

Hafıza Hırsızı) diye bir kitap bile yazmış. Bu ve buna benzer binlerce vaka rapor edilmesine rağmen Lipitor ve muadilleri kolesterol tedavisinde hâlâ 'altın standart' olarak kabul ediliyor!

- 2007'de *New England Journal of Medicine*'da yayınlanan bir çalışma[9] diyabet ilacı Avandia'nın kalp krizi riskini %43 artırdığını ortaya koydu. Olayın arkasındaki esas skandal ne biliyor musunuz? FDA'in ilaçla ilgili bu riski zaten yedi senedir bildiğine dair belgelerin ortaya çıkması. Daha anlaşılmaz olan ise ilacın hâlâ piyasada olması. Avandia ve muadili Actos Türkiye'de de halen diyabet için reçete edilmeye devam ediliyor.

Bu ve bunun gibi yüzlerce örnek verilebilir. Bu yüzden de sağlığınızı korumak istiyorsanız ilaçlara şüpheyle yaklaşmalısınız, özellikle de seneler boyu kullanmanız gereken ilaçlara.

Besininiz ilacınız olsun

Ben mutluluğun ancak sağlıkla mümkün olduğunu biliyorum. Eğer kendinize iyi bakar, vücudunuzu ve beyninizi ihtiyaç duyduğu besinlerden mahrum bırakmazsanız yaşamın keyfini çıkarabilir, sahip olduklarınızın kıymetini bilirsiniz. Aksi halde hayatınızın her dakikası, koyu, kasvetli bir sis bulutunun gölgesinde kalır ve depresyon kaçınılmazdır.

Ben diyorum ki, doğru beslenmeyle, fitoterapinin gücüyle yaşamdan keyif almak mümkündür! Hem de ilaç endüstrisinin tuzaklarına düşmeden, mayın tarlalarında yürümeden. Hipokrat "İlacınız besininiz, besininiz ilacınız olsun" demiş.

9 *"Effect of Rosiglitazone on the Risk of Myocardial Infarction and Death from Cardiovascular Causes" Steven E. Nissen, Kathy Wolski, New England Journal of Medicine, 2007; 356:2457-2471, DOI: 10.1056/NEJMoa072761.*

Fıtratı ile oynanmamış, aslından uzaklaşmamış gıdalar ilaçtır. Yediklerimiz, bizi ya daha mutlu, daha zeki ya da tam tersi daha mutsuz, daha aptal yapar. Ne yediğinize dikkat edin!

Bilimsel körlük!

3 sene kadar önce, 15 sene boyunca depresyon tedavi görmüş bir bayan hasta başvurdu kliniğime. Neredeyse piyasada mevcut bulunan tüm ilaçları sırayla kullanmıştı. Tüm bu ilaçlara rağmen, şikâyetleri bir türlü geçmiyordu. Sürekli mutsuz, isteksiz ve yorgun olmaktan şikâyetçiydi. Tüm şikâyetleri ve muayene bulguları beni tiroid bozukluğuna yönlendirdi. Yaptığımız kan tahlili sonucu hastada hipotiroidi olduğu ortaya çıktı. **15 sene boyunca sayfalar dolusu antidepresan yazan doktorların hiçbirisi hastanın tiroid hormonlarına bakmamıştı.** Aslında hipotiroidinin belirtileri olan yorgunluk, halsizlik ve isteksizlik halini hemen depresyona bağlayıp, kolayca antidepresanları vermişler. Bu ilaçları kullanan hasta daha çok kilo almış, şikâyetlerinin hiç birisi düzelmemiş ve başlangıçtan daha kötü olmuştu.

Bütüncül yaklaşım sergilemezseniz, yorgunum diyen her hastaya antidepresan yazarsınız.

Bir tiroid tahlili yaptırmak çok mu zor?

Tiroid bozukluklarının depresyona neden olduğu, hatta en önemli belirtilerden birinin depresyon olduğu bilinir. Üstelik bu öyle yeni bir bilgi falan değil. Senelerdir tıp fakültelerinde okutulan ders kitaplarında var. Yani tüm doktorlar bunu bilir. Ama tenezzül edip bir test yapmak yerine, hastayı ilaçlara mahkûm etmeyi uygun görmüşler.

Tek malzemeniz bir çekiç ise...

Yukarıda da belirttiğim gibi bütüncül yaklaşım sergilemezseniz hastaya doğru bir tedavi uygulamanız neredeyse imkânsızdır. Bugünün tıp bilimi ile ilgili en önemli sorunlardan biri budur: Hastayı bir bütün değil parçalar halinde algılar.

Vücudun her bölümü, her organı için bir uzmanlık var. **Başvurduğunuz doktorun uzmanlığı bütünün ne kadar küçük bir parçasını kapsıyorsa, ondan doğru düzgün bir teşhis alma olasılığınız da o kadar daralır.**

Bu ne demek biliyor musunuz? Eğer göğsünüzde bir ağrı varsa ve bir kardiyoloğa başvurursanız kalp kapakçığınızda bir problem olduğu teşhisi konmuş olarak muayenehaneden çıkarsınız. Eğer aynı göğüs ağrısıyla bir gastroenteroloğa giderseniz teşhis reflü, bir ortopediste başvurursanız kaburga eklemenizde enflamasyon, bir nöroloğun kapısını çalarsanız ise göğüs kafesinizde bir sinir sıkışması olur.

Yok, eğer bir psikiyatra giderseniz bu defa da sorunun tamamen kafanızda olduğu söylenir ve bir depresyon ilacı reçete edilir.

Bir laf vardır eğer sahip olduğunuz tek alet çekiç ise her şey çivi gibi görünür.

İşte aynen o misal; doktorlar da uzmanlıkları ne ise semptomları da o bilgi çerçevesinde algılayacaklardır. Gördüğünüz üzere eğer bütün ele alınmazsa, göğsünüzdeki ağrı için yanlış bir tedavi görmeniz büyük olasılıktır.

Sadece kötü beslenen bir hasta

Bana başka bir nedenle başvuran bir hastamdan bahsetmek istiyorum. 40'lı yaşlarda, iyi eğitimli, medya sektöründe yönetici olarak çalışan, görünürde hiçbir problemi olmayan bir kadın hastaydı. Kendisini bildi bileli hep mutsuz olduğunu, son beş sene içinde dört-beş farklı psikiyatra gittiğini ve her psikiyatrın en az üç-dört ilaç denediğini anlattı. "Bir ilaç yüzünden bir ayda yaklaşık 10 kilo aldım. Hissiz, umursamaz ve şişman bir kadına dönüşmüştüm. Başka bir ilaç beni zombiye çevirip uyuşturmuştu. Toplantılarda başımı zor kaldırıyordum. Bir başkası ise hiperaktif yaptı."

"Peki" dedim. "Gittiğiniz doktorların hiç birinin aklına nasıl beslendiğinizi, sağlık durumunuzu sormak gelmedi mi?" Gelmemiş!

Karşımda bana geldiğinde çocukluğundan beri çok kötü beslenmiş, senelerdir doğru dürüst sebze yememiş, yeterince protein ve sağlıklı yağ tüketmemiş bir kadın vardı. Bol bol 'light' adı altında satılan krakerler ve yağsız peynirle besleniyordu. Sezaryenle doğmuş olması da daha yaşama başlarken faydalı bakterilerden mahrum kalmış olduğu anlamına geliyor. Tüm hayatı boyunca –özellikle de çocukluğunda– sık sık uçuk problemi yaşadığını, hep halsiz hissettiğini, her zaman zor odaklanan biri olduğunu anlattı. Bugün, uçuğun vücudun bağışıklık sisteminin verdiği alarm olduğunu bir çocuk bile bilir! Susuz kalmak bile depresyona girmek için tek başına yeterli.

Ona uyguladığım tedavi sonunda sadece hastalığı iyileşmekle kalmadı, yaşamaktan keyif alan bir insana dönüştü. Yani, doğru beslenmeyle, vücudundaki eksik vitaminleri, probiyotikleri yerini koyarak ruhsal sağlığına da kavuştu. Hiçbir antidepresan kullanmadık. Sadece beslenmesini düzenledik ve vitaminlerini destekledik.

Peki, vücut kimyasını bozacak onca ilaç reçete etmeyi bilen bu 'uzmanlar' karşılarında sadece kötü beslenen bir hasta olduğunu hiç mi fark etmediler? Leblebi gibi ilaç yazmayı biliyorlar ama gözle görünen çözümü görmemeyi, kör olmayı tercih ediyorlar.

Kimyasal tıp ve neferleri basit çözümlerden hazzetmez. Çünkü hastalara beslenmeyi öğretmek, ilaç sektörüne para getirmez.

Bu tek kelimeyle vicdansızlık!

Platon binlerce yıl sonraya bile ışık tutan bilgeliğiyle diyor ki: **"Ruhsal hastalıklar için farklı, fiziksel hastalıklar için farklı doktorlar var. Hastalıkların tedavisinde düşülen en büyük yanılgı budur, ruh ve vücut ayrılamaz."**

Kendisine 'modern tıp' diyen kimyasal tıp ekolü, Platon'un binlerce yıl önce söylediklerinin yanına bile yaklaşamıyor!

Düşündürücü bir anekdot

Size şimdi anlatacağım, tanıdığım birinin başına gelmiş bir anekdot ve bu ilaçların nasıl gelişigüzel ve gereksiz yere reçete edildiğini çok iyi anlatıyor. Söz konusu 30'lu yaşlarının ortalarında genç bir adam. Doktoruna evlenmek üzere olduğunu ve yeni bir ülkeye taşınıp, yeni bir işe gireceğini bu yüzden de gergin olduğundan dert yanar. Doktoru da kendisine 'hafif bir antidepresan' kullanmasını tavsiye eder. Neyse ki genç adam, böylesi büyük değişikliklerde gergin olmanın normal olduğunu düşünerek ilaç kullanmayı reddeder.

Hayatta karşılaşılan her zorlukta antidepresan kullanmaya kalkışırsak vay halimize. Bu önerinin bir doktordan gelmesi ise kesinlikle düşündürücü.

Mutluluk bağırsakta başlar

Beyin kimyasının psikolojik durumu belirleyen en önemli ve hatta tek faktör olduğu düşünülür. Zaten kimyasal tıp da beyin kimyası üstüne çalışır.

Bir kere beyni vücuttan ayırıp kendi başına ele almak mümkün değildir. Vücut denen bu kompleks mekanizmayı parçalara ayırarak incelemeye çalışırsanız, ölümcül bir hata yapmış olursunuz. İnsan organizması, her etkinin bir tepkiye neden olduğu, tüm hücrelerin ve organların birbiriyle etkileşim içinde olduğu mucizevi bir sistemdir.

Bu mükemmel sistemin işleyişi hakkında her gün yeni bulgular çıkıyor. Bağırsaktaki faydalı bakterilerin duygu durumumuz üstünde etkili olduğunu gösteren araştırmaların sayısı her geçen gün artıyor. Hatta çoğu depresyon vakasında sorunun beyinde değil bağırsaklarda olduğunu söylemek yanlış olmaz.

Aslında buna yeni bir bilgi değil de, giderek daha çok bilim insanı tarafından rağbet gören bir yaklaşım demek daha doğru olur. Antibiyotikler, şeker ve gluten zengini bir diyet yüzünden kaybettiğimiz dost bakteriler, yani probiyotikler bağışıklık sisteminden metabolizmaya kadar birçok yaşamsal mekanizmayı doğrudan etkilemekle kalmıyor, beynin mutluluk, endişe gibi duyguları kontrol eden bölümüne de sinyaller yolluyor. Yani, eğer bağırsaklarınızda yeteri miktarda iyi bakteri varsa, kendinizi daha sakin, daha odaklanmış ve daha mutlu hissediyorsunuz. Bu da depresyon ve diğer psikolojik sorunlara karşı dirençli olmanız anlamına geliyor.

Mutsuzluk salgını

Tabloya bu bilgilerin ışığında baktığınızda, mutsuzluğun, depresyonun bir salgına dönüşmesi hiç de şaşırtıcı değil. Gelişigüzel reçete edilen antibiyotikleri ele alalım mesela. Her bir antibiyotik tedavisi aldığınızda, bağırsaklarınızdaki probiyotiklerin %95'i ölüyor. Üstüne bir de her gün içtiğiniz o kimyasallarla dolu gazlı içecekleri, genetiği değiştirilmiş buğday mamullerini, gofreti ıvırı zıvırı ekleyin kalan %5'de sizlere ömür.

Bağırsak floramız o kadar mahvolmuş durumda ki, son 25 yılda antidepresan kullanımının yüzde 400 artması hiç de şaşırtıcı değil. Tabii sorunu çözmek yerine, bu sorunun üstünden büyük paralar kazanmak isteyen ilaç endüstrisinin iştahı da son derece anlaşılır. Adamlar ticaret yapıyorlar, sağlıkla ilgili neden bir kaygı taşısınlar ki? Hastalar, onlar için sadece bir "ticari pazar"! Hasta iyileşmeyecek ki, ömür boyu antidepresan kullansın, endüstri para kazansın.

YAŞAM İÇİN PROBİYOTİK

Probiyotik kelimesi Latincede 'yaşam için olan' anlamına gelir. Antibiyotik ise 'yaşam karşıtı' demektir. Antibiyotikleri herkes bilir, ama insanların çoğu probiyotiklerden bihaberdir. Bu yüzden, vücudumuzda bizimle yaşayan bu faydalı mikropların önemini, yokluklarında bizi nelerin beklediğini tekrar hatırlatmak istiyorum.

- Tüm vücudumuzda yüz trilyondan fazla faydalı mikrop yaşar. Düşünün kendi hücrelerimizden 10 kat daha fazla probiyotiğe ev sahipliği yapıyoruz. İnsan vücudu kendi başına bir ekosistemdir.
- Bağırsaklarda yaşayan mikroorganizmalar vücudun ağırlığından, enerjisine ve beslenmesine kadar birçok yaşamsal mekanizmayı kontrol ediyor.
- Her insanın bağırsak florası kendine özgüdür ve temeli normal doğum esnasında atılan bu flora, yetişkin yaşlarda yenilen besinlerle şekillenir.
- Bağışıklık sisteminin etkin bir şekilde çalışması için probiyotiklere ihtiyacınız var. Yani vücudunuzda ne kadar fazla faydalı bakteri varsa hastalıklara karşı o kadar dirençli olursunuz. Bunun en önemli nedeni ise bağışıklık sistemi hücrelerinin %80'inin bağırsaklarda yerleşik olmasıdır.

- Bazı önemli vitaminler probiyotikler tarafından üretilir. K ve H vitamininin vücudumuzdaki faydalı mikroplar, yani probiyotikler tarafından sentezlendiğini biliyor muydunuz? Mutluluk hormonu olarak bilinen serotoninin %95'i bağırsaklarda probiyotikler tarafından üretilir. Bağırsakları tedavi etmeden depresyon tedavi edilemez.
- Probiyotikler alerjik hastalıkları önler. Bu hastalıkların patlaması özellikle 1950'li yıllara rastlıyor. Bu ani artışın arkasında değişen diyet, fazla hijyenik bir yaşam tarzı, evlere buzdolaplarının girmesi ile besinleri saklamak için fermantasyona ihtiyaç duyulmaması gibi nedenler yatıyor. Probiyotikler alerjileri önlemekle kalmıyor alerjik hastalıkların tedavisinde de kullanılıyor.
- Probiyotik bakteriler kanserden koruyor. Kanser yapan maddelerin toksik etkilerini önlüyor, kanserojenlerin vücuda girişini engelliyor ve kanserli hücrelerin intiharına neden oluyorlar.
- Probiyotiklerin kaybında sizi bekleyen hastalıklar: Alerjiler, egzama, otizm, kanser, diyabet, dikkat eksikliği ve hiperaktivite, çocuklarda öğrenme güçlüğü, mantar enfeksiyonları, otoimmün hastalıklar, romatoid artrit, fibromiyalji, diz kireçlenmeleri, artritler, osteoartrit, sedef hastalığı, Hashimato hastalığı, Behçet hastalığı, bakteriyel ve viral enfeksiyonlar. Saydığım tüm bu hastalıkların tedavisinde probiyotik takviyesi yapılması şarttır.

Probiyotikler ve mutlu insanlar

Hücre biyoloğu olan Michael Gershon'un 1998 yılında yayınlanan *The Second Brain* (İkinci Beyin) kitabı bu ilişkiye dikkat çeken ilk kitaplardan biridir. Yaklaşık 30 yıllık bir araştırmanın ışığında yazılan *The Second Brain,* bağırsaklarımızın sadece sindirim mekanizmasının bir parçası değil beyinle koordine bir şekilde çalışan ve âdeta ikinci bir beyin gibi işleyen bir sistem olduğu fikri üstüne kurulmuş, tam anlamıyla devrimsel bir kitaptır.

Savunulan fikirler devrim niteliğinde olsa da, kimyasal tıp böyle fikirleri sevmez. Sağlıklı bir bağırsak florasıyla, depresyon da dâhil olmak üzere, birçok hastalığa dirençli nesiller yaratma fikri sektöre para kazandırmaz. Bu yüzden, kimyasal tıp bu tarz fikirlerle hiç ilgilenmez.

Ama her zaman söylerim: Güneşi balçıkla sıvayamazsınız. İnsan sağlığı için faydalı bir bilgi çığ gibi büyür gider. Öyle de oldu. Kimyasal tıp ekolü duymamayı tercih etse de, aklı ve zihni öğrenmeye, yeni bilgiye açık tıp insanları araştırmaya devam etti. Ve o günden bugüne bağırsak florası üstüne bildiklerimiz katlanarak artıyor. Âdeta, yepyeni, heyecan verici ve şifa dolu bir evreni keşfeder gibiyiz.

Yeni bir evren: Mikrobiyom

Mikrobiyom –ya da bağırsaklarımızda yaşayan faydalı bakterilerin yarattığı habitat– dünyayı algılayış biçimimizi ve davranışlarımızı da etkiliyor. Mesela depresyonun en önemli nedenlerinden biri olarak beyindeki serotonin azlığı gösterilir. Ancak depresyon ve ruh hali üstünde etkili olan serotoninin en yüksek oranda bulunduğu yer beyin değil bağırsaklardır! Çünkü vücuttaki serotoninin %95'ini bağırsaklarda probiyotikler yapar, beyinde sadece %5'i üretilir. Yani siz gider Prozac gibi antidepresanlarla beyindeki serotonin oranını artırmaya çalışırsanız, esas önemli sistemi göz ardı etmiş olursunuz.

Bunun yerine bağırsaklarınızdaki faydalı bakterilerinizi beslemek, yani probiyotik zengini bir diyet çok daha akıllıca bir yaklaşımdır. Bu hem kalıcı hem de korkutucu yan etkileri olmayan bir çözümdür. Ve sadece ruh sağlığınız değil genel sağlığınız için de paha biçilmez bir yatırım yapmış olursunuz.

Ama hiçbir psikiyatr size, "Bol bol kefir için, turşu yiyin" demez, onun yerine reçeteler dolusu antidepresan yazar! Üstüne bir de "Yoğurt ye, turşu ye" diyenleri küçümsemeye kalkarlar. Çünkü bunlar ilaç yazınca 'modern' oluyorlar, biz beslenme anlatınca 'çağdışı' oluyoruz.

İnsanoğlu 200.000 yıldır dünya üzerinde yaşıyor sayın meslektaşlarım, antidepresan mı vardı? Tarih boyunca hiçbir zaman ruhsal hastalıkların görülme sıklığı ve intihar oranı son 50 yılda olduğu kadar yüksek değildi. Madem çok başarılı tedaviler veriyorsunuz, neden insanlar bu kadar çok hastalanıyor ve intihar ediyor?

Bakteriler genetiğe karşı

2011'de *Gastroenterology* dergisinde yayınlanan son derece ilginç bir araştırmadan[10] bahsetmek istiyorum. Araştırmacılar, cesur ve maceracı karakter özellikleri gösteren farelerin bağırsaklarından alınan bakterileri, normalde çekingen olan farelere transfer ettiler. Çekingen fareler, bakterilerini aldıkları cesur fareler gibi davranmaya başladı. Tam tersi bir transfer yaptıklarında da cesur farelerin çekingen ve korkak davranmaya başladıkları gözlendi. Bunun anlamı şu: **Bağırsak bakterileri genetik kodlanmaya baskın gelmişti!** Aranızda "Bağırsak beyni etkiler mi canım, yok artık daha neler!" diyenler varsa, mikrobiyomla ilgili öğrendiklerimizin nefes kesici olduğunu söyleyebilirim.

10 *"The intestinal microbiota affect central levels of brain-derived neurotropic factor and behavior in mice" Bercik P, Denou E, Collins J, Gastroenterology. 2011;141(2):599-609, 609.e1-3*

Nefes kesici bir evrenin şifreleri

Düşünün neredeyse yüz trilyon mikrop ve bakteriyle bir arada yaşıyoruz. Vücudumuz bu organizmalara bir yuva sağlayan bir gezegeni andırıyor. Yukarıda birkaç maddede ifade ettiğim gibi bu kesinlikle tek yönlü bir ilişki değil. Hatta yaşamımız, hayatta kalmamız onlara bağlı. Hücrelerimizin toplam sayısının on katı bakteriye ev sahipliği yaptığımız düşünülecek olursa bu yarı insan yarı bakteri, hatta daha çok bakteri olduğumuz anlamına geliyor.

Eskiden vücudumuzdaki bu istilacı güçlerin önemsiz olduğu düşünülürdü. Ama artık öyle olmadığını çok iyi biliyoruz. Peki, mikropsuz, bakterisiz, steril bir ortamda yaşasaydık ne olurdu? Bunu görmek için bilim insanları deney farelerini tamamen steril bir ortamda yetiştirmişler.[11] Dışarıdan normal görünen bu farelerin içlerinde durum hiç de yolunda değildi. Mikropsuz ortamda büyüyen farelerin birçok organı çarpık ve deforme gelişmişti, hatta kalpleri anormal bir şekilde küçüktü.

Bu organizmalar ve aramızdaki simbiyotik ilişkiyi çözmek için bilim insanları destansı bir çaba gösteriyorlar. Neden? Çünkü sağlıklı bir yaşamın sırrının bakterilerle aramızdaki ilişkide yattığını artık biliyoruz. Bağırsak florasını yuva belleyen bakteri kolonileri yiyecekleri enerjiye dönüştüren güç santralleridir, üreyebilir, birbirleriyle iletişim kurabilir, size karşı ya da sizi korumak için kimyasal bir savaş başlatabilirler. Bu, vücudumuzun ekosisteminde konuk ettiğimiz tüm bakteriler için geçerli.

Tüm bu faaliyetler, aldığımız besinleri tam olarak sindirebiliyorsak ve faydalanabiliyorsak, onlar sayesinde meydana geliyor. Beyinle probiyotiklerin yakın ilişkileri sayesinde mutluluğumuz da mutsuzluğumuz da minik bakterilerimizin kontrolünde.

---

11 *"The gnotobiotic animal as a tool in the study of host-microbial relationships" Gordon Pesti, Bacteriol Rev 1971, 35: 390-429.*

DNA'MIZDAKİ İNSANA AİT OLMAYAN GENLER!

Biraz önce insan kadar mikrop ve bakteri de olduğumuzu belirttim. Bu, sadece sayıca ve genetik olarak çoğunlukta olmalarından kaynaklanmıyor. Olay çok daha karmaşık.

Cambridge Üniversitesi'nde çalışan bilim insanları, 2015 yılında çok önemli bir çalışma[12] yayınladılar. Bu çalışmada, insan genomunda başka canlı türlerine ait olan genler bulunduğunu gösterdiler.

DNA'mızda insan türüne ait olmayan 145 tane gen olduğunu belirleyen bilim insanları, bu gizemli genlerin izini sürmüşler. Sonuçta sır çözülmüş.

Bu yabancı genleri nereden almışız biliyor musunuz? Vücudumuzda yaşayan mikroorganizmalardan, yani probiyotiklerden. Sizin anlayacağınız, probiyotiklerimiz bize gen transferi de yapıyor. Araştırma, bakterilerden genetik kodumuza geçen bu genlerin sindirim fonksiyonları, bağışıklık yanıtı ve metabolizmanın düzenlenmesinde rol aldığını gösterdi.

Türkçesi: Hiç birimiz, doğduğumuz anda sahip olduğumuz genetik yapıyla ölmüyoruz. Yaşadığımız süre içinde, genetik yapımız sürekli değişime uğruyor. Gen yapımızı değiştiren ise, vücudumuzda bulunan probiyotikler. Üstelik daha da şaşırtıcı olanı, bu gen transferi sürekli olarak devam ediyor.

Peki, vücudunuza giren gıdaların, GDO'lu ürünlerin ve kimyasal maddelerin, genetik yapınıza neler yapabileceğini düşünebiliyor musunuz? Bitkinin genetiğini değiştiren müdahale, benim genetik yapıma ne yapar? Hâlâ inanıyor musunuz "GDO zararsızdır" diyenlere?

Mutlu eden yoğurt

Konumuzla daha yakından ilgili bir deneyin merkezinde yine fareler var. Probiyotik verilen farelerde, faydalı bakterilerin be-

12 *"Expression of multiple horizontally acquired genes is a hallmark of both vertebrate and invertebrate genomes" Alastair Crisp, Chiara Boschetti, Malcolm Perry, Genome Biology, 2015: DOI: 10.1186/s13059-015-0607-3.*

yinlerindeki GABA (insan psikolojisi üzerinde etkili olan bir nörotransmitter) seviyesinde değişiklikler gözlenirken, stres hormonunda azalma olduğu ve daha sakin davrandıkları gözlenmiş.[13]

Farelerden insanlara geçelim. Söz açılmışken probiyotiklerin depresyon üstündeki etkileriyle ilgili insanlar üstünde yapılmış bilimsel çalışmaların sayısının bir elin parmaklarını geçmediğini belirtmek istiyorum. İlginç değil mi? İşin içinde ilaçlar olunca durum değişiyor.

Bu araştırmalar için sınırsız bütçeler ayrılıyor. Yan etkileri meçhul ilaçlar yüzlerce kişi üzerinde deneniyor, insanlar kobay gibi kullanılıyor, ama kimse başrolünde probiyotik olan bir araştırmayla ilgilenmiyor! Neden?

Çünkü probiyotik para falan kazandırmaz, daha da kötüsü endüstrinin tüm hesaplarını bozar. Hem de öyle bir bozar ki, kimyasal tıp ilaç satamaz olur.

İşte fareler yerine insanlarla yapılmış tek tük araştırmadan biri:

2013 yılında 36 kadının yer aldığı bir çalışmanın[14] amacı probiyotiklerin ruh sağlığı üstündeki etkisini araştırmaktı. Dört hafta süren deneye katılanlar üç gruba ayrıldı.

İlk grup günde iki defa probiyotik zengini yoğurt yerken ikinci gruba içinde probiyotik bulunmayan yoğurt tadında bir yiyecek verildi.

Üçüncü grubun beslenme düzeninde ise hiçbir değişiklik yapılmadı. Dört hafta sonunda yapılan beyin taramalarında sade-

---

13 *"Ingestion of Lactobacillus strain regulates emotional behavior and central GABA receptor expression in a mouse via the vagus nerve" Bravo JA, Forsythe P, Chew MV, PNAS (Proceedings of the National Academy of Sciences of the United States of America) 011;108(38):16050-16055.*

14 *"Consumption of fermented milk product with probiotic modulates brain activity" Benton D, Williams C, Brown A. Eur J Clin Nutr (European Journal of Clinical Nutrition) 2007;61(3):355-361.*

ce diyetlerinde probiyotik bulunan kadınlarda beynin duygu ve duyularla ilişkilendirilen bölümlerinde değişiklikler olduğu gözlendi.

Probiyotik yoğurt yiyen kadınlardaki bu değişimlerle ilgili araştırmacılar şu kanıya varıyorlar:

"Artık bağırsak floramızın sadece metabolizmayı değil beyin fonksiyonlarını da etkilediğini biliyoruz. Şimdiye kadar sadece beynin bağırsaklara mesaj gönderdiği biliniyordu. Ama insanlarla yapılan bu çalışma sadece hayvanlar üstünde yapılan araştırmalarla kanıtlanan bir bulguyu destekliyor:

Bu sinyaller sadece beyinden bağırsaklara değil tam tersi yönde yani bağırsaklardan beyne de gönderiliyor. Ve bağırsak florası, stres, depresyon ya da huzur, mutluluk gibi duygu durumlarını da belirleme özelliğine sahip."

Kliniğimde karşılaştığım bağırsak problemleri yaşayan tüm hastalarda aynı zamanda ruhsal problemler de vardı. Bu hastaların çoğunda, bağırsak problemleriyle ruhsal problemlerin seyri paralellik gösteriyordu.

Evet, duyguların sindirim sistemini etkilediği yeni bir bilgi değil. Sinirli, stresli ya da üzgün olduğunuzda acısı, midenizden bağırsağınıza, tüm sindirim sisteminden çıkar.

Ama yeni bulgular bunun tam tersinin de doğru olduğunu gösteriyor.

Aslında bu harika bir haber! Sadece probiyotik zengini bir diyet, hem sağlığınız hem de ruh durumunuzda harikalar yaratma gücüne sahip.

Tabii burada hemen bir dipnot düşelim: Cipsler, gofretler yiyip üstüne kendi mayaladığınız yoğurdu yiyerek ne kendinizi ne de bağırsaklarınızı kandırabilirsiniz.

ZAMAN TÜNELİ

Mikrobiyom üstüne araştırmalar[15, 16] yapan bilim insanları Afrika ve Güney Amerika'da yaşayan ilkel kabilelerin de bağırsak floralarını incelemişler. Bu ne demek biliyor musunuz? Henüz tarım yapmayan, şekerle, kimyasallarla dolu yiyeceklerle tanışmamış insan topluluklarının mikrobiyomu sayesinde modern yaşamın bize neler ettiğini keşfetme fırsatı. Bu kabilelerde kalp hastalıklarına, şeker hastalıklarına rastlanmadığını, depresyonun bilinmediğini söylememe gerek var mı? Araştırmalar sonucunda diyetleri sadece avladıkları hayvanların eti ile yaşadıkları coğrafyada doğal olarak yetişen meyve, sebze ve yemişler olan bu insanların bağırsak floralarının son derece zengin olduğunu görülüyor.

Bu noktada söz konusu kabileler, tarım yapmadıkları için hayatlarında buğday, yulaf, çavdar gibi tahılların da olmadığını hatırlatmak istiyorum. Yani atalarımız 10.000 yıl önce nasıl yaşıyor, ne yiyip ne içiyorsa o şekilde besleniyorlar.

Sonra yine Güney Amerika ve Afrika'dan başka toplulukların mikrobiyom analizleri yapılıyor. Tek fark bunların avcılık ve toplayıcılıktan tarım aşamasına geçmiş olmaları. Tarım yaptıkları için diyetleri tahıl ürünleri de içeren toplulukların mikrobiyomları zengin olsa da, avcılık ve toplayıcılıkla hayatını sürdüren kabileler kadar etkileyici bir çeşitliliğe sahip olmadığı görülüyor.

Ama her iki topluluğun da sağlıklı bağırsak florası yarışını Batı toplumlarına kıyasla açık ara önde kazandıklarını belirtmeme gerek yok sanırım. Diyetimiz besin yerine kimyasal maddelerle, genetiğine müdahale edilmiş buğday ürünleriyle ve gelişigüzel kullanılan antibiyotiklerle dolu olursa olacağı budur. Ama umut verici olan ne biliyor musunuz? Doğru bir beslenme modeli ile bağırsak floranızı olumlu yönde değiştirme gücüne sahipsiniz.

---

15 *"The healthy human microbiome" Jason Lloyd-Price, Galeb Abu-Ali, Curtis Huttenhower, Genome Medicine, 2016, doi: 10.1186/s13073-016-0307.*

16 *"Gut microbiome of the Hadza hunter-gatherers" Stephanie L. Schnorr, Marco Candela, Simone Rampelli, Nature Communication, 2013 Article number:3654; doi:10.1038/ncomms4654.*

Depresyondan koruyan şifalı tarifler

Öyle marketten aldığınız yoğurtla, kefirle probiyotik beslenme olmaz. Bu hassas dost bakteriler endüstriyel olarak üretildiklerinde zarar görür, faydalı özelliklerini kaybederler. Hele hele içine şeker, aroma artırıcı basılmış, sözüm ona 'probiyotik zengini' yoğurtlar faydadan çok zarar getirir. Endüstri bizimle dalga geçiyor! Sağlığınız için çok kıymetli olan probiyotik kaynaklarınızı kendiniz yapın.

Bu bölümde, sizi depresyondan kansere birçok sağlık probleminden koruyacak, bağışıklık sisteminizi güçlendirecek tarifler var:

Sağlık iksiri kefir

Kefirin tarihi 5.000 yıl öncesine Kafkaslara, Orta Asya Türklerine kadar uzanır. Göçebe Türklerin at, keçi ve koyun sütlerini mayalayarak elde ettikleri ve nesilden nesile aktarılan kefir taneleriyle devamlılığı sağlanan bu şifalı içecek, Avrupa kıtası salgın hastalıklarla kırılırken, onlarla savaşlar ya da ticaret gibi vesilelerle etkileşime geçen Türk kavimlerinin söz konusu salgınlara karşı dirençli olmalarının nedeni olarak da gösterilir. Marco Polo'nun seyahatnamesinde bahsi geçen kefirin Avrupa kültürü ile tanışması için daha yüzlerce yıl geçmesi gerekecektir. Bu fermente kefirin zengin probiyotik içeriği kelimenin tam anlamıyla bir sağlık iksiridir.

1907 yılında Rus bilim adamı Elie Metchnikoff, Kafkasların uzun yaşam sırrını araştırırken kefiri keşfetti. Kefir üzerinde basit mikroskobu ile yaptığı araştırmalarda, *Lactobacillus* bakterisini tanımladı. Metchnikoff, probiyotiklerin sağlık üzerindeki etkilerini ilk kez kavrayan bilim adamı oldu. Bu keşfini aşağıdaki cümlelerle açıkladı:

"Bağırsaklardaki mikropların yiyeceklere bağlı olması vücudumuzun florasını modifiye etmeyi ve zararlı mikropları yararlı olanlarla değiştirmeyi mümkün kılıyor."

Metchnikoff'un 100 yıl önce tarif ettiği olguyu, 'modern' tıp hâlâ kavrayamadı. Nasıl bir modernlikse bu artık... Neyse ki son yıllarda şöhreti iyiden iyiye nam salan kefir mayasına ulaşmak artık hiç zor değil. Bunları kefir yapan bir dostunuzdan ya da doğal ürünler satan güvenilir bir yerden satın alabilirsiniz. Şeffaf, karnabaharı andıran süt rengindeki kefir mayasını elde ettikten sonra işiniz kolay.

İşe, bir litre sütü kaynatarak başlayın. Ancak UHT işleminden geçirilmiş ve tüm sağlık faydalarını kaybetmiş karton sütler yerine açık süt veya günlük süt kullanmanız gerektiğini hatırlatayım. Sütü kaynatın (Açık süt kullanıyorsanız en az 15 dakika) ve ardından porselen ya da cam bir kaba koyun. Parmağınızı yakmayacak ısıya geldiğinde sütün içine bir çorba kaşığı kadar kefir mayası katın. Sütü iyice karıştırıp üstünü pamuklu bir bezle örtün ve karanlık bir yere, daha da iyisi fırının içine koyun. Fırının içine koyarsanız kapağı açık olarak koymalısınız. Ama sakın fırını çalıştırmaya kalkmayın. Burası sadece size kefir yapmak için ihtiyacınız olan ekosistemi sağlayacaktır. 24 saat beklettikten sonra kabın içindekileri bir tülbentten süzerek mayayı ayırın. İşte kefiriniz hazır. Kefiri buzdolabına kaldırdıktan sonra maya tanelerini içme suyuyla iyice yıkayın ve yine içme suyu içinde bir cam kavanoza koyup buzdolabında saklayın. Bu mayayı bir sonraki kefirinizi yapmak için kullanabilirsiniz.

Önemli bir not: Sakın kefire ve kefir mayasına metal değdirmeyin.

Probiyotik ev yoğurdu için ilk maya

Size vereceğim bu tarif probiyotik ev yoğurdu yapmak için ihtiyacınız olan ilk maya tarifidir. İlk maya için sadece nohuta ve günlük süte ihtiyacınız var. 7 adet haşlanmamış çiğ nohut tanesini cam bir kavanoza koyun. Üstüne bir bardak, parmağınızı dokundurduğunuzda yakmayacak ısıda günlük süt ekleyin. Sonra da bu cam kavanozu, ağzı açık bir şekilde fırının içine koyun. Sakın fırını çalıştırmayın. Burası sadece size mayalanma için ihtiyaç duyulan ortamı sağlayacaktır. 24 saat sonra kavanozu fırından çıkarın. İçindekileri tülbentten süzüp ayrı bir kaba koyun. Tülbendin içinde nohutlar ve kesilmiş süte benzeyen parçacıklar kalacak. Nohutları atıp pıhtı parçalarını cam kavanoza alın. Bu sizin ilk mayanız. Şimdi kendi yoğurdunuzu yapmak için bu mayayı artırmanız gerekiyor. Yine bir bardak sütü mayalanma ısısına getirin. Süzgeçten geçirip bir kaba koyduğunuz ilk mayanın üstüne bu sütü ekleyin. Tahta kaşıkla karıştırın. Bu defa fırının içinde 12 saat dursun. Bu işlemi (kullandığınız süte göre) 4-8 defa tekrarladığınızda elinizde kıvamlı bir yoğurt olacak. Artık tüm yoğurtlarınızı bu mayayı kullanarak yapabilirsiniz. (Probiyotik ev yoğurdu tarifi için sayfa 167'ye bakınız.)

Sorun ağır metal zehirlenmesi olabilir

Arseniğin bir zamanlar kozmetik amaçlarla kullanıldığını biliyor muydunuz? Avrupa'da 19. yüzyılda güzelliğin en önemli kriterlerinden biri beyaz tenli olmaktı. Ne kadar beyaz tenli ve solgunsanız o kadar güzel olduğunuz kabul edilirdi. Kadınlar her gün azar azar arsenik içerek 'ideal güzelliğe' ulaşabildiklerini fark ettiler. Arsenik ten rengini beyazlaştırıyordu. Kadınlar daha beyaz olabilmek için arsenik kullanmaya başladılar. Toplumun üst tabakalarında yaygın olan bu moda sayesinde etraf sık sık bayılan, sağlıksız, beti benzi atmış, mutsuz, melankolik kadınlarla dolmuştu. Bunun nedeni arsenik zehirlenmesiydi. Arsenik, depresyona yol açar ve intihar eğilimi yaratır.

Bugün de ağır metallerle zehirleniyoruz ama farkında olmadan! *Modern yaşamda çeşitlilik bol:* Alüminyum, kurşun, cıva, krom, nikel, siyanür, silisyum, manganez, uranyum... Ve liste böyle uzayıp gidiyor.

İşte karşınızda, kanserden kemik erimesine, bağışıklık sistemi hastalıklarından anemiye, depresyondan şizofreniye kadar pek çok ciddi sorunun arkasında mutlaka araştırılması gereken, ruhsal ve fiziksel sağlığı tehdit eden bir neden daha: Ağır metal zehirlenmeleri.

Öyle düşündüğünüz gibi nadir görünen bir durum değil bu. Çevre kirliliği, kabuklu deniz ürünleri ve büyük balıklar, yapışmaz kaplamalı mutfak eşyaları, bazı içme suları, amalgam dolgular, tarım ilaçları, ağır metallerle kirlenmiş topraklarda yetişen sebze meyveler, üretim aşamasında ağır metaller kullanılan cam ve kristal bardaklar, kökeni belli olmayan şaşırtıcı derecede ucuz tekstil ürünleri, kurşunkalemler, cilalar...

Yani gündelik yaşamın her köşesini sarmış bir tehlike söz konusu. Tabii ki yukarıdaki maddelere dikkat ederek önlem almak mümkün, ama ne çevre kirliliğinden, egzoz dumanından korunmak mümkün, ne de sizi çevreleyen tüm ağır metal tehdidi üstünde kontrol sahibi olmak.

Misal arkadaşınıza yemeğe gittiniz, önünüze alüminyum folyo içinde ya da teflon tavada pişmiş bir yemek getirdi. Nereden haberiniz olacak? Olması mümkün değil.

Metal yorgunluğu

Kliniğime gelen hastalarımda ağır metal zehirlenmesine son derece sık rastlıyorum. Doktor doktor dolaşmış derdine çare bulamamış hastalarda bir de bakıyoruz ki sorun ağır metal zehirlenmesi. Altı üstü bir kan testi isteyip, teşhis koymak bu kadar mı zor?

Özellikle bağışıklık sistemi hastalıklarında, kronik kansızlık, romatizma ve depresyon vakalarında, sorunun arkasında ağır metal zehirlenmesi olma ihtimali mutlaka göz önüne alınmalı. Araştırmalar depresyonla en çok ilişkilendirilen ağır metallerin başında kurşun[17] ve cıvanın[18] geldiğini gösteriyor. Söz konusu iki maddenin kaynağını araştıracak olursak karşımıza yine endüstriyel fabrikaların yarattığı çevre kirliliği, amalgam diş dolguları, eski galvaniz su boruları çıkıyor. Hatta içtiğiniz sigara bile vücutta biriken ağır metaller içeriyor. Çevre kirliliği kontrol etmenin zor olduğu faktörler arasında.

Ama öte yandan diş hekimlerinin kullandığı amalgam dolguları aklım almıyor. Göz göre göre insanları ağır metal zehirlenmesine mahkûm ediyorlar. Senelerdir bu dolguların içindeki cıvanın sağlık üstündeki etkileri biliniyor ama kimse kılını kıpırdatmıyor. Sadece ucuz ve dayanıklı diye amalgam dolgular yapılmaya devam ediliyor. Sağlığınızın kontrolünü ele alın ve dişlerinize amalgam dolgu yapılmasına asla izin vermeyin; olanları da çıkarttırarak sağlıklı alternatiflerle değiştirilmesini isteyin.

Ağır metaller ve depresyon arasındaki ilişkiye bakacak olursak: Bunlar –özellikle de cıva ve kurşun– hücresel metabolizma için gerekli olan enzim ve proteinleri etkileyerek beyinde dejenerasyona yol açıyor. Bir araştırma[19] için, 20 sene önce, henüz küçük bir çocukken kurşun zehirlenmesine maruz kalmış 281 kişi ile 287 sağlıklı yetişkin karşılaştırılıyor. İki grup incelendiğinde kurşun zehirlenmesine maruz kalanlarda psikiyatrik problemlerin önemli ölçüde fazla olduğu görülüyor. 1987 kişinin yer aldığı, beş seneye yayılmış geniş kapsamlı bir başka araştırmadan[20] elde edilen bul-

---

17 *"Environmental lead exposure and cognitive function in community-dwelling older adults" Shih RA, Glass TA, Bandeen-Roche K, Neurology. 2006;67:1556-1562.*

18 *"The relationship between mercury from dental amalgam and mental health" Siblerud RI. Am J Psychother. 1989;43:575-587.*

19 *"Neurotoxicity in young adults 20 years after childhood exposure to lead: the Bunker Hill experience" 11. 10. Stokes L, Letz R, Gerr F, et al.. Occup Environ Med. 1998;55:507-516.*

20 *"Blood lead levels and major depressive disorder, panic disorder, and generalized anxiety disorder in U.S. young adults" Arch Gen Psychiatry. Maryse F. Bouchard, David C. Bellinger, Jennifer Weuve, Julia Matthews-Bellinger, Stephen E. Gilman, Robert, Marc G. Weisskopf, 2009 December; 66(12):1313-1319. Doi: 10.1001/archenpsychiatry. 2009.164.*

gular da farklı değil. Kan ve kemiklerindeki kurşun birikimi incelenen katılımcılarda, değer ne kadar yüksekse depresyon, anksiyete, şiddete eğilim ve panik atak gibi psikolojik sorunların görülme sıklığının da o kadar artığı gözleniyor.

"Kanı anladık da, kemikler neden inceleniyor?" diye soracak olursanız: Çünkü bu metalin kandaki ömrü sınırlı, ama kemiklerde durum farklı. Seneler önce maruz kalınan kurşun kemiklerde saklanıyor ve kana karışmaya devam ediyor. Yani, kan değeri sadece kısa vadede maruz kalınan kurşunla, kemiklerde birikmiş ve düzenli olarak kana salınan kurşunun toplamını gösteriyor. Bu nedenle kemiklerde biriken kurşunun değerini ölçmek anlamlı.

Ağır metallere karşı spirulina

Peki diyelim ki depresyonunuzun, halsizliğinizin nedeninin ağır metal zehirlenmesi olduğu ortaya çıktı, ne yapacaksınız? Kimyasal tıp, size tabii ki kimyasal ajanlar verecektir. Kimyasal ajanlarla uygulanan bu tedavi ayrım gözetmeden zararlı zararsız vücuttaki tüm metalleri atar. Demir, bakır, selenyum gibi yaşamsal minerallerden mahrum kalmak vücut fonksiyonlarını son derece olumsuz etkiler.

Ben bunun yerine yan etkileri olmayan spirulina gibi zararlı metalleri bağlayarak vücuttan atan bitkisel ekstreler kullanıyorum. Söz açılmışken son derece ilginç bir organizma olan spirulina hakkında biraz bilgi vermek istiyorum.

İsmini Latince spiralden alan bu tek hücreli yosunun 9. yüzyılda bir besin kaynağı olarak kullanıldığına dair bulgular mevcut. 16. yüzyılda ise Aztekler tarafından spirulina hasat edildiği biliniyor. Modern dünya tarafından tekrar keşfedilişi ise 1950'li yıllarda Güney Amerika'ya yapılan bilimsel bir keşif gezisine rastlar. Ancak ticari bir ürün olarak algılanması 1970'lerde bir Fransız şirketinin büyük ölçeklerde spirulina yetiştirmesiyle gerçekleşiyor.

Bugün eşsiz besleyici özellikleri ile tüm dünyada birçok hastalığı tedavi etmek, önlemek için kullanılırken, yakın gelecekte de dünyadaki açlığı sona erdirecek sürdürülebilir bir besin kaynağı olabileceği bilim insanları tarafından ciddi ciddi tartışılıyor.

İşte ağır metalleri vücuttan atmak için gerçekten son derece şaşırtıcı özelliklere sahip olan bu yosundan üretilmiş fitoterapi ürünlerini kullanıyorum ve spirulina tedavisini bir detoks programı ile destekliyorum. Unutmayın bu arınma öyle sabahtan akşama olacak bir şey değil. Ağır metalin vücuttan temizlenmesi 6 aydan daha uzun bir zaman alır ve takip edilmesi gereken bir süreçtir.

AĞIR METAL DETOKSU

Hepimiz ister istemez ağır metallere maruz kalıyoruz. Doğru seçimler, yerinde önlemlerle bunu hafifletebilirsiniz ama tamamen kaçmak mümkün değil. Dünyada zehirlenmemiş bir köşe kalmadığına göre herkesin, özellikle de depresyona yatkınlığı olanların bu kürden faydalanmalarını, bu bir haftalık kürü üç ayda bir uygulamalarını öneriyorum.

Kahvaltı

- Yeşil çay (şekersiz)
- 10 adet zeytin
- Kahvaltı salatası: Mevsim yeşillikleri, zeytinyağı, limon suyu ve ev yapımı elma sirkesi ile hazırlayın.
- 3 adet ceviz
- 3 adet kuru kayısı
- 10 adet badem

Ara öğün

- 1 bardak vücuttan ağır metalleri atan detoks içeceği*

Öğlen yemeği

- Haftada 4 gün 1 porsiyon kuru baklagil
- Haftada 3 gün 1 porsiyon sebze yemeği
- Salata: Sınırsız, dilediğiniz kadar yiyebilirsiniz. Mevsim yeşillikleri, zeytinyağı, limon suyu ve ev yapımı elma sirkesi ile hazırlayın.
- 3 adet ceviz

Ara öğün

- 1 bardak vücuttan ağır metalleri atan detoks içeceği*

Akşam yemeği

- 1 kâse çorba
- 1 porsiyon sebze yemeği
- Salata: Sınırsız, dilediğiniz kadar yiyebilirsiniz. Mevsim yeşillikleri, zeytinyağı, limon suyu ve ev yapımı elma sirkesi ile hazırlayın.
- 1 yemek kaşığı keten tohumu

Ara öğün

- 1 bardak vücuttan ağır metalleri atan detoks içeceği*

* **Ağır metalleri vücuttan atan detoks içeceği tarifi**

1 adet orta boy havuç, 1 adet küçük boy kırmızı pancar, 10 sap taze ıspanak, 7 sap taze fesleğen, 1 kereviz sapı, 1 portakal, 2 parmak büyüklüğünde taze zencefil kökü, 1 limon ve 1 fincan içme suyunu katı meyve sıkacağından geçirin ve her gün taze olarak hazırlayın.

D vitamini rezerviniz ne durumda?

Eğer mutsuz bir insansanız, ciddi anlamda D vitamini eksikliğinden muzdarip olduğunuzu söyleyebilirim. Üstelik bu bir kehanet de olmaz. D vitamini eksikliği depresyonla direkt ilişkilidir ve muayene ettiğim hastalarımın çoğunda bu yaşamsal vitaminin değerlerinin son derece düşük olduğunu gözlemliyorum.

D vitamini eksikliğinin, kanser de aralarında olmak üzere nice hastalığa ve depresyona neden olduğunu gösteren birçok araştırma mevcut. Biraz sonra bunlara da değineceğim. Aslında depresyon şikâyetiyle bir uzmana başvuran hastalarda tiroid, B12 ve D vitamini değerleri gibi bazı tetkikler yapılması altın kural olmalı. Ama maalesef şu an geçerli olan altın kural, hemen bir antidepresan, o da olmazsa başka bir antidepresan reçete etmek!

Depresyon ve D vitamini ilişkisini araştıran bilim insanları, 2013 yılında, toplamda 31.000 kişinin yer aldığı 13 araştırmayı[21] incelediklerinde şunu görüyorlar: Depresyon teşhisi konan hastaların çoğunda D vitamini eksikliği var ve düşük D vitamini rezervi depresyon riskini artırıyor. 2014 yılında İsveç'te yapılan başka bir araştırma[22] ise intihara kalkışan depresyon hastalarının D vitamini değerlerinin önemli oranda düşük olduğunu gösteriyor.

Uzun lafın kısası, literatürde D vitamini eksikliğinin depresyona neden olduğuna dair birçok araştırma mevcut. Neyse ki, bunları takip eden, hastalarından vitamin değerlerini gösteren tahliller isteyen psikiyatrlar da var. Ama maalesef onlar da, eğer bir eksiklik söz konusu ise ancak reçete ettikleri antidepresanın yanına bir de vitamin takviyesi öneriyorlar. Ne anladım ben bu işten!

---

21 *"Vitamin D deficiency and depression in adults: systematic review and meta-analysis" Anglin R.E. Samaan Z., Walter S., British Jornal of Psychiatry, 2013. 202:p.100-7.*

22 *"Suicidal patients are deficient in vitamin D, associated with a pro-inflammatory status in the blood" Grudet, C.Malm, J.Westrin, Psychoneuroendocrinology, 2014.50:p. 201-9.*

Bilim bunun neresinde?

Dilerseniz önce böyle güneşli bir ülkede neden D vitamini yoksunluğu çektiğimize kısaca bir değineyim. Vücudunuzun güneşle temas ettiğinde D vitamini sentezleyebilmesi için önce bu değerli vitamin açısından zengin gıdalara ihtiyacı vardır. Ama biz bu yaşamsal gıdalardan senelerdir mahrum bırakıldık. Yani güneşli bir ülkede D vitaminsiz kalmamızı bizi bu besinlerden korkutan tıp insanlarına borçluyuz!

Tıpkı bir deli kuyuya taş atmış bin akıllı çıkaramamış misali, biri çıktı yumurta öldürür, damarınızı tıkar dedi. Dikkatinizi çekerim bu yalan yanlış açıklamanın arkasında ne doğru dürüst bir araştırma, ne doğru dürüst bir yayın var. Tüm tıp camiası bu delinin attığı taşı sormadan, sorgulamadan doğru belledi. Seneler sonra yumurtanın aslında 'o kadar da zararlı olmadığı' açıklaması geldi.

1999 yılında *The Journal of the American Medical Association*'da yayınlanan ve yaklaşık 117.000 kişinin yer aldığı kapsamlı bir çalışmadan[23] bahsetmek istiyorum. Araştırmanın sonuçları, en çok yumurta tüketenlerin (haftada 6 ya da daha fazla) kalp krizi geçirme riski en düşük, en az yumurta yiyenlerin (haftada en fazla bir) ise kalp krizi riski açısından en yüksek grup olduğunu gösteriyor.

Bakın dikkatinizi çekmek istiyorum: Bu araştırma yapılalı 17 sene olmuş. Peki, halk yumurta yiyebileceğini ne zaman öğrendi? Birkaç sene önce! Açıklama yapılırken de, efendim neymiş birkaç tane yiyebilirmişiz, "Düşünüldüğü kadar zararlı değilmiş" şeklinde ibareler kullanıldı. Çıkıp adam gibi, "Büyük bir hata ettik. Çok faydalı bir gıdadan herkesi mahrum bıraktık" desenize.

---

23 *"A Prospective Study of Egg Consumption and Risk of Cardiovascular Disease in Men and Women" Frank B. Hu, Meir J. Stampfer, Eric B. Rimm, The Journal of the American Medical Association April 21, 1999, Vol 281, No. 15.*

Yumurta ama hangi yumurta?

Yumurta son derece değerli bir besindir ve bol miktarda D vitamini içerir –ya da içermesi gerekir. Bu değerli besin kaynağı da, birçok yiyecek gibi fakirleşti gitti.

Çocukken bahçemizde bir kümesimiz vardı. Tavuklarımız her gün bahçede otlanır, güneş altında kalır, solucan, akrep, ne bulursa yerlerdi. Sonra da haftada 3, bilemediniz en fazla 4 yumurta verirlerdi. Ama bugün çiftliklerde beslenen tavuklar, güneş, toprak görmeden yetişip, GDO'lu yemlerle beslenip, haftada 7 yumurta yapıyorlar. Siz normalde 3 yumurta yumurtlayacak tavuğa, haftada 7 yumurta yumurtlatır, onu doğasına aykırı GDO'lu yemlerle beslerseniz o yumurtanın içinde ne D vitamini kalır ne de başka bir besin!

Tereyağı tadında margarin!

Aynı şey zengin D vitamini kaynağı tereyağının, ciğerin de başına geldi. Tereyağı yerine moleküler yapısı değiştirilmiş margarinler yemeye başladık. "Margarinin içine zeytinyağı kattık, omega-3'le zenginleştirdik, tereyağı tadında margarin yaptık" diye bizimle âdeta dalga geçtiler ve buna devam ediyorlar. Öyle bir beyin yıkadılar ki, hâlen tereyağına dokunmayan bir sürü insan var! Hatırlarsınız belki, bir grup doktor çıkıp margarinlerin nasıl kalp dostu olduklarını, nasıl faydalı olduklarını anlatan sayfa sayfa demeçler verdiler. Tabii hepsi de bu 'bilimsel' reklam için yüklüce bir para aldılar.

D vitamini rezervinizi 80-150 ng/ml (ideal değer budur) aralığında tutmaya çalışın. Yumurtanızı, etinizi, ciğerinizi yiyin, paça çorbası için. Tabii endüstriyel olarak yetiştirilmiş olanlar yerine merada beslenen hayvanın, özgürce dolaşıp solucan yiyen tavuğun etini yumurtasını yiyin. Bir de biraz güneş gördünüz mü, işte size ihtiyacınız olan, sizi nice hastalıktan koruyan D vitamini.

GÜNEŞLENME REHBERİ

- Öncelikle şunu bilmelisiniz: Sadece güneşlenmeniz yetmez, mutlaka gıdalarla da D vitamini almalısınız. Gıdalarla alınan D vitamini aktif formda değildir. Güneş, aktif olmayan D vitamininin aktif hale geçmesini sağlar.
- Kanser ve depresyon vakalarının artışının bir sorumlusu da senelerdir güneşten köşe bucak saklanmanızı öğütleyen kimyasal tıptır. Sonuçlar ortada: Kötü beslenmenin üstüne bir de güneşi düşman belleten bir beyin yıkama eklenince, D vitamini rezervleri boşaldı ve kanserden depresyona tüm hastalıklar artışa geçti. Önce bildiklerinizi unutun. Güneş değil güneşsizlik hasta eder!
- Söylediklerimi çarpıtmak için tetikte bekleyenlere not: Kimseye gidin marsık gibi yanın, kavrulun demiyorum. Sadece günde 20-30 dakika güneşlenmek besinlerle aldığınız D vitamininin sentezlenmesi için yeterlidir.
- Hangi saatte güneşlendiğiniz önemlidir. Güneşin tepede dik olduğu saatlerde UVB ışınları gelir ve D vitamini sentezini sağlayan, işte bu UVB ışınlarıdır. Güneş yatay geldiği saatlerde ise, UVA ışınları gelir, UVA ışınları D vitamini sentezlemez ve kanserojendir. Yani, vücudunuzda D vitamini sentezlensin istiyorsanız, güneşin tepede dik olduğu saatlerde; gölgeniz boyunuzdan kısa iken güneşlenmelisiniz.
- Vücudunuza sürdüğünüz o kimyasallarla dolu güneş koruyucularla güneşten D vitamini falan alamazsınız. Çünkü D vitamini yağda çözünür ve siz vücudunuza yağları sürüp güneşlendikten sonra duşa girince vücudunuzdan akar gider. Sürdüğünüz kimyasalların cildinize vereceği zarar da cabası... Güneşten ancak ve ancak teninize hiçbir şey sürmeden faydalanabileceğinizi unutmayın.
- Güneşlendikten sonra sakın hemen duş almayın. Vücudunuza vitamini sentezlemesi için bir süre verin.
- D vitamini rezervlerinizi doldurmak için iki faktör bir arada olmalı: Hem bu vitamin açısından zengin bir diyet hem de güneş. Tekrar hatırlatmak istiyorum: İdeal D vitamini değeri 80-150 ng/ml olmalı.

Omega-3 eksikliği ve depresyon

Diyetinize herhangi bir yan etkisi olmayan besinleri ve gıda takviyelerini ekleyerek iyileşebilecekken, sizi intihar düşüncelerine sürükleyen bir ilaç kullanmaya mecbur ediliyorsunuz. Şimdi geldik bu besinlerin arasında en etkililerinden birine: Omega-3 yağ asitleri.

Farklı ilaç tedavilerine rağmen depresyon belirtileri hafiflemeyen hastalarda bile omega-3 takviyelerinin son derece olumlu etkileri olduğunu gösteren sayısız araştırma mevcut. Omega-3 yağ asitleri sinir hücrelerinin sağlıklı bir hücre zarına sahip olmasını sağlıyor. Hücre zarının başlıca bileşenlerinden birinin omega-3 olduğunu düşünürsek, bu hiç de şaşırtıcı değil. Ve tabii ki sağlıklı hücre zarı sağlıklı beyin fonksiyonları anlamına geliyor. Daha da önemlisi beynin %40'ı omega-3 yağ asitlerinden oluşuyor. Ama önemli bir sorun var: Bu değerli yağ asitlerini bulmak giderek zorlaşıyor.

Ruh sağlığı için omega-3

Harvard Üniversitesi'nden bilim adamları tarafından 2015 yılında gerçekleştirilen bir araştırmaya[24] majör depresyon teşhisi konmuş 155 hasta katıldı. Çalışma başlar başlamaz hastaların bir kısmına 1060 gram EPA ile 900 miligram DHA içeren omega-3 takviyesi, geri kalanlarına ise plasebo verildi. Sekiz hafta sonunda omega-3 takviyesi verilen gruptakilerin depresyon belirtilerinde önemli ölçüde azalma olduğu gözlemlendi.

Bir başka araştırma[25] omega-3 yağ asitlerinin bipolar bozukluk-

---

24 *"Inflammation as a predictive biomarker for response to omega-3 fatty acids in major depressive disorder: a proof-of-concept study" Molecular Psychiatry, Rapaport MH, Nierenberg AA, Schettler PJ, 21 Ocak 2016, (1):71-9.*

25 *"Omega 3 Fatty Acids in Bipolar DisorderA Preliminary Double-blind, Placebo-Controlled Trial" Andrew L. Stoll, MD; W. Emanuel Severus, MD, PhD; Marlene P. Freeman, Arch Gen Psychiatry. 1999;56(5):407-412. doi:10.1001/archpsyc.56.5.407.*

ta da işe yaradığını gösteriyor. Bu duygu durum bozukluğu, ağır depresyon atakları, arkasından da kişiyi tehlikeli durumlara sokacak derecede yoğun coşku ya da mani ataklarıyla kendini gösterir. Omega-3 yağ asitlerinin psikiyatrik hastalıklarda işe yaraması hiç şaşırtıcı değil. Neden? Çünkü beyin hücreleri yüksek oranlarda DHA ve EPA içerir. Eğer diyetinizde, dolayısıyla da beyin hücrelerinizde, yeterli miktarda omega-3 yağ asidi yoksa beyin fonksiyonlarında sorunlar olması son derece doğal değil mi?

Dr. Barry Sears, omega-3 üstüne yaptığı kapsamlı klinik araştırmalarla tanınıyor. Sears, *The Omega Zone* (Omega Kuşağı) adlı kitabında, omega-3 yağ asitleri açısından son derece zengin bir kaynak olan soğuk su balıklarını bol miktarda tüketen Eskimolar arasında depresyon vakasına neredeyse hiç rastlanmadığını belirtiyor. Hem de depresyon belirtilerini tetiklediği bilinen güneş ışığının azlığına rağmen! Aynı zamanda son yüz yılda giderek azalan omega-3 tüketimi ile psikolojik hastalıkların artışı arasında belirgin bir ilişki olduğuna dikkat çekiyor.

Hamilelik depresyonu ve omega-3 ilişkisi

Psikiyatr Joseph R. Hibbeln de kendisini omega-3 yağ asitleri ve depresyon arasındaki ilişkiyi araştırmaya adamış bir bilim insanı. Fransa'dan Japonya'ya ve Yeni Zelanda'ya kadar farklı ülkelerdeki balık tüketimini araştırdıktan[26] sonra, en az depresyona girenlerin en çok balık tüketenler, yani Japonlar olduğunu görüyor. En çok depresyona girenler ise Yeni Zelandalılar. Bu oran Japonların tam 50 katı! Söz konusu detaylı araştırmanın sonunda tahmin edeceğiniz gibi bir toplumun balık tüketimi ne kadar azsa o kadar çok depresyon vakası görüldüğü çıkıyor.

26 *"Fish consumption and major depression", Joseph R. Hibbeln Lancet, 351 (9110) (1998), p. 1213.*

Hibbeln'in yayınlanan başka bir araştırmasında[27] ilginç bir bulgu daha var. Depresyon ve balık tüketimi ilişkisinin yeni doğum yapmış annelerde daha da güçlü olduğunu gözlemliyor. Aslında bu hiç şaşırtıcı değil. Bebeğin beyin ve sinir sisteminin gelişmesi için omega yağ asitlerine ihtiyacı vardır. Doğumdan önce ve doğum sonrası sütle birlikte anneden bebeğe yüksek miktarda omega-3 transferi oluyor. Eğer annenin diyeti yeterince omega-3 içermiyorsa, bebek mevcutta bulunan omega-3'ü de annenin sisteminden alıyor ve bu da balık tüketmeyen annelerde doğum sonrası depresyonunun neden bu kadar fazla görüldüğünü açıklıyor.

Peki, omega-3 yağ asitleri almaya başladıktan ne kadar süre sonra depresyon belirtilerinde bir azalma görebilirsiniz? Depresyondan Alzheimer'a kadar birçok hastalığın tedavisinde yüksek konsantrasyonlarda omega-3 takviyesi kullanan Sears, bu süre her hastada farklı olsa da, yaklaşık üç hafta sonra olumlu etkilerin gözlenmeye başladığını belirtiyor.

Önemli bir not: "Omega-3 için bir balık konservesi açar yerim," diye düşünüyorsanız, maalesef konserve şeklinde ya da paketlerde satılan balıkların içinde bu değerli yağlardan eser miktarda bulunuyor! Yani tüm endüstriyel gıdalar gibi bunlar da size ihtiyacınız olan besinleri sağlamakta aciz kalıyor.

Acı şeker: Tatlı zehir

Eskiden şeker ancak zenginlerin sofralarında yer alırdı. Son 100 yıldır hayatımız şekerle doldu. Kendi çocukluğumu hatırlıyorum da, çok değil bundan 30-35 yıl önce bile bayramdan bayrama şeker yer, şeker yerine mevsiminde meyve tüketirdik. Öyle annemin zoruyla falan

27 *"Seafood consumption, the DHA composition of mothers' milk and prevalence of postpartum depression: a cross-national analysis" Hibbeln JR. J. Affect Disorders 2002; 69: 15-29.*

değil. Zevkle, keyifle. Çünkü damak tadımız şekerle körelmemişti. Şeker bağımlılık yapar. Yedikçe daha çok yemek istersiniz. Bu tatlı alışkanlığın bedeli ise çok acıdır! Bu bedellerden biri de depresyondur.

Çocuklarınızı tıka basa şekerle doldurup, neden hep mutsuz olduklarını merak ediyorsanız, cevap cümlenin içinde. Depresyon teşhisi konan küçücük çocukların sayısı gün geçtikçe artıyor. Daha ilkokulda antidepresan kullanan bir sürü çocuk var. Bu bölümdeki bilgilerin ışığında, bugün depresyon ilacı kullanan çocuğun tüm yaşamı boyunca depresyona meyilli olacağını artık biliyorsunuz.

Bundan 35 yıl önce William Dufy, *The Sugar Blues* (Şeker Mutsuzluğu) isminde bir kitap yazdı. Bu kitapta, şekerin vücutta yarattığı etkiyi anlattı ve bu tatlı zehri hayatınızdan tamamen çıkararak depresyondan kurtulacağınız fikrini savundu. Zaman içinde bu kitapta yazılanları destekleyen sayısız klinik çalışma yapıldı.

Şeker sarhoşluğu

Peki, şeker nasıl oluyor da depresyona neden oluyor? Bu mekanizmada etkili başlıca iki faktör var: Bağırsak florası ve kan şekerindeki oynamalar. Size probiyotiklerin ruh sağlığımız üstünde nasıl etkili olduğunu anlattım. Şeker bağırsak florasındaki iyi bakterileri yok ederken zararlı bakterileri besliyor. Dolayısıyla, şeker tüketimi faydalı bakterileri kaybetmenize neden olarak depresyona zemin oluşturuyor.

Bağırsakların ikinci beyin olduğunu ve ruh halinizi nasıl etkilediğini artık biliyorsunuz. Şeker yiyerek hem fiziksel hem de ruh sağlığınızı belirleyen bir sistemi alt üst ediyorsunuz.

Yeni bir araştırma[28], bir probiyotik olan *Lactobacillus rhamnosus*

---

28 *A randomized controlled trial to test the effect of multispecies probiotics on cognitive reactivity to sad mood. Steenbergen L, Sellaro R, van Hemert S, Bosch J, Colzato L. Brain, Behavior, and Immunity, 2015.*

bakterisinin, stres, anksiyete ve depresyonla ilişkilendirilen bir hormon olan kortikosteron seviyesini düşürdüğünü gösteriyor. Yani, işlenmiş, şekerli gıdalar tüketerek, ruh haliniz üstünde olumlu etkisi olduğu kanıtlanmış bir sisteme zarar vermiş oluyorsunuz.

Söz açılmışken bir de şeker sarhoşluğundan bahsedeceğim. Özellikle çocuklarda görülen bu durumun ardında ilginç bir mekanizma vardır. Bu mekanizmanın başrol oyuncusu ise normal şartlar altında vücudumuzdaki sağlıklı ekosistemin parçası olan *Candida* mantarıdır. Aslında bir probiyotik mantar mikrobu olan *Candida*, probiyotiklerin kaybedilmesiyle çoğalmaya başlar, candida enfeksiyonları oluşturur ve istilacı bir düşmana dönüşür. Vücuttaki içi boş organları, yani bağırsakları, sinüsleri, mideyi, akciğerleri, bronşları sarmaya başlar.

Vücudunda probiyotik eksikliği olan çocuklar şeker yediğinde, *Candida* mantarı şekeri kimyasal bir reaksiyonla asetaldehite dönüştürür. Asetaldehit ise, karaciğerde etil alkole parçalanır!

Yani, probiyotiklerini kaybetmiş olan çocuklarda *Candida* enfeksiyonları oluşur ve bu çocuklar şeker yediklerinde kanda etil alkol meydana gelir, çocukta bir nevi sarhoşluk hali olur. "Şeker yediğinde mutlu oluyor. Çocuk işte" dersiniz ama çocuğunuz aslında sarhoştur. Çocuğunuza şeker vererek onu mutlu ettiğinizi sanıyorsunuz ama aslında bu tuhaf keyif durumunun asıl sebebi sarhoşluk halidir. Çocukların şekere olan düşkünlüğünün nedeni de budur: Bir nevi alkol bağımlılığı oluşur ve çocuk hep daha fazla şeker ister. Tıpkı bir alkoliğin daha fazla alkol istemesi gibi...

Konuyu özetleyelim: Çocuğunuza şeker vermekle, alkol vermek arasında teknik olarak bir fark yok. Eğer, bu bilgiyi öğrenmenize rağmen, çocuğunuza hâlâ şeker vermeye devam ediyorsanız, benim artık sizlere söyleyebileceğim hiçbir şey yok. Konuyu vicdanlarınıza havale ediyorum.

Kan şekerine dikkat

Yaklaşık 70.000 kadının beslenme, yaşam alışkanlıkları ve sağlık durumlarını takip eden bir veri tabanını inceleyen[29] bilim insanları şunu görmüşler: Bol miktarda işlenmiş karbonhidrat, tahıl ve şeker tüketen kadınlarda depresyon riski ciddi anlamda artıyor. Börek, çörek, ekmek gibi işlenmiş karbonhidratları da vücudunuzun şeker olarak algıladığını unutmayın. Üstelik bu yiyeceklerin depresyon üstündeki etki mekanizması sadece bağırsak floranızla sınırlı değil. Kan şekerindeki ani fırlamalar da beyin kimyasını olumsuz etkiler.

Beynin sağlıklı çalışması için kan şekerinizin dengeli olması gerekir. Kan şekerinizi bir anda fırlatan yiyeceklerin yarattığı kısa süreli mutluluk hissine kanmayın. Dengesiz kan şekeri unutkanlık, anksiyete ve depresyona neden olur. Yani, ne kadar çok tatlı, börek, ekmek, buğday ve buğday ürünü yerseniz depresyona girme olasılığınız da o kadar artar.

Beslenme ve depresyon arasında öyle önemli bir ilişki var ki, annenizin size hamileyken nasıl beslendiği bile sizin depresyona olan eğiliminizi belirliyor. Sonuçları 2013 yılında *Journal of American Academy of Child & Adolescent Psychiatry* dergisinde yayınlanan ve 23.000 anne adayının beslenme alışkanlıklarının araştırıldığı geniş kapsamlı bir çalışma[30] bunun en iyi kanıtı. Anne adayı ne kadar çok şeker ve işlenmiş yiyecek tüketirse çocuğunda davranışsal ve ruhsal bozuklukların görülme oranı da o kadar artıyor.

---

29 *High Glycemic Index Diet as a Risk Factor for Depression: Analyses from the Women's Health Initiative" Gangwisch J, Hale L, Garcia L, The American Journal of Clinical Nutrition, 102-2, 2015.*

30 *"Maternal and Early Postnatal Nutrition and Mental Health of Offspring by Age 5 Years: A Prospective Cohort Study" Felice N. Jacka, Eivind Ystrom, Anne Lise Brantsaeter, Evalill Karevold, Christine Roth, Journal of the American Academy of Child & Adolescent Psychiatry, Vol. 52, Issue 10, p1038-1047.*

Buğday depresyona sokar

Evet, hep söylüyorum ve söylemeye de devam edeceğim: Sağlıklı ve mutlu bir yaşam için buğdayı hayatınızdan çıkarın!

1940'lı yıllarda buğdayı 'ıslah etmeye' soyunan Amerikalı bilim adamları, ulvi bir amaçla yola çıktılar. Efendim neymiş, dünyada açlığı yok edeceklermiş... Hadi oradan! Sanki genetiğine müdahale edilmiş buğdayı aç insanlara bedava dağıtıyorlar! Bu iş sadece ilaç endüstrisi ve tohum firmalarına fayda sağlar, kimse bana ulvi ülkülerden bahsetmesin. Daha çok, hep daha çok para istiyorlar, kimse aç insanları doyurmanın peşinde değil. Bunlar "aç insanlar" derken aslında kendilerini tanımlıyorlar, paraya aç kapitalistler bunlar. Genetiğine müdahale ettikleri buğdayı, paraya açlıklarını doyurmak için kullanıyorlar ve bu açgözlü kapitalistler hiçbir zaman doymayacaklar. İnsanların sağlıklarını bozarak para kazanıyorlar.

Genetiğine müdahale edilmiş cüce buğday, bugün dünyadaki buğday tarımının %99'unu teşkil ediyor ve dünyada hâlâ açlık sınırında yaşayan 800 milyon insan var. 70 yıl geçti, ama açlık durumunda değişen bir şey yok. Açlığı engelleyemediler ama obeziteyi patlatmayı başardılar: 800 milyon aç insanın karşıtı olarak bugün dünyada 1,2 milyar obez insan var. Diyabet patladı, salgın hastalık gibi artıyor ve insanoğlu tarihte görülmediği kadar mutsuz! Tüm bunlar, 'ıslah' etmek kisvesi altında genetik yapısına müdahale edilen modern buğdayın sayesinde oldu.

1950'lere geldiğimizde tüm dünyaya bu 'harika' buğdayı pazarlama operasyonu başladı. Kısa süre içinde ilkel buğday tarihe karıştı, genetiğine müdahale edilmiş cüce buğday hayatımıza girdi. Bir önceki *Bitkisel Kürlerle İlaçsız Tedavi* adlı kitabımda yıllara yayılmış bu operasyonu detaylı bir şekilde anlattım. Sonuç mu? Daha çok obezite, daha çok diyabet, daha çok kalp damar hastalığı! İnsanoğlunun doğaya yaptığı her müdahale, hastalık olarak geriye dönüyor.

Gizli düşman gluten

İşin kötüsü yediğiniz simitten böreğe, ekmekten pizzaya ve makarnaya kadar bu gizli düşman her yerde. Beyin insanlık tarihinin hiçbir döneminde bu kadar çok glutene maruz kalmadı. Üstelik bu ilkel buğdayda olduğu gibi tolere edebileceğimiz bir gluten de değil. İnsan organizması yeni glutenin değişen moleküler yapısını tanımıyor ve sindiremiyor. Tanımadığı bu yapıya karşı da reaksiyon gösteriyor.

Gluten tahammülsüzlüğü hep çölyak hastalığı ile ilişkilendiriliyor. Bu son derece eksik bir bilgi! Doğru, bu hastalığın arkasında gluten intoleransı yatar. Hatta önemli belirtilerinden biri depresyon olan çölyak hastalığı ilk olarak 1950'lerde, genetiği değiştirilmiş buğdayla birlikte hayatımıza girmiştir. Cüce buğdaydan önce çölyak diye bir hastalık yoktu. Yanlış olan ise, çölyak hastası olmayanların glutene karşı hassasiyet geliştirmeyeceğinin düşünülmesidir. Hâlbuki birçok kronik hastalığın arkasında gluten hassasiyeti yatar ve aslında evrimsel olarak tanımadığımız bu gluten, hepimizde hassasiyete neden olur. Bugün sağlıklı olabilirsiniz, ama gluten canavarı sizi er ya da geç yakalayacak, diyabet, obezite, kanser, kronik depresyon gibi hastalıklarla su yüzüne çıkacaktır.

Kaçış yok

Sık sık "Peki ya ilkel buğday (Siyez buğdayı) yesek olur mu?" sorusu ile karşılaşıyorum. İlkel buğdayda da gluten var, ama modern buğdayın içindeki glutenden daha farklı. Ben bunu şu örnekle açıklıyorum: İlkel buğdayın içindeki gluten, elinde sopayla sizi kovalayan bir mağara adamı gibidir. Yakalarsa dövecek, ama saklanabilir, kaçıp kurtulabilirsiniz. Kaçamazsanız, sopayla vuracak kafanıza. Genetiğine müdahale edilmiş modern buğdayın içindeki gluten ise, modern Amerikan askeri gibi. Ağır silahlar, gece görüş gözlükleri, bombalar taşıyor. Kaçıp saklansanız bile yerinizi uydudan buluyor, tepenize füze indiriyor. Birisi kafanıza sopayla vururken, öbürü füzelerle bombalarla saldırıyor. Yani modern buğdaydan kaçamadığınız gibi, bir de verdiği hasarın ilkel buğdayın verdiği hasarla alakası yok, çok daha yıkıcı.

İnsanoğlu Siyez, Kavılca gibi ilkel buğday türlerini binlerce yıl boyunca tüketti ve bugün görülen sıklıkta bir gluten intoleransı ile karşılaşmadı. Ama önemli bir noktaya dikkatinizi çekmek istiyorum: İnsanlık tarihi boyunca, günümüzde görüldüğü kadar ekmek ve buğday ürünleri tüketilmemiştir. Tarihsel süreçte insanoğlunun diyeti ağırlıklı olarak yağ, protein, sebze, meyve ve sınırlı miktarda buğdaydan oluşuyordu. Yani siz ilkel buğdayı da alıp bu kadar işlemden geçirir, katkı maddeleri ve hazır maya ile doldurur, sonra da bu kadar çok tüketirseniz, yine sağlıklı beslendiğinizi söylemek mümkün olmaz.

Depresyon bir belirtidir

Gelelim depresyon ve gluten ilişkisine. Bu arada, ben her gluten dediğimde, siz cümleden gluten kelimesini çıkarıp onun yerine ekmek, börek, çörek, makarna, kurabiye, buğdaydan yapılmış ne varsa koyabilirsiniz. Hatta bir sağlık mucizesi gibi lanse edilen tam buğday ekmeğini bile! Tam buğday ekmeği gluten oranı açısından en yüksek besindir. Bilginize.

Yüksek oranlarda maruz kaldığımız ve evrimsel olarak bize yabancı olan gluten proteini vücutta, özellikle de bağırsaklarda enflamasyona neden olur. Bu enflamasyon, bağırsak geçirgenl ğini bozar ve probiyotik florayı yok eder. Bağırsak floranızdaki tüm sorunların beyin kimyasını nasıl olumsuz etkilediğini artık biliyorsunuz. Kimyasal tıp sizin beyin kimyanızı düzeltmek adına, aslında onu bozan ilaçlar vermeye devam ederken sorunun kaynağını görmezden gelir. Mutsuzluğun, depresyonun arkasında gluten hassasiyeti ile dengesi bozulan bağırsak florası yatar.

Hastalarına, tıbbın temelini oluşturan 'önce zarar verme' prensibiyle yaklaşan psikiyatr Dr. Hyla Cass, *The Addicted Brain: How to Break Free* (Bağımlı Beyin: Kurtulmanın Yolları) kitabında şöyle diyor: "Glutensiz bir diyet önerdiğim hastalarda kısa sürede son derece başarılı sonuçlar alıyorum. Ağır depresyon vakalarında bile işe yarıyor. Gluten içeren yiyecekleri kestiklerinde hastalar sadece birkaç gün içinde kendilerini daha iyi hissetmeye başlıyorlar. Neden? Çünkü bağırsakta sorun varsa, beyinde de sorun var demektir. Zaten, medikal yayınları incelediğinizde depresyonun bir hastalık değil bir semptom, yani bir belirti olduğunu görürsünüz." Sonuçları 2014 yılında yayınlanan ve depresyon teşhisi konmuş 22 kişinin yer aldığı ve üç gün süren araştırmanın[31] sonuçlarına da bir göz atalım dilerseniz. Deneye katılanların diyetlerinden gluten içeren tüm gıdalar çıkarıldığında "çalışmada yer alanlar çölyak hastası olmadıkları halde üç gün gibi kısa sürede bile depresyon semptomlarında azalma, ruh hallerinde iyileşme" gözleniyor.

Tahıl beyinli

GDO'lu buğdayın ve tahılların başka bir etkisi de kan şekerinin hızla yükselmesine neden olmaları. Çünkü, buğdayın glisemik

31 *"Randomised clinical trial: gluten may cause depression in subjects with non-coeliac gluten sensitivity-an exploratory clinical study" S. L. Peters, J. R. Biesiekierski, G. W. Yell, Alimentary Pharmacology & Therapeutics, May, 2014 Volume 39, Issue 10, 1104-1112, DOI: 10.1111/apt.12730.*

indeksi son derece yüksek. Hani, "Kan şekerini yükseltmez" iddiasıyla tüm diyabet hastalarına tavsiye edilen tam buğday var ya, glisemik indeksi kaç biliyor musunuz? Tam 72![32] Çay şekerinin glisemik indeksi 59, ama tam buğdayın 72! Yani Türkçesi, tam buğday çay şekerinden bile daha fazla şekerdir ve kan şekerini de daha hızlı yükseltir.

Ünlü nörolog David Perlmutter, 2013 yılında yazdığı *Brain Grain* (Tahıl Beyin) kitabında, medikal yayınları tarayarak, bulguların, mantığın ve tabii kendi bilgilerinin de ışığında şu sonuca varıyor: "Karbonhidratlar beyninizi mahveder. Sadece sağlıksız olduğu bilinen kurabiye, çörek gibi karbonhidratlar değil sağlıklı olarak lanse edilenler de." Ben ve benim gibi pek çok doktor, yıllardır bunları söylüyoruz. Sayılarımız gün geçtikçe artıyor. Ama hâlâ birileri sağlıklı yaşam için tam tahıl ürünlerini önermeye devam ediyor!

Kitapta bunama, anksiyete, depresyon ve kronik baş ağrılarının arkasındaki esas nedenin tahıllar olduğunu söyleyen Perlmutter, beyin hücrelerinin büyümek, çoğalmak için esas ihtiyaç duyduğu şeyin ise yağ ve kolesterol olduğunu anlatıyor. Yaşınız kaç olursa olsun beyninize bu maddeleri verdiğinizde ona, mutluluk ve keskin bir zekâ için ihtiyaç duyduğu besini de vermiş oluyorsunuz. Bir çocuğu sağlıklı yağlardan mahrum bırakmak vicdansızlıktır. Çocuğun gelişebilmesi için yağ gerekir, yağ olmadan hormonlar yapılamaz, beyin dokusu gelişemez. Çocuğunuzun sağlıklı ve zeki olmasını istiyorsanız, yağ yemesini engellemeyin.

Başta GDO'lu buğday olmak üzere, tüm tahıllar sağlığınız için önemli bir tehdittir. Gelin bunu bir de beslenme piramidini ya-

---

32 *"Glycemic index of foods: a physiological basis for carbohydrate exchange" Jenkins DJ, Wolever TM, Taylor RH, Barker H, Fielden H, Baldwin, JM Am J Clin Nutr. 1981 Mar;34(3):362-6.*

ratanlara anlatın! Amerikan Diyabet Cemiyeti'nin beslenme piramidinde en çok tüketmeniz gereken besin olarak tahıllar yer alır.

Ne dersiniz bu demode ve tehlikeli önerinin artık değişme zamanı gelmedi mi? Gelin bunu birlikte değiştirelim. İnsanoğlunun artık yeniden geleneksel ve doğru beslenmeye dönmesinin vakti geldi de geçiyor. Böyle gidersek, yediklerimiz kıyametimiz olacak.

B12 olmadan mutluluk olmaz

Bir vitamin eksikliğinden ne olabilir ki? Bakın neler oluyor: 62 yaşındaki bir erkek hasta, ellerinde iğne batması, yanma, halsizlik, yürümede zorluk, ağır depresyon, eklemlerde dayanılmaz ağrılar, nefes darlığı ve ten renginin sarımsı olması gibi şikâyetlerle hastaneye kaldırılıyor. Sorun ne mi? B12 vitamini eksikliği. Bu vaka *The New England Journal of Medicine*'da yayınlandı[33], merak edenler buyursun okusunlar. Referanslar hemen sayfanın altında. Özellikle de hastalarındaki yerine konması kolay, teşhis edilmesi daha da kolay bir vitamin eksikliğini araştırmaya tenezzül bile etmeyen uzmanlar okusun!

Evet, B12 eksikliği depresyon, paranoya, hafıza kaybı hatta halüsinasyonlara neden olur. Kan hücrelerinin, sinir hücrelerinin yapımında da yer alan bir yapıtaşı olan B12 vitamini eksikliğinin birçok sağlık problemine, ruhsal sorunlara yol açtığı da öyle yeni bir bilgi falan da değil. Tıp eğitimi almış herkesin bildiği ya da bilmesi gereken bir şey bu!

---

33 *"Case: A 62-Year-Old Man with Paresthesias, Weight Loss, Jaundice, and Anemia" Alberto Puig, M.D., Ph.D., Mari Mino-Kenudson, M.D., Anand S. Dighe, M.D., Ph.D. The New England Journal of Medicine, 26 Nisan 2012; 366:1626-1633 DOI: 10.1056/ NEJMcpc1111575.*

B12 ZENGİNİ GIDALAR

Mutlu, zinde bir yaşam için aşağıdaki besinler mutlaka diyetinizde yer almalı. Herkese, özellikle de depresyona eğilimi olanlara listedekilerin ışığında beslenme alışkanlıklarını gözden geçirmelerini öneriyorum.

Tavuk: Evet ama, doğada gezen, solucan yiyen, güneşlenen özgür tavukları tercih etmelisiniz.

Yumurta: Aynı uyarı burada da geçerlidir. Yumurtadan korkmayın ama GDO'lu, hormonlu yemlerle beslenen tavukların kendilerinden de yumurtalarından hayır gelmeyeceğini bilin.

Et: Vejetaryenlerde B12 eksikliği kaçınılmazdır. Çünkü bu vitamin sadece hayvansal besinlerde en çok da kırmızı ette bulunur.

Ciğer: B12 açısından en zengin kaynak ciğerdir. Ben çocukken annem bana ve kardeşlerime sık sık ciğer yedirirdi. Şimdiki çocuklar kimyasallarla, şekerle dolu genetiğine müdahale edilmiş buğdaydan yapılmış kahvaltı gevrekleriyle büyüyor. Lütfen ne kendinizi ne de evladınızı bu mükemmel besinden mahrum bırakmayın.

Süt: Ama öyle yarım yağlı, sıfır yağlı süt değil. Zaten kutuda satılan sütleri hiç içmeyin daha iyi, onlar süt değil, dayanıklı beyaz eşya. B12 de dâhil olmak üzere, süte özgü değerli besin maddelerini istiyorsanız ya günlük süt tüketeceksiniz ya da açık süt alıp kaynatıp içeceksiniz. Laktoz intoleransı olanlar süte dikkat etmeli ve süt tüketmemeliler.

Peynir: Şirden ya da bazı yörelerde kursak olarak bilinen doğal maya ile yapılan probiyotik zengini peynirleri tercih edin.

Böbrek: Sakatatı her zaman tavsiye ediyorum. Söz konusu B12 vitamini olduğunda ise zengin bir kaynak olan ciğerin hemen ardından böbrek geliyor.

Somon balığı: B12 açısından zengin bir kaynaktır. Daha yerel ve daha hesaplı bir B12 kaynağı mı arıyorsunuz? Mevsiminde bol bol sardalye balığı tüketin derim.

Et ye, yumurta ye depresyondan kurtul!

Yine psikiyatrik bir yayında B12 ve depresyon arasındaki ilişki üstüne yazılan bir araştırmaya değinmek istiyorum. Makalede[34] gerçekten çarpıcı bir vaka anlatılıyor. Yaşama karşı ilgisini kaybetmiş, tüm günü yatakta geçiren, uyku uyuyamayan, yemek yemeyen kadın hasta, 15 kilo vermiş bir şekilde ağır depresyon teşhisiyle hastaneye kaldırılıyor. Kan testleri yapılıyor, ama bu kan testlerinin arasında B12 değerleri yok. Kombine ilaç tedavisi hiçbir sonuç vermiyor. Semptomlarda düzelme olmayınca yine kan testleri isteniyor bu defa hastanın B12 değerine de bakılıyor. Tahmin edeceğiniz gibi normalde 200-900 pg/ml arasında olması gereken değer 100 pg/ml. B12 enjeksiyonları ile değer 500'e yükseliyor ve aylarca kullanılan ilaçların yapamadığını B12 vitamini yapıyor. Makalede bu ve benzeri başka vakalardan da bahsediliyor. Merak edenler için yine aşağıda referanslar yer alıyor. Yani depresyon vakalarında ilk araştırılması gerekenlerden biri B12 değerlerinizdir. Üstelik bu yaşamsal vitamin eksikliğine son derece sık rastlanıyor.

Peki neden? Nedeni çok basit: Sağ olsun birtakım tıp insanları senelerdir bize, et, sakatat, yumurta yedirmedi! Devamlı kolesterol yüksekliğinin damarları tıkadığından bahsettiler. Sonuçta, B12 ve D vitamini yerlerde gezen, mutsuz ve sağlıksız insanlar oluştu. Bu değerli vitaminler yumurtada, sakatatta bol bol bulunuyor.

Fıtratına uygun gıda

Küçük bir not: Genetiğine müdahale edilmiş besi yemiyle beslenmiş hayvanlarda tabii ki B12 ya da D vitamini bulunmaz, boşuna ara-

34 *"Vitamin B12 Deficiency and Depression in the Elderly: Review and Case Report Prim Care Companion" Susan Hanna, Leonard Lachover, R.P. Rajarethinam. Journal of Clinical Psychiatry. 2009; 11(5): 269-270. doi: 10.4088/PCC.08100707.*

mayın. Eğer sağlıklı kalmak istiyorsanız, merada yayılmış hayvan eti, deniz balığı ve doğada gezen tavuk yemelisiniz. Genetiğine müdahale edilmiş yemlerle beslenen hayvanlardan elde edilen ürünler insan sağlığına zarar verir, hatta genetik yapınızı bile değiştirir.

"Hocam, merada yayılmış hayvan eti mi kaldı? Nereden bulacağız bunları?" demeyin sakın. Talep edin. Müşteri sizsiniz, yediklerinize para ödüyorsunuz, paranızı nereye harcadığınızı bilin. Market raflarında size sunulan sahte gıdalara razı olmayın, araştırın, doğal gıda üreten, güvenilir firmalar bulun. Küçük üreticiye ulaşın, köylüden alışveriş yapın, doğru gıda üreten üreticilerden alarak onları destekleyin ve böylece doğru gıda sektörünün büyümesine katkıda bulunun.

Fıtratına müdahale edilmemiş gıdaları yemek, sizin en doğal hakkınızdır, bu hakkınızı elde etmek için çaba harcayın. Siz talep ederseniz, üretici size sunar. Size kolayca sunulan, her köşede satılan sahte gıdalara razı olmayın.

B12 vitamin eksikliği öyle hemen kendini göstermez. Sinsi sinsi giderek artar ve semptomlar ortaya çıktığında B12 değerleriniz yerlerde sürünüyor oluyor.

Uzun lafın kısası: Eğer depresyona eğiliminiz varsa doktorunuzdan B12 değerlerinizi araştırmasını isteyin. Gerekiyorsa B12 takviyesi alın. Ve tabii ki yeterli miktarda hayvansal gıda aldığınızdan emin olun.

Mutlu yaşamın formülü

Aşağıdaki bilgiler sizi hem mutsuzluğa, depresyona karşı korur hem de var olan depresyon semptomlarını tedavi eder. Ama unutmayın bu maddelerden cımbızla hoşunuza gideni ayıklayamazsınız. Sağlık, mutluluk ve huzur bir bütündür.

Probiyotikten zengin beslenin. En önemlisi de, sağlıklı bir bağırsak florasının mutlu bir yaşamın anahtarı olduğunu unutmayın. Kefir yapın, yoğurt mayalayın, turşu kurun.

Sağlıklı bağırsak florasını korumak için sadece faydalı bakterilerden zengin bir beslenme yetmez. Vücudunuzdaki bakterilerinize de gözünüz gibi bakmalısınız. Kimyasal maddelerle dolu işlenmiş, paketlenmiş yiyecekler, şeker, buğday bu değerli floraya zarar verir. Probiyotik zengini fermente gıdalarla beslenip bol probiyotik alırken, beraberinde bu zararlı gıdaları yiyerek aldıklarınızı öldürmeyin. *Sözün özü:* Yemekte turşu yerken, yanında bol bol ekmek ve tatlı tüketiyorsanız, aldığınız probiyotiklerin bir faydası yok!

Gelişigüzel antibiyotik kullanmayın. Antibiyotikler bağırsak floranızdaki dost bakterileri katleder. Her antibiyotik kullandığınızda, vücudunuzdaki probiyotiklerin %95'i ölüyor. Eğer antibiyotik kullanmanızı zorunlu kılacak bir hastalığınız varsa, doktorunuzdan bağırsakta çözünen bir probiyotik yazmasını isteyin.

Omega-3 yağ asitleri açısından zengin bir diyet depresyona karşı koruyucu bir kalkan vazifesi görür. Diyetinizin yeterli miktarda omega-3 içerdiğinden emin olun ve fakirleşen besinlerin yarattığı eksikliği omega-3 takviyeleriyle destekleyin.

D vitamini eksikliği depresyonun nedenleri arasındadır. Ciğer, tereyağı, özgür gezen tavukların yumurtaları ve güneşlenerek D vitamini rezervinizi dolu tutun! D vitamini kan seviyesi 80-150 ng/ml arasında olmalıdır.

Mutlu bir yaşamın sırrı dengeli kan şekerinden geçer. Şeker, un ve pilav gibi basit karbonhidratlar, yani kan şekerinizi aniden yükselten tüm yiyecekler sizi depresyona sokar.

Kısa sürede çabuk kilo verdiren diyetlere dikkat. Bu ağır diyetlerin bedelini ruhsal ve fiziksel sağlığınızla ödersiniz. Hızlı kilo verdiren ağır diyetler, fizyolojinizi bozar. Fizyoloji ve psikoloji bir bütündür, ikisini ayrı ele alamazsınız, almamalısınız.

Yeterli miktarda B12 vitamini aldığınızdan emin olun. Sadece hayvansal gıdalarda bulunan bu yaşamsal vitamin ruhsal sağlığınızın garantisidir. B12 seviyeniz, 800-1.000 pg/ml arasında olmalıdır.

Genetiğine müdahale edilmiş modern buğday mutsuz eder. Gluten intoleransının belirtilerinden biri depresyondur. Gluten içeren gıdalardan uzak durun.

Daha çok sağlıklı yağ tüketin. Yağlı balıklar, sızma zeytinyağı, doğal tereyağı ve kırmızı etten gelen yağ sağlıklı beyin fonksiyonları için olmazsa olmazdır. Beyninizi bu yağlardan mahrum bırakmayın.

Etten, sakatattan korkmayın. Ama yediğiniz etin kaynağını araştırın ve meralarda otlayan hayvanları tercih edin. Unutmayın, B12 eksikliği depresyonun başlıca nedenleri arasındadır. Bu yaşamsal vitamin sadece ve sadece hayvansal gıdalarda bulunur.

Hareket edin. Egzersiz mutluluk hormonları salgılamanızı sağlar.

Doğru uzmanı seçin. Depresyon semptomlarınızın ardında vitamin eksikliği, ağır metal zehirlenmesi, beslenme bozukluğu gibi faktörler olup olmadığını araştırmaya gönüllü bir uzman seçin.

Tiroid bezindeki problemler de depresyona neden olur. Bu olasılığı basit ve ucuz bir testle eleyebilirsiniz. Sakın atlamayın. Doktorunuzdan tiroid fonksiyonlarına bakmasını isteyin.

Hareket mutluluktur

Öncelikle bir önyargıdan kurtulmak lazım!

Egzersiz, hareket dendiğinde akla hemen spor salonuna gitmek geliyor. Bu inanış yüzünden bırakın sağlıklı yaşamayı, insan hareketten soğuyor. Tabii sakatlanmalar da cabası. Siz masa başından kalkmayan birini alıp spor salonuna koyup, vücuda bir anda yüklenirseniz, o insan tabii ki sakatlanır. Bu insanların çoğu, üye olup bir ton para verdikleri spor salonlarına bir-iki ay gider, sonra yine tembel hayatına geri döner. Egzersiz sadece spor salonunda yapılır düşüncesinden kurtulun Allah aşkına! Günde bir saat yürüyün, asansör yerine merdivenleri kullanın, evdeki tuz bitince almak için siz gidin. Ve unutmayın hareket, sağlıklı, mutlu bir yaşamın garantisidir.

Yine, kafanızdaki o zayıflamak ve egzersiz arasındaki ilişkiyi yok edin. Evet, tabii ki egzersiz kilo vermeye yardımcıdır. Ama hareketi sadece kilo vermekle ilişkilendirirseniz, zayıfladığınızda yine yerinizden kalkmazsınız. Çünkü hedefe ulaşmışsınızdır. Yine sağlıksız bir yaşama geri dönersiniz, ama bu defa kilolu ve sağlıksız değil, zayıf ve sağlıksız biri olursunuz.

Memleketteki ortopedi servisleri, zayıflamak için spor salonuna gidip de sakatlanan kilolu insanlarla dolu! Zaten kilolu olan insanlara zayıflatma amacıyla ağır egzersiz programları veriliyor. Unutmayın; bilinçsizce yapılan spor aktivitelerinin sonucu ya kalp hastalıkları ya da ortopedik sakatlıklardır!

Egzersiz yapmak depresyona girmenizi nasıl önlüyor?

Şimdi gelelim depresyon ve egzersiz arasındaki yakın ilişkiye. Siz de fark etmişsinizdir, bir bahaneyle şöyle ruhunuzu da okşayan bir yerde yürüyüşe çıkın kendinizi rahatlamış, streslerinizden arınmış ve kesinlikle daha mutlu hissedersiniz. Bunun kimyasal açılımına da değineceğim ama esas bilmeniz gereken konu şu: Egzersiz, majör depresyonda bile mucizeler yaratır!

Amerika'da yapılan klinik bir araştırma[35] için depresyon teşhisi konmuş hastaları üç gruba ayırıyorlar. Birinci grup sadece egzersiz yaparken, ikinci gruba egzersiz ve antidepresan veriliyor, üçüncü grup ise sadece antidepresan alıyor. İlk altı hafta sonunda ilaç tedavisi uygulanan gruptakiler, kendilerini diğerlerinden biraz daha iyi hissediyorlar. Ama on aylık takip sonunda sadece egzersiz yapanların durumunda belirgin bir iyileşme olduğu gözleniyor, diğerlerinde bu grupta olduğu kadar iyilik hali yok.

Bazı doktorlar bu çalışmaları ciddiye alıyor ve tedavilerini yeni bulguların ışığında revize ediyorlar. Mesela artık İngiltere'de birçok doktor depresyon vakalarının tedavisinde hemen ilaç vermek yerine hastalarını önce bir egzersiz danışmanına gönderiyorlar. Ve istatistikler 2007'den beri benimsenen bu politika sayesinde ülkede reçete edilen antidepresan sayısında ciddi bir azalma olduğunu gösteriyor.

Umarım bu yaklaşım, hasta karşısına oturur oturmaz hemen bir ilaç yazıveren doktorlara ilham kaynağı olur!

---

35 *"Effects of exercise training patients with major depression" Blumenthal, J. A., Babyak, M.A., Moore, K. A., Craighead, W. E., Herman, S., Khatri, P., Waugh, R., Napolitano, M. A., Forman, L. M., Appelbaum, M., Doraiswamy, P. M., & Krishnan, K. R. Archives of Internal Medicine, 1999 Vol. 159 pp. 2349-2356.*

Bedava endorfin

Depresyon, vücudunuzun size bir şeylerin yolunda gitmediğine dair verdiği bir sinyaldir. Tekrar ediyorum, bir hap alıp sorunu çözebileceğinizi iddia eden kimyasal tıbbın tuzağına düşmeyin. Kendinizi iyi hissetmek için ilaçlara değil, bu bölümde üstünde etraflıca durduğumuz gıda maddelerine, vitaminlere, iyi bir beslenmeye ve egzersize ihtiyacınız var. Egzersizin harika etkilerinden faydalanmak için öyle kendinize işkence etmeniz falan gerekmiyor. Bir saatlik orta tempoda bir yürüyüş bile vücudunuzdaki endorfin seviyesinin artması için yeterli. Endorfinler kendinizi iyi, mutlu hissetmenizi sağlayan hormonlardır. Bol bol kendi temponuzda yürüyün. Yürümek için her fırsatı değerlendirin. Stresin en önemli depresyon nedenlerinden biri olduğunu hepimiz biliyoruz. Stresli bir işiniz varsa depresyona girme riskiniz de artar. Egzersiz, burada da imdada yetişiyor ve kandaki kortizol (stres hormonu olarak da bilinir) seviyesini düşürüyor.

Egzersizin beyin kimyası üstünde olumlu etkileri olduğunu uzun zamandır biliyoruz. Ama yeni bilgiler bu olumlu etkinin bununla da sınırlı olmadığı yolunda. Egzersiz yaptığınızda, beynin hafıza ve duygu durumunu kontrol eden bölgesindeki hücrelerin sayısı da artıyor! Dikkatinizi çekerim. Vücut gücüyle çalışan, işleri gereği hareket etmeleri gereken insanlarda öyle depresyona falan sık rastlayamazsınız. Tüm günü tarlada çalışarak geçiren bir köylünün depresyona girdiğini kim görmüş? Okulun yüzme takımında olan bir öğrenci mi yoksa tüm gününü bilgisayar oyunlarıyla geçiren bir öğrenci mi depresyona eğilimlidir? Cevap açık!

Hep depresyondan bahsediyoruz. Depresyona falan girmeniz gerekmiyor. Mutlu olmak için oturduğunuz yerden kalkıp daha hareketli bir yaşam sürmeye başlayın. Kalp krizinden diyabete ve eklem hastalıklarına kadar hareketsiz bir hayatın getirdiği sağlık sorunlarının da mutsuzluk kaynağı olduğunu belirtmeye gerek var mı?

DEPRESYONA KARŞI SARI KANTARON KÜRÜ

- Sarı kantaron - 1 tatlı kaşığı
- Lavanta - 1 tatlı kaşığı
- Yeşil çay - 1 tatlı kaşığı
- 250 cc. kaynar su içinde 3 dakika kaynatılarak hazırlanır.

Depresif ruh hali devam ettiği sürece, sabah akşam günde iki kez hazırlanıp içilir.

Depresyona karşı en iyi 10 gıda

1. Muz

Serotonin ve magnezyum açısından son derece zengindir. Mutlaka yerli muz alın, ithal muzlardan uzak durun. Kabuğu hafifçe kararmaya başlamış olgun muzlar serotonin açısından daha zengindir, depresyonda olgun muz tüketin.

2. Kuşkonmaz

Antidepresan etkisi olan sebze, stres ve öfkeyi engellemekte başarılıdır.[36]

3. Yeşil çay

Çok güçlü bir antioksidandır. İçerdiği fitokimyasallar sayesinde, depresyonu yenmek için son derece etkili bir yardımcıdır. Yeşil çayı bol tüketen toplumlarda, depresyon sıklığının azaldığı görülmüştür.[37, 38]

36 *Antidepressant activity of Asparagus racemosus in rodent models. Singh, G., et. al. (2009). http://www.ncbi.nlm.nih.gov/pubmed/18692086.*
37 *"Antidepressive-like effects and antioxidant activity of green tea and GABA green tea in a mouse model of post-stroke depression".Di Lorenzo, A., et. al. (2016). http://www.ncbi.nlm.nih.gov/pubmed/26626862.*
38 *"Green tea and coffee consumption is inversely associated with depressive symptoms in a Japanese working population" Pham, N., et. al. (2014). http://www.ncbi.nlm.nih.gov/pubmed/23453038.*

4. Avokado

Omega-3 ve glutatyon açısından zengindir. Depresyonu yenmek için çok önemli bir besindir.[39]

5. Çilek

Yüksek miktarda antioksidan içerir. Folik asit ve elajik asit yönünden zengindir. Özellikle ileri yaş depresyonunu azalttığı gösterilmiştir.[40]

6. Kızılcık

Önemli miktarda melatonin içerir. Melatonin, uykuda salgılananan ve bizi depresyondan koruyan hormonumuzdur. Kızılcık tüketmek, melatonin seviyenizi yükseltir.

7. Kaju fıstığı

Triptofan için mükemmel bir kaynaktır. Triptofan, serotonin üretimi için gereken bir aminoasittir ve kaju tüketmek, serotonin üretimini olumlu etkiler. Dikkat: Kaju fıstığını, kavrulmamış olarak tüketmelisiniz.[41]

8. Ceviz

Ceviz bir omega-3 deposudur ve bu kitapta uzun uzun anlattığı-

---

39 *"Role of omega-3 fatty acids in the treatment of depressive disorders: a comprehensive meta-analysis of randomized clinical trials" Grosso, G., et. al. (2014). http://www.ncbi.nlm.nih.gov/pubmed/24805797.*
40 *"Dietary intake of berries and flavonoids in relation to cognitive decline" Devore, E., et. al. (2012). http://www.ncbi.nlm.nih.gov/pmc/articles/PMC3582325.*
41 *"Plasma L-tryptophan concentration in major depressive disorder: new data and meta-analysis" Ogawa, S., et. al. (2014). http://www.ncbi.nlm.nih.gov/pubmed/25295433.*

mız gibi, omega-3 yağları, depresyondan korunmak için elzemdir. Cevizi kabuğu kırılmamış olarak alın ve yemeden hemen önce kabuğunu kendiniz kırın. Böylece, içerdiği omega-3 yağlarının okside olmasını önlemiş olursunuz.[42]

9. Soğan

Bir C vitamini deposudur. Aynı zamanda güçlü antioksidanlar içerir, kuersetin ve flavonoitler açısından zengindir. Bol miktarda selenyum ve sülfür bileşikleri barındırır. Yani anlayacağınız, depresyona karşı savaşan tam bir sağlık deposudur soğan. Ama çiğ tüketmeniz daha faydalı, kokusunu dert etmeyin.

10. Yaban mersini

2015 yılında yapılan bir çalışma[43] yaban mersininin ruh sağlığı üzerinde son derece faydalı olduğunu gösterdi. Yine aynı araştırmaya göre, yaban mersininin içindeki bileşenler, özellikle hipokampus üstünde –yani beynin duyguları kontrol eden bölgesinde– etkili. Depresyon tedavisinde, yaban mersininin şifalı gücünden yardım almayı ihmal etmeyin.

---

42 *"Natural products of relevance in the prevention and supportive treatment of depression" Muszynska, B., et. al. (2015). http://www.ncbi.nlm.nih.gov/pubmed/26276913.*

43 *"Cyanidin-3-O-galactoside and blueberry extracts supplementation improves spatial memory and regulates hippocampal ERK expression in senescence-accelerated mice" Tan, L., et. al. (2014). http://www.ncbi.nlm.nih.gov/pubmed/24709099.*

İKİNCİ BÖLÜM

STRESLE SAVAŞ

"İnsanoğlu sağlığın tatlılığını hastalığın acısıyla anlar."
Katalan atasözü

Stres: Bir katilin anatomisi

"Stres sadece duygusal bir durum değildir... Stres ölçülebilir ve son derece tehlikelidir."

Bu sözler Stanford Üniversitesi ve National Geographic'in ortaklaşa hazırladığı vurucu bir belgeselden, *Stress: Portrait of A Killer*'dan (Stres: Bir Katilin Portresi). Cümlelerin sahibi ise tanınmış yazar ve nörobiyolog Robert Sapolsky.

Gerçekten de tüm sağlık problemlerinde olduğu gibi stres söz konusu olduğunda da hep aynı hataya düşülür: İnsanı iki ayrı varlığa bölerek, psikolojik ve fizyolojik olarak ele almak. Her zaman söylüyorum. Bu ikisini ayıramazsınız! Yukarıda bahsettiğim belgeselde de bu gerçeğin altı çiziliyor ve stresin beyninizi küçülttüğü, kilo almanıza neden olduğu ve uzun vadede ölümcül sonuçları olduğu anlatılıyor.

Stresin vücutta yarattığı etkiyi biraz açalım. Stresli olduğunuzda vücudunuz bazı hormonlar salgılar. Evrimsel olarak bakıldığında kortizol aslında hayatımızı kurtarmak için tasarlanmış bir mekanizmanın tetikleyicisidir. Bir tehlikeyle karşılaştığınızda vücudunuz bağışıklık sisteminden üreme hormonlarına kadar tüm sistemleri kapatır ve kana kortizol pompalar. Çünkü öncelikli olan yaşamınızı tehdit eden tehlikeden kaçmanızdır. Bu hormonal müdahale sayesinde kan şekeri fırlar ve sisteme tehlikeden kaçması için gereken enerjiyi sağlar. Tehlike geçtiğinde ise, hormon seviyesi düşer ve sistem normale döner. Vahşi hayvanlara yem olmamak, yaşamı tehdit eden bir düşmanla karşılaştığınızda hayatta kalabilmek için tasarlanmış, tek kelimeyle mükemmel bir sistem.

"Savaş çıksın yine yaparım"

Bu öyle bir sistemdir ki, bir anneye çocuğunu kurtarmak için bir arabayı bile kaldırtabilir. Çocukluğumda Kurtuluş Savaşı'nı anlatan bir kitap okumuştum. O kitapta gördüğüm Seyit Onbaşı'nın sırtında top mermisiyle çekilmiş fotoğrafı beni çok etkilemişti. Çanakkale Savaşı'nda Seyit Onbaşı'nın 300 kiloluk top mermilerini taşımasının ardında da "stres mekanizması" vardır.

Savaştan sonra bu kahramanlık destanını belgelemek için nam-ı diğer Koca Seyit'ten topları yeniden kaldırmasını isterler. Uğraşır ama nafile. O unutulmaz fotoğraflarda sırtladığı top mermileri aslında tahtadan oyulmuştur.

"Yine savaş çıksın, yine kaldırırım" der. Bu cümle, böylesi bir gücün ancak gerçek bir tehdit karşısında ortaya çıkabileceğini ne güzel ifade ediyor.

Dost düşman olursa

Peki, hayatta kalmanız için tasarlanmış bu mucize mekanizma nasıl oluyor da sağlığı ciddi anlamda tehdit eden bir tehlikeye dönüşüyor? Sorun stresin kronikleşmesi. Yani, vücudumuz kısa süreli strese göre tasarlanmış bir sistem. Ama rekabetçi bir iş yaşamı, işe gitmek için trafikte saatler geçirmek, geçim gailesi, çevremizde olup biten olumsuzluklar derken herkes kronik stres mağdurları haline geliyor. Televizyonu açıp haberleri izlemek bile insanın kanına kortizol pompalanması için yeterli.

Sonuçta vücut hep alarm durumunda kalıyor ve kanımızdaki, stres hormonu olarak da bilinen kortizol değeri seviyesi hep normalin üstünde seyrediyor. Sonuç: Anksiyete, bağışıklık sisteminin etkin bir şekilde çalışmaması, yüksek tansiyon, sindirim problemleri, kısırlık, obezite, kalp krizi, uyku, hafıza ve konsantrasyon sorunları. Tabii stresin zemin hazırladığı tüm bu sağlık sorunlarının vücutta birçok mekanizmayı harekete geçirdiğini de göz önüne almak gerekiyor. Zaten işin içine bağışıklık sistemi de girdiğinde kronik stresin sizi nezleden kansere tüm hastalıklara karşı savunmasız bir hale getirmesi kaçınılmaz. İngiltere'de yapılan ve sonuçları 2008 yılında yayınlanan bir araştırma[44] için işleri gereği devamlı yoğun stres olan 18.000 kişi izlenmiş. Hem de tam 40 yıl boyunca! Bu kapsamlı çalışma sonunda, stresli mesleklerde çalışanlarda kalp krizi riskinin 23 kat arttığı gözlenmiş. Evet, yanlış okumadınız tam 23 kat!

Vücut, parçalanmış proteinleri nasıl onaracağını, kanser hücrelerini öldürmeyi, yaşlanma sürecini yavaşlatmayı ve enfeksiyonla savaşmayı bilir. Hatta ülseri iyileştirmeyi, vücuttaki lezyonları yok etmeyi ve kırılan kemikleri de onarabilir. Ama şöyle bir sorun var: Tüm bu iyileştirme mekanizmaları eğer stresliyseniz devreye girmez. Daha doğrusu giremez.

Unutmayın: Sağlıklı yaşamın ilk şartı yaşam sevinci dolu olmak. Hayata dört elle sarılacaksınız ve karşınıza çıkan hiçbir zorluktan yılmayacaksınız.

Kanser ve stres faktörü

Kanserin tohumunun atılması ile kanser hastalığının ortaya çıkması arasında yaklaşık 10 ile 40 sene arasında bir zaman dilimi olduğunu biliyor muydunuz? Yani, hücresel bir anormalliğin tetkiklerle belirlenebilecek kanserli bir tümöre dönüşmesi arasında gerçekten çok uzun bir süre var. Kanser söz konusu olduğunda tek bir fizyolojik faktörden bahsetmek mümkün olmasa da, stresin bu tohumun serpildiği toprağı etkilediğini biliyoruz. Kanser hastalarının çoğu kendisine kanser teşhisi konmadan önceki aylarda ya da yıllarda büyük bir stres yaşadıklarını belirtiyorlar. Tabii ki

44 *"Study Of Whitehall Civil Servants explains how Stress at work ıs linked to heart disease" European Heart Journal 22 Ocak 2008*

kanserin böylesi bir stresli dönem yüzünden oluştuğunu söylemiyorum, ancak stresin kanserli hücrelere daha hızlı çoğalmaları için mükemmel bir ortam yarattığı aşikâr.

Dilerseniz bu durumun arkasındaki fizyolojik mekanizmaya bir bakalım. Stresin vücutta kortizol hormonu salgılanmasına neden olduğunu artık biliyorsunuz. Enflamasyona neden olan, dokuların kendilerini iyileştirme sürecini yavaşlatan ve bağışıklık sistemini güçsüzleştiren kortizol hali hazırda var olan kanserli hücrelerin kanser hastalığına dönüşmesine neden oluyor. Eğer kanser hastalığı zaten mevcutsa, o zaman da yayılma hızını artırıyor. Yaşamınızdaki stres faktörünü azaltmak, daha huzurlu ve daha dingin bir hayat tarzı kurmanın önemini sanırım anlamışsınızdır.

Doğmamış bebeği de etkiler!

Size çok ilginç bir araştırmadan bahsetmek istiyorum. Özellikle çocuk bekleyen anne adaylarının dikkatlice okumalarını rica ediyorum. *Hunger Winter Study*, (Açlık Kışı Çalışması) olarak da bilinen *The Dutch Famine Birth Cohort Study*[45] ana rahmindeyken kronik strese maruz kalan bebeklerin ileriki yaşamlarında birçok sağlık sorunu yaşayacağını gösteriyor. Çalışmanın yapıldığı 2006 yılında 60'lı yaşlarında olan bir grup insan uzun yıllar boyunca inceleniyor. Hepsinin de ortak özelliği 1944-45 kışında Alman işgali sırasında Hollanda'da yaşanan büyük açlık sırasında annelerinin karnında olmaları. Yaklaşık 4.5 milyon kişinin etkilendiği ve 22.000 kişinin açlıktan öldüğü o korkunç kış, onlara yetişkin yaşamlarında birçok sağlık problemi olarak geri dönüyor: O dönem doğanların, nüfusun geri kalanına kıyasla, çok daha fazla kalp hastalığı, diyabet ve yük-

45 *"The Dutch Famine Birth Cohort Study, The metabolic consequences of prenatal exposure to the Dutch famine," S.R. de Rooij, University of Amsterdam 2006.*

sek tansiyon gibi problemler yaşadığı görülüyor. Ayrıca, çalışmaya katılanlarla yapılan görüşmelerde hepsinin tüm hayatları boyunca sağlık sorunları yaşadığı da rapor ediliyor. Araştırmayı yürüten bilim insanları açlıkla boğuşan hamile kadınların yaşadığı stresin bebeklerini de etkilediği sonucuna varıyorlar. **Düşünün vücut, daha doğmadan maruz kaldığı stresi onlarca yıl sonra bile hatırlıyor. Görüldüğü üzere, hamilelere "Aman sen üzülme, gerilme. Karnındaki bebeğin de üzülür" diyenleri bilim de destekliyor.**

Bu çarpıcı çalışmayı doğrulayan başka araştırmalar da var. Mesela *The Adverse Childhood Experiences*[46] (ACE) (Olumsuz Çocukluk Deneyimleri) çocukluklarında stresli deneyimler yaşayanlarda kanser, depresyon ve kalp hastalıklarına yakalanma riskinin önemli oranda artığını gösteren bir başka araştırma.

9 maddede kronik stres size ne yapar?

1. Kilo aldırır

Stresin kilo aldırdığını biliyor musunuz? Hem de bel bölgesinden. Üstelik kalp hastalıkları söz konusu olduğunda karın ve belden alınan kiloların daha yüksek bir risk faktörü yarattığı biliniyor. Kronik stres nedeniyle salgılanan hormonlar yağın vücutta farklı bir şekilde depolanmasına neden olarak kalp krizi riskini artırıyor.

2. Erken bunamaya neden olur

Kronik stres beyin hücrelerine zarar vererek hafızayı olumsuz etkiler. Hatta stresli farelerde beynin hafıza ve öğrenme bölümündeki

---

46 *"The ACE Study, Adverse Childhood Experiences", Robert F. Anda, Vincent J. Felitti, MD, Kaiser Permanente, Centers for Disease Control and Prevention.*

hücrelerin küçüldüğü gözlenmiş. Stresin beyin hücrelerinde hızlı bir dejenerasyona neden olan Alzheimer hastalığını da tetiklediği düşünülüyor.

3. Konsantre olmayı güçleştirir

Mens sana in corpore sano. Bu Latince sözler yaklaşık 2.000 yıl önce yaşamış Romalı şair Juvenal'e ait. *Anlamı:* 'Sağlam zihin sağlam vücutta bulunur'. Ne kadar doğru! Vücudunuzda stres hormonları dolaşırken zihninizin, hafızanızın tam randımanlı çalışmasını beklemeyin. Konsantrasyon bozukluğunun, hafıza sorunlarının nedenlerinden biri de kronik strestir.

4. Kalp krizi geçirtir

Pazartesi günlerinin kalp krizi açısından en riskli gün olduğunu biliyor musunuz? Hatta tıpta bunun bir adı bile var: Pazartesi kardiyak fenomeni. Neden? Çünkü çalışanlar için haftanın en stresli günü Pazartesi. Stres hormonları hem kalbin daha hızlı atmasına hem de damarların kasılmasına neden olur ve bu da tansiyonun yükselmesi anlamına geliyor. Yukarıda da anlattığım gibi dozunda stres normaldir. Sorun stresin kronikleşmesinde ve kalbinizle damarlarınız üstüne ekstra yük bindirmesindedir. Bu da inme, felç ve kalp krizi gibi kalp ve damar hastalıklarına zemin hazırlar.

5. Bağışıklık sistemini çökertir

Uzun süreli stres vücudun kortizola karşı direnç geliştirmesine ve vücutta kronik enflamasyona neden olan bir sürecin başlamasına neden olur. Enflamasyon, her türlü hastalığa zemin hazırlar. Stresli insanlar hem daha fazla hastalanır, hem de daha zor iyileşirler.

6. Kısırlığa neden olur

Eminim siz de çevrenizden sık sık bu sorunu yaşayan çiftleri duyuyorsunuz. Hamile kalmakta zorlanan kadınların sayısı giderek artıyor. 20 yıl önce nedeni açıklanamayan kısırlık %20 iken bugün bu oran %40'lara fırladı.[47] Bunun en önemli nedenlerinden bir tanesi stres. 450 kadınla yapılan bir araştırma[48] stres hormonları yüksek olanların hamile kalmakta zorlandığını gösteriyor. Tabii hamile kalmaya çalışmak da ayrı bir kronik stres kaynağı. Senelerce çocuk yapmayı deneyen, sonra artık denemeyi bıraktıklarında çocuk sahibi olan çiftleri duymuşsunuzdur. Tabii anne olmaya çalışan bir kadına gerilmeyin demek bir işe yaramaz, ama stres faktörünü ortadan kaldıracak yöntemler önerilebilir. Yurtdışında bazı merkezlerin anne olmak için çabalayanlara akupunktur terapisi tavsiye etmeleri boşuna değil.

7. Kemik erimesine yol açar

Osteoropoz, yani kemik erimesi ciddiye alınması gereken bir sorundur. Kemiklerin yoğunluğunun azalarak âdeta içlerinin boşalmasına neden olan kemik erimesi genelde bir belirti vermez. Sinsice ilerler. Ufacık bir darbeyle bir yeriniz kırılana kadar farkına bile varmazsınız. *Journal of Clinical Endocrinology* dergisinde yayınlanan bir araştırma[49] kortizol değerleri yüksek olanlarda kemik kaybının daha fazla olduğunu gösteriyor. Biraz gevşemek için bir neden daha!

---

47 *European Society of Human Reproduction and Embryology, Oxford Üniversitesi yayınları, 2014.*
48 *"Preconception stress increases the risk of infertility: results from a couple-based prospective cohort study" C.D. Lynch1, R. Sundaram, J.M. Maisog, A.M. Sweeney, Human Reproduction, 2014, doi. 10.1093/humrep/deu032.*
49 *"Profiles of Endogenous Circulating Cortisol and Bone Mineral Density in Healthy Elderly Men." Dennison E, The Journal of Clinical Endocrinology & Metabolism. September 1, 1999 vol. 84 no. 9 3058-3063. doi: 10.1210/jc.84.9.3058.*

8. Kanser yapar

Bağışıklık sisteminizin etkin bir şekilde çalışmaması kansere zemin hazırlar. Ayrıca stresin kanserin yayılma hızını ve metastaz yapma olasılığını artırdığını gösteren birçok çalışma var. Hastanın yaşam sevinci dolu olması ve stresten uzak huzurlu bir hayat sürmesi, kanser hastalığının iyileşmesini kolaylaştırır.

9. Yaşlandırır

Stres, hücrelerin nasıl yaşlanacağını belirleyen telomerlerin, yani koruyucu genetik yapıların boyunun kısalmasına neden olarak yaşlanmayı hızlandırıyor. Stresin yaşlandırdığını görmek için bilime ihtiyacınız yok aslında. Stresli bir dönemin ardından aynaya baktığınızda bunu bizzat kendi yansımanızda görebilirsiniz. Tabii, yaşlanan sadece yüzünüz değil tüm hücrelerinizdir.

Vitamin takviyeleri

Kimyasal tıp insanlara hiçbir işe yaramayan multi-vitaminleri öneriyor. Ama bu sağlığı takviye falan etmeyen sözde 'takviyelerde' yaşamsal vitamin ve minerallerden ancak eser miktarda bulunuyor. Firma, bir tablet veya kapsülün içine hiç birisi tedavi edici dozda olmayan onlarca vitaminden birer parça koymuş. Ortaya karışık vitamin kokteyli! Onlarca vitamin ve mineral var içinde, ama hiçbirisi işe yarar dozda değil. Oysa, vitamin takviyeleri hedefe yönelik olarak ve doğru dozlarda verilmelidir. Multivitaminler, hiçbir tedavi edici etkisi bulunmayan ticari tuzaklardır.

Kimyasal tıp beslenmeyle, vitamin eksikliğiyle falan ilgilenmez. İlgilenmediği gibi bir de gerçekten işe yarayacak vitamin takviyelerini kötüler. Hasta zaten vitamin eksikliğinden hastadır. Diyetinde yeterince et, sağlıklı yağ bulunmayan, sebzenin, meyvenin yanına bile yaklaşmayan bir hastayı ilaçla ya da içinde eser miktarlarda vitaminler bulunan multi-vitaminlerle iyi edebileceğinizi mi düşünüyorsunuz? Hadi oradan!

C vitamini stres hormonuna karşı

16. yüzyılda denize açılan bir denizcinin seferden dönme ihtimali pek yüksek değildi. Bunun nedeni maruz kaldıkları yaman fırtınalar ya da gemideki kanlı isyanlar değil, daha ziyade C vitamini eksikliği yüzünden ortaya çıkan iskorbüt hastalığı idi. Mesela Macellan denize 230 tayfayla açılıp 28 kişiyle geri döndüğünde, ölenlerin neredeyse %80'i bu hastalığa yenik düşmüştü!

Her ne kadar bu ölümlerin nedeninin tam olarak anlaşılması için daha yüzyıllar geçmesi gerekse de gemicilerin portakal, limon ve mandalina yiyerek hayatta kalma şanslarının arttığı fark edildi. Turunçgiller familyasına ait bu meyvelerin zengin C vitamini kaynakları olduğu ve hastalığın C vitamini eksikliğinden kaynaklandığı henüz bilinmese de artık seferlere sandık sandık portakal, limonla çıkılıyordu.

C vitamini birçok yaşamsal fonksiyonda yer alan son derece değerli antioksidandır. Öncelikle bu vitaminin vücutta depolanmadığını bilmeniz gerekiyor. Dilerseniz tek oturuşta bir kilo portakal yiyin, sistem ancak o an ihtiyacı olanı alır, geri kalanını vücuttan atar. Siz de, "Daha dün o kadar C vitamini aldım," diyerek günlerce sebze, meyve yemeden idare edebileceğiniz yanılgısına düşerseniz. Söz açılmışken sakın ha bir oturuşta bir kilo meyve yemeye kalkmayın, o kadar şeker sistemi altüst eder.

Uzun lafın kısası, vücudun üretemediği bu değerli vitamin açısından zengin gıdaları düzenli olarak her gün tüketmeniz gerekiyor. Besinlerle ihtiyacınız olan miktarı karşılamanın zor olduğu durumlarda da C vitamini takviyesi almanızı öneriyorum.

Yaşamsal fonksiyonlar için son derece önemli olan bu vitaminin kandaki stres hormonunu, yani kortizol seviyesini düşürdüğü biliniyor. Yani diyetiniz yeterince C vitamini içermiyorsa stres kontrolü açısından sınıfta kalmaya adaysınız. C vitamini değerleri yüksek olanlar, stresli durumlarla karşılaştıklarında stresle ilişkilendirilen ruhsal ve fizyolojik semptomlar göstermiyor. Alman bilim insanları tarafından yapılan ve 120 kişinin yer aldığı bir araştırmadan[50] bahsetmek istiyorum. Çalışmaya katılanlara topluluk önünde konuşmak, zor matematik problemleri çözmek gibi stres yaratan görevler veriliyor. Bu arada katılımcıların yarısı 1.000 mg. C vitamini alırken, diğer yarısına hiçbir takviye verilmiyor. İki grubun kan değerleri incelendiğinde C vitamini almayanların kortizol seviyelerinin, C vitamini alanlara göre önemli ölçüde yüksek olduğu görülüyor. Ayrıca vitamin takviyesi alanlar kendilerini daha az stresli hissettiklerini de bildiriyorlar. Bu arada her iki grubun da tansiyonlarının ölçüldüğünü ve vitamin verilmeyen grubun tansiyonlarının daha yüksek çıktığını belirtmek istiyorum.

Peki, ne kadar C vitamini?

Tıp yayınlarında, C vitaminin stres ve stresle ilişkilendirilen kalp krizi, yüksek tansiyon gibi sağlık problemlerinde etkili bir koruyucu ajan olduğunu gösteren sayısız araştırma mevcut. Tabii ki, araştırmalar stres ve etkileriyle sınırlı değil, nezleden kansere hayli

50 *"A randomized controlled trial of high dose ascorbic acid for reduction of blood pressure, cortisol, and subjective responses to psychological stress" Brody S, Psychopharmacology, 2002;159:31924.*

geniş bir yelpazede C vitamininin koruyucu olduğuna dair pek çok çalışma var. Hepsi de C vitaminin stresin yıkıcı etkilerini önlediği, bağışıklık sistemini desteklediğine dair bulgular içeriyor. Stephen Lawson, yıllar içinde yapılmış tüm bu çalışmaları inceleyerek kaleme aldığı *The Trials and Tribulations of Vitamin C*[51] makalesinde, 'uzmanlar' tarafından öngörülen insan sağlığı için gerekli C vitamini değerinin son derece düşük olduğu sonucuna varıyor. Gerçekten de öyle! Sağlık otoriteleri günlük C vitamini ihtiyacımızın 60 mg. olduğuna kanaat getirmiş.

Ama araştırmalar, C vitamininin stres ve sağlık üstündeki diğer koruyucu etkilerinden faydalanmak için, bu miktarın kat kat fazlasına, en az 1.000 mg. civarında bir doza ihtiyaç olduğunu işaret ediyor. Hatta bunun klinik araştırmalarda kullanılan en düşük miktar olduğunu söyleyebilirim. Multi-vitaminlerin içinde en fazla 60 mg. civarında C vitamini bulabilirsiniz.

Akılcı bir anti-stres beslenmesi, gerekiyorsa takviyelerle desteklenen C vitamininden zengin bir diyet olmalıdır. Ben, kronik stres altındaki hastalarıma günde 3.000 mg. C vitamini takviyesi almalarını öneriyorum. Tabii ki, soğanınızı, portakalınızı, brokolinizi, kırmızı tatlı biberinizi ve yeşil yapraklı sebzelerinizi yiyeceksiniz (Kuru soğan, son derece yüksek C vitamini içerir). Ama hepsini mevsiminde! Bunlardan aldığınız C vitaminini de gerekirse takviyelerle destekleyeceksiniz.

"Sebze, meyve yemem. C vitamini takviyemi alırım olur biter" tarzı bir yaklaşım da sizi sınıfta bırakır. Neden? Çünkü bu besinlerin içinde sadece C vitamini yoktur. Her biri başka vitaminler, mineraller ve son derece değerli fitobesinler içerir. Yani, bir sebze ya da meyveyi tek bir vitamine indirgemek hem kendinize hem de o mucize besine haksızlıktır.

---

51 *"The Trials and Tribulations of Vitamin C" Stephen Lawson, Journal of Orthomolecular Medicine Vol. 18, Nos. 3 & 4, 2003.*

Probiyotikler yine sahnede

Stresin, ülserden huzursuz bağırsak sendromuna kadar, sindirim sistemine dair birçok sağlık problemini tetiklediği aşikâr. Aslında bilim insanları beyin ve bağırsak arasında bir çeşit iletişim olduğunu yaklaşık 200 yıldır biliyorlar. 19. yüzyılın başlarında ve 20. yüzyılda yapılan çalışmalarda bir insanın ruhsal durumunun sindirim sistemini etkilediğini gösteren önemli bulgular elde edilmişti. Bunların en çok bilineni bir ordu cerrahı olan ve tıp tarihine 'gastrik fizyolojinin babası' olarak geçen William Beaumont'un araştırmalarıydı. Zamanında devrimsel olarak nitelendirilen ve geleceğe ışık tutan bu çalışmaların arkasında son derece ilginç bir hikâye vardır. Sene 1825. Beaumont'a bir kaza sonucu tabancayla karnından yaralanmış bir hasta getirilir. Karnında ve midesinde kapanması çok büyük bir delik olduğu için öleceği düşünülen hasta bir şekilde yaşar. Beaumont bunu midenin çalışma mekanizmasını incelemek için bir fırsat olarak görür ve hastayı yardımcısı olarak işe alır. Mide duvarındaki delikten yiyeceklerin sindirilmesini, gastrik sıvıların salınımını izleyen Beaumont, ruh hali ve sindirim arasında bir ilişki olduğunu fark eder. Bu keşfi izleyen senelerde de bu ilişkinin varlığı birçok araştırmayla doğrulanır. Evet, stres, endişe gibi duygu durumları mide ve bağırsakları, yani sindirim sistemini etkiliyordu, ama bu etkileşimin boyutu düşünülenden çok daha büyüktü.

Modern tıp, artık bu iletişimin iki yönlü olduğunu, yani, bağırsak florasının, ya da tıptaki adıyla mikrobiyomun da ruh halini etkilediğini biliyor. Daha önce de altını çizdiğim gibi, bilimsel bulgular beyin ve bağırsaklara beraber işleyen bir sistem olarak bakmamız gerektiğini işaret ediyor. Bağırsak florasındaki faydalı mikroplar ne kadar çoksa kendinizi o kadar huzurlu ve dingin hissediyorsunuz.

Bağırsaklar sayısız hormon salgılıyor ve bu hormonlar beyinle devamlı iletişim içindeler. İletişimde herhangi bir sorun olduğunda stresle baş etmek de zorlaşıyor. Sorun şu ki diyetimizde artık yeterince probiyotik olmadığı için bu iletişim sekteye uğradı. Evrimsel açıdan bakıldığında eski insanların, diyetlerinde bol miktarda fermente edilmiş yiyecek tükettikleri, bu yüzden de faydalı bakteriler açısından zengin bir bağırsak florasına sahip olduklarını görüyoruz. Neden? Çünkü buzdolapları ve başka yiyecek saklama metotları henüz keşfedilmemişti. Yiyecekleri saklamanın en kullanışlı yollarından biri, onları fermente etmekti. Mesela sütün bozulmadan korunması için onu yoğurt, kefir ya da peynir yapmak gerekiyordu. Bir sebzeyi ise ancak turşu yaparak veya kurutarak saklayabilirdiniz. Bugün hâkim olan günümüz beslenmesinde ise, dost bakterilerle olan temas eskisine kıyasla maalesef yok denecek kadar az.

Dost bakterilerle stres kontrolü

Kronik stres, vücudun devamlı kortizol hormonu tehdidi altında olması anlamına geliyor. Bu durumun bağışıklık sistemini çökerttiğini ve birçok hastalığa zemin hazırladığını artık biliyorsunuz. Devamlı stresle boğuşup sağlıklı olmak mümkün değil. Her zamankinden daha fazla stres altında olduğunuz dönemler daha kolay, nezle grip altında olduğunuzu fark etmişsinizdir. Çünkü kortizol bağışıklık sisteminizi baskılar. Kortizol ya da nam-ı diğer ölüm hormonu maalesef kolayca durdurabileceğiniz bir mekanizma değil.

Stresle baş etmek mümkün, amma velakin modern yaşamın yarattığı baskılar onu tamamen elimine etmeyi zor, hatta imkânsız hale getiriyor. O zaman ne yapacağız? Basit: Kortizolün yıkıcı etkilerine karşı tüm dostları savunma hattına çağırmamız gerekiyor.

Stres belden aşağı vuruyor ve bağışıklık sistemini çökertmeye mi oynuyor? Siz ne yapacaksınız? Vücuttaki probiyotikleri artırıp bağışıklık sistemini güçlendireceksiniz. Probiyotiklerin koruyucu etkisinden faydalanırken, diğer yandan bağırsak floranız beyninize "Burada her şey yolunda" mesajını gönderecek. Bir taşla iki kuş!

Araştırmalar[52] stres ve bağırsak florasındaki bakteriler arasında daha direkt bir ilişkiyi de işaret ediyor. Görünen o ki özellikle *Bifidobakteri* strese karşı çok hassas. Kronik stres tehditi altında bu dost bakterinin sayısı belirgin bir biçimde azalıyor. Şimdi de iyi bir haber: *Lactobacillus rhamnosus* bakterisinin beynin bazı bölümlerindeki GABA seviyesi üstünde etkili olduğunu ve stres hormonu değerlerini aşağı çektiği biliniyor. Bu dost bakteri özellikle anksiyete ve stres kontrolünde tam anlamıyla bir yıldız. Öyle ismine bakıp da yabancılaşmayın. *Lactobacillus rhamnosus*, kefir, yoğurt ve aslına usulüne göre, şirden mayasıyla yapılmış peynirlerde bol miktarda bulunur.

Hassas denge: Omega-3

Kendimden ve birlikte okuduğum arkadaşlarımdan biliyorum. Öğrendiklerinizin bir yaşamı kurtarmak ya da kurtaramamak gibi bir sonucu olması, tıp öğrenimini son derece stresli kılar. Tıp öğrencilerinin sık sık soğuk algınlığı, grip gibi hastalıklara yakalanmasını stresin bağışıklık sistemi üstündeki etkisi ile ilişkilendiren çalışmalar[52] var.

Bilim insanları bir takviyenin stresle baş etmede ne kadar etkili olduğunu anlamak için son derece yerinde bir yaklaşım sergileyerek bilimsel bir çalışmanın merkezine tıp öğrencilerini aldılar. Sonuçları *Brain, Behaivor and Immunity* dergisinde yayınlanan

52 *"Exposure to a social stressor alters the structure of microbiata: Implications for stressor-induced ımmunomodulation" T.Bailey, S.E.Dowd, Brain, Behaivor and Immunity, 25 no.3 March 2011: 397-407.*

söz konusu araştırmaya[53] 68 tıp öğrencisi katılıyor. Öğrenciler iki gruba ayrılarak birinci gruba plasebo ikinci gruba ise yüksek dozlarda omega-3 takviyesi veriliyor. Üç ay süren çalışma boyunca düzenli olarak öğrencilerle görüşmeler yapılıyor ve özellikle önemli sınavlar öncesinde kan örnekleri alınıyor. Bir süre sonra omega-3 takviyesi alan grubun stres düzeyinde %20, stresle ilişkilendirilen ve bağışıklık sistemini olumsuz etkileyen kan belirteçlerinde ise %15 azalma olduğu gözleniyor.

Sağlık faydaları sadece stresle sınırlı kalmayan omega yağ asitleri üstüne yazılmış birçok kitap, yapılmış birçok çalışma var. Hepsi de kendinizi bu şifalı besin maddesinden mahrum bırakmamanız gerektiğinin altını çizen bulgular içeriyor. Diyetinize omega-3 zengini somon balığı ya da yerli muadili sardalye ekleyerek sağlıklı bir yaşam ve stres kontrolü açısından doğru bir adım atın. Ancak ben bununla da yetinmeyerek EPA ve DHA toplamı olarak en az 1.000 mg. içeren balık yağı takviyesi kullanmanızı tavsiye ediyorum.

Bir not: Diyetinizde ne kadar omega-3 olduğu kadar önemli bir şey daha var, o da omega-3 ve omega-6 dengesidir. Kanola, ayçiçeği ve mısır özü yağları gibi omega-6 zengini yağları çok tüketmek bu oranın bozulmasına neden oluyor. İdeali mi? Omega-6 ile omega-3 oranının 1:1 ile 1:5 arasında tutulması. Ama gerçek şu ki maalesef birçok insanda bu oran 20:1 ile 50:1 arasında değişiyor.

Sisteminizde her omega-3 molekülüne karşılık 50 tane omega-6 molekülü bulunması tam anlamıyla bir sağlık faciası! Amacınız bu oranı omega-3 lehine çevirmek olmalı, yani daha çok omega-3 alırken omega-6 tüketiminizi de azaltmalısınız.

---

53 *"The impact of assessing simulated bad news consultations on medical students stress response and communication performance" Van Dulmen, S. Tromp, Science Direct, 2007, 32.6: 943-95, doi: 10.1016/j.psyneuen.*

ANTİ-STRES ÇAY

Bu çayı stresli olduğunuz dönemlerde günde iki bardak içebilirsiniz.

- 6-7 adet ayva çekirdeği. Parçalamadan, bütün olarak kullanın.
- 1 tatlı kaşığı ıhlamur çiçeği
- 1 tatlı kaşığı melisa
- 1 dilim ayva
- Bir su bardağı kaynar su

Tüm malzemeyi porselen ya da cam bardağa koyun. Üstüne kaynar su ekleyin. Ağzını kapatıp 10 dakika demlenmesini bekleyin ve için.

8 maddede anti-stres yaşam tarzı

1. Protein ve sağlıklı yağlardan zengin bir diyet

Stresle baş etme mekanizmalarınızı gözden geçirin. Stresli bir günün ardından eve gelip rahatlamak için şekerli, bol karbonhidratlı yiyeceklere yöneliyorsunuz. Kısa süreli bir tatmin duygusu zaten yüksek olan kan şekerinizin iyice yükselmesine neden oluyor. Yani yangına körükle gitmiş oluyorsunuz. Glisemik indeksi düşük hayvansal protein kaynakları, sağlıklı yağlar (zeytinyağı ve tereyağı), sebze ve yeşillik ağırlıklı bir öğün sizi hem daha uzun süre tok tutacak ve kan şekerinizi dengeleyecektir.

2. Kahveye dikkat

Kahvenin içindeki kafeinin vücuttaki kortizol salınımını uyardığını biliyor muydunuz? Bu da daha fazla stres anlamına geliyor! Ama araştırmalar[54] kafeinsiz kahve içerek de bu kısır döngüden

54 *"The acute physiological and mood effects of tea and coffee: the role of caffeine level" Pharmacology of Biochemistry and Behavior. Quinlan, P.T., Lane, J., Moore, K. L., Aspen, J., Rycroft, J. A. and O'Brien, D.C. 2000. 66(1):19-28.*

paçayı kurtaramayacağınızı gösteriyor. Yani stres mekanizmasında sadece kafeinin değil kahvenin içindeki diğer bileşenlerin de etkili olduğunu kanıtlıyor. Eğer kahve içecekseniz de sakın hazır kahvelere el sürmeyin. Şekersiz Türk kahvesi olabilir, o da dozunda olmak kaydıyla.

3. Uykunuza özen gösterin

Stres kontrolünde en değerli savunma mekanizmanız güzel bir uykudur. Almanya'da pilotlarla bir çalışma[55] yapıldığında önerilen 8 saat yerine 6 saat uykuyla yetinenlerin kanlarında %50 daha fazla kortizol olduğu görülmüş. Sadece iki saatin bile nasıl büyük bir fark yarattığını görüyorsunuz. Bir haftadan daha uzun bir süre altı saatten daha az uykuyla yetinirseniz bu oran daha da artıyor. Uzun lafın kısası günün streslerinden arınmak için 8 saat uykuya ihtiyacınız var. Eğer bir nedenle uykunuzu almazsanız ertesi gün kısa bir şekerleme yapmak kortizol seviyenizi yine normal değerlere çekiyor.

4. Geleneksel Türk çayı stresten koruyor

Yeşil çayın faydaları üstüne konuşup duruyoruz, ama siyah çayın stresi önlediğine dair bir çalışma[56] İngiltere'den geldi. Düzenli olarak siyah çay içenlere stresli bir görev veriliyor. Görev tamamlandıktan sonra bir saat içinde kortizol seviyelerinin ortalama %47 oranında düştüğü görülüyor. Çay içmeyenlerde ise bu oran sadece %27. Ama sakın içine şeker atıp da, faydayı zarara dönüştürmeyin!

---

55 *"Aircrew Fatigue in long haul operations" Samel, Wegmann, Vejvoda, Pergamon: Accident Analysis Prevention.*

56 *"The effects of tea on psychophysiological stress responsivity and post-stress recovery: a randomised double-blind trial" Andrew Steptoe, E. Leigh Gibson, Raisa Vounonvirta, Emily D. Williams, Mark Hamer, Jane A. Rycroft, Jorge D. Erusalimsky and Jane Wardle, Psychopharmacology DOI 10.1007/s00213-006-0573-2.*

5. Egzersiz olmadan stres kontrolü olmaz!

En iyi stres kontrolü egzersizdir. Öyle spor salonuna falan gitmenize gerek yok. Yürüyün, merdiven çıkın. Hareket, vücudunuzun mutluluk hormonları olarak bilinen endorfinlerin ve serotoninin salgılamasını sağlar. Yarım saatlik orta tempoda bir yürüyüş stresten arınmak ve gevşemek için en harika yöntemdir.

6. Doğada vakit geçirin

Modern hayatın yarattığı streslere bir mola vermek için açık havada zaman geçirin, daha da iyisi doğa yürüyüşlerine çıkın. Şehir dışına yapılan birkaç saatlik kaçamağın stres düzeyi, dolayısıyla da ruhsal ve fiziksel sağlık üstündeki olumlu etkisi tartışılmaz! Yeşille iç içe yaşayanların, hatta şehirde yaşasalar bile evleri yeşillikler içinde olanların kanlarındaki kortizol seviyesinin daha düşük olduğunu gösteren araştırmalar[57] var. Şehirden köye taşının demiyorum ama doğaya yapılacak küçük kaçamakların genel sağlığınız üstünde büyük etkisi olduğunu da aklınızdan çıkarmayın.

7. B12 değerinize dikkat!

Depresyon belirtilerinin arkasında ilk araştırılması gerekenlerden birinin B12 vitamini olduğunu bir önceki bölümde anlattım. Stres kontrolünde de sahnede yine B12 var. Kronik stres ve depresyonun içi içe geçmiş sağlık sorunları olduğu düşünüldüğünde bu hiç de şaşırtıcı değil. B12 vitamini sinir sistemi

---

57 *"More green space is linked to less stress in deprived communities: Evidence from salivary cortisol patterns" Catharine Ward Thompson, Jenny Roe, Peter Aspinall, Landscape and Urban Planning Volume 105, Issue 3, 15 April, Pages 221-229.*

fonksiyonlarını destekleyerek stres kontrolünde önemli bir rol oynuyor. Peki, ne zaman B12 vitamini değerlerinizin düşük olma ihtimalinden kuşkulanmalısınız? El ve ayaklarda karıncalanma, halsizlik, unutkanlık, yorgunluk, kansızlık (anemi) gibi semptomlar yaşıyorsanız B12 değerinizi kontrol ettirmek akıllıca olacaktır.

8. Probiyotik zengini beslenin

Probiyotik zengini ve probiyotik dostu bir diyeti anti-stres stratejinizin odak noktasına yerleştirmelisiniz. Bir hatırlatma: Turşu, sirke, soğan gibi yiyecekler faydalı mikropları besler, şekerli gıdalar, genetiğine müdahale edilmiş modern buğday, işlenmiş yiyecekler ise onları yok eder. Unutmayın: Vücudunuzda üretilen serotoninin %95'i bağırsaklarda probiyotikler tarafından üretiliyor. Kefir, yoğurt, turşu gibi zengin probiyotik kaynaklarını aşağıdaki alışveriş listesine yazmadım. Neden? Çünkü bunları ancak evde kendiniz yaparsanız faydalarından yararlanabilirsiniz. Markette satılan yoğurttan, turşudan hayır gelmez. Hastalarım bazen, "Çok yoğunum, böyle bir vaktim yok," diyorlar. Ama bir defa denedikleri zaman bu geleneksel besinleri evde hazırlamanın ne kadar basit olduğunu fark ediyorlar.

STRESE KARŞI LAVANTA KÜRÜ

Bu bitkisel kür stres altındayken gevşemenize yardımcı olacaktır.

- Lavanta (bir tatlı kaşığı)
- Anason (bir tatlı kaşığı)
- Papatya (bir tatlı kaşığı)

Hepsini 3 dakika kaynatın ve her defasında taze olarak hazırlayın. Günde 4 defa içilebilir.

Stres kontrolü için alışveriş listesi

Ginseng

Uzak Doğu tıbbında binlerce yıldır kullanılan bu kök bitki sakinleştirici özelliği ile tanınıyor. Antioksidan etkisi, tansiyon ve kan şekerini düşürmesi de değerine değer katıyor. Stres kontrolü için besin takviyesi olarak günde 400 mg. ginseng ekstresi öneriyorum.

Ispanak

Bol miktarda folik asit içeren koyu yeşil yapraklı sebzeler dopamin ve serotonin gibi kendinizi iyi hissetmenizi sağlayan hormonların yapımına yardımcı olur. Diyetinize ıspanak gibi folik asit zengini besinler ekleyerek hem stresle baş etmede hem de depresyona karşı etkili bir strateji geliştirebilirsiniz. Ayrıca koyu yeşil sebzelerdeki magnezyumun da vücuttaki kortizol üretimini dengelediği biliniyor.

Portakal

Turunçgiller ailesinin tüm fertlerini tavsiye ediyorum. Hepsi birer C vitamini deposudur. Yukarıda da bahsettiğim gibi C vitamini kandaki kortizol değerini düşürmek konusunda çok maharetlidir. Özellikle yoğun stres altında olduğunuz dönemlerde C vitamini zengini bir beslenme modelini C vitamini takviyeleriyle destekleyin.

Somon (Çiftlik somonu değil, deniz somonu olmalı!)

Somon ve sardalye gibi yağlı balıklar, serbest dolaşan tavukların yumurtaları ve meralarda otlayan hayvanların etleri son derece değerli bir yağ asidi içerir: Omega-3. Beyin fonksiyonlarının etkin bir şekilde çalışmasında, kalp sağlığını korumada son derece önemli bir rol oynayan omega-3, depresyon ve stres kontrolünde de doğanın bize sunduğu nimetlerden biridir.

Zerdeçal

Kanserden diyabete ve depresyona[58] kadar pek çok sağlık sorununda etkili olan bu kök bitkinin mucizesi ona parlak sarı rengini veren kurkuminde saklı. Her Hintli ailenin nesilden nesile aktardığı baharat karışımı körinin ana malzemelerinden biri olan zerdeçal tam anlamıyla bir şifa kaynağıdır. Hafif kekremsi bir tadı olan bu değerli baharatı ister yemeklere katın, ister takviyesini alın ama ne yaparsanız yapın mutlaka hayatınıza sokun.

Kivi

Kökeni Güneydoğu Asya olan ve Çinlilerin çok eski zamanlardan beri bildiği bu meyve benim çocukluğumda yoktu. Türkiye'ye ilk ithal edildiği yıllarda da fiyatı yüzünden pek yanına yaklaşılmazdı. Ama sonra Doğu Karadeniz ikliminin kivi yetiştirmeye uygun olduğu anlaşılınca yerli üretim başladı ve daha ulaşılabilir oldu. En zengin C vitamini kaynaklarından olan kiviyi de alışveriş listenize ekleyin.

Muz

Kendinizi iyi hissetmenizi sağlayan dopamin, depresyon ve stres kontrolünde etkisi kanıtlanmış B vitaminleri ve ruh halini olumlu

---

58 *"Effects of curcumin on chronic, unpredictable, mild, stress-induced depressive-like behaviour and structural plasticity in the lateral amygdala of rats" Lin Zhang, Junxia Luo, International Journal of Neuropsychopharmacology 793-806, 1 May 2014.*

etkileyen magnezyum. Hepsi tek bir meyvede, muzda bir araya geliyor. Glisemik indeksi yüksek bir meyve olduğu için, sınırlı tüketilmelidir.

Kabak çekirdeği

Magnezyum zengini kabak çekirdeği, ay çekirdeği, susam ve kabuklu yemişleri alışveriş listenize mutlaka ekleyin. Magnezyumu bu kadar özel kılan ruh halinizi olumlu etkileyen birçok hormonun yapıtaşı olmasıdır. Bu değerli mineral hakkında yazılmış bir kitap bile var: *The Magnesium Miracle* (Magnezyum Mucizesi). Dr. Carolyn Dean kitabında magnezyum eksikliğinin tetiklediği ve aralarında anksiyete, panik atak, depresyonun da bulunduğu tam 22 medikal problemden söz ediyor.

ANTİ-STRES DETOKS KÜRÜ

Glutatyon, magnezyum ve folik asit deposu olan bu içeceği, stresli dönemlerinizde günde bir kez içebilirsiniz.

- 1 salatalık
- 1 küçük elma
- 2 yaprak kereviz
- 1 avuç ıspanak
- 1 tatlı kaşığı tahin
- Su, yeteri kadar

Tüm malzemeleri mutfak robotuna doldurun. İçilebilecek kıvama gelene kadar robotta çekin.

ÜÇÜNCÜ BÖLÜM

SAĞLIKLI VE MUTLU ÇOCUKLAR YETİŞTİR

"Güçlü çocuklar yetiştirmek, hasta yetişkinleri iyileştirmekten daha kolaydır."
Frederick Douglass

Sezaryen çılgınlığı

Tüm anne adaylarına sesleniyorum: Eğer çocuğunuzun sağlıklı olmasını istiyorsanız onları normal doğumla dünyaya getireceksiniz. Sezaryenin pratik, çabuk ve acısız bir doğum şekli olarak lanse edilmesine karşı çıkacaksınız. Kadınlar binlerce yıldır bebeklerini normal doğumla dünyaya getiriyor. Ama istatistiklere bakacak olursanız, son yıllarda sanki normal olan sezaryenmiş gibi bir tablo ortaya çıktığını belirtmek istiyorum. Bugün ülkemizde her iki bebekten biri sezaryenle dünyaya geliyorsa, ortada ciddi bir sorun var demektir. Sakın bu oyuna gelmeyin!

Çocuğunuza verebileceğiniz en güzel hediyelerden birinin ana sütü olduğu söylenir. Doğrudur. Ama ana sütü ne kadar önemliyse bebeğinizi normal doğumla dünyaya getirmek de o kadar önemlidir.

Maalesef bu söylenmez, dile getirilmez!

Normal doğumun önemi senelerdir göz ardı edilmiştir. Hatta sezaryen gibi bir 'mucize' varken, normal doğum gereksiz bir ağrı kaynağı olarak kabul edilmiş, anne adaylarında da böyle bir algı yaratılmıştır. Sezaryen ancak annenin ve bebeğin hayatını tehdit edebilecek ciddi komplikasyonlarda başvurulması gereken cerrahi bir operasyondur. Çevrenize baktığınızda normal doğumla dünyaya gelen bebek sayısının ne kadar az olduğunu fark edersiniz. Hatta bir ailenin maddi durumu ne kadar iyiyse, bebeklerinin normal doğumla dünyaya gelme olasılığının o kadar azaldığını gözlemleyebilirsiniz.

Neden? Çünkü bu cerrahi bir operasyondur ve hem doktorun kesesine hem de hastane bütçesine önemli bir katkıda bulunur. Üstelik bir doktor için gece yataktan aceleyle kalkıp doğuma koşmak yerine, sabah önceden belirlenmiş bir saatte ameliyathanede olmanın konforunu da unutmamak lazım.

Paran varsa tehlikedesin!

Sözün özü; eğer bir ailenin maddi kaygıları yoksa, hele bir de özel sağlık sigortaları varsa normal doğum hayal olur. Tabii, annenin normal doğum konusunda kararlı bir yaklaşımı yoksa.

Hâlihazırda kaygılı olan bir anneyi ikna etmek için bin bir yol vardır. Doğumdan bir ay önceki ultrason randevusunda "Bebeğiniz ters geliyor, en iyisi sezaryen yapalım. Bebek tehlikeye girmesin" bunlardan biridir. Dur bakalım, doğuma daha bir ay daha var, bebek henüz doğum pozisyonuna girmedi ki!

Bir anne adayına "Sizin için de bebek için de en güvenli yol sezaryendir," cümlesini sarf etmek bile yeterli olur. Kadıncağız doğal olarak bebeği için en güvenlisini isteyecektir. Bazen de "Boşuna ağrı çekmeyin, size en uygun günde gelin yapalım doğumu," tarzı bir yaklaşım doğumdan korkan bir anne adayını ikna etmek için kâfidir.

Dünya üçüncüsüyüz!

Bu defa da kadın ve doğum uzmanlarının tepkisiyle karşılaşacağım. Ama bunları ben değil istatistikler söylüyor. Sezaryenle doğum oranlarına bakıldığında, Türkiye'nin dünya üçüncüsü olduğuna dikkat çekmek istiyorum. Yani, dünyanın en çok sezaryen yapılan üçüncü ülkesiyiz! Birincilik Çin'in, hemen ardından Brezilya ve Türkiye geliyor. Bizi Meksika ve İtalya izliyor. Sağlık Bakanlığı'nın raporlarına baktığımızda 1998 yılında ülkemizde doğan 100 bebekten sadece 15'inin sezaryenle dünyaya geldiği, günümüzde ise bu oranın %50'lere yükseldiği görülüyor.

Bu ne demek? Komplikasyonlar mı arttı? Tabii ki hayır! Bu oranın kentlerde, özellikle de özel hastanelerde iyiden iyiye yükselmesi bize tek bir şey söylüyor: Anne adaylarını gereksiz yere ameliyathaneye sokan, anneyi de bebeği de normal doğumun mucizelerinden mahrum bırakan, hastasını değil kesesini düşünen bir anlayışın kurbanı olduğumuzu!

Biraz önce de belirttiğim gibi normal doğum bir bebeğe verilebilecek en önemli sağlık güvencesidir. Hatta iddialı ama bir o kadar da doğru bir cümle sarf edeceğim: Eğer sezaryen binlerce yıldır bilinen ve sıkça uygulanan bir operasyon olsaydı, insanlık çoktan tarihten silinirdi! Bu bölümün sonuna ulaştığınızda ne demek istediğimi çok daha net bir şekilde anlayacaksınız.

Tohum normal doğumla atılır

Her şeyden önce bilmeniz gereken en önemli şey, sezaryen genel anestezi altında yapılan bir operasyondur ve her ameliyatta olduğu gibi hayati riski vardır. Yani, doğal sürecine bıraksanız komplikasyonsuz gerçekleşecek bir doğumu sezaryenle yapmak anne adayını da bebeği de gereksiz bir riske sokmak anlamına geliyor. Tıp dünyasının unutmayı seçtiği bir gerçeği hatırlatmak istiyorum: Doğum müdahale edilmesi gereken bir sağlık sorunu değildir! Bu doğal süreci ilaçlarla, ameliyatla bir araya getirdiğinizde vücuttaki birçok mekanizmayı da bastırmış olursunuz. Mesela normal doğum, annenin sütünün gelmesini sağlayan bir mekanizmayı tetikler. Bu yüzden de sezaryenle doğum yapmış kadınlar, bebeklerini emzirmekte zorlanırlar.

Şimdi gelelim normal doğumun bebeğiniz için önemine. Bu kitabı kaleme alırken, sağlıklı bir mikrobiyomun önemine dikkat çekmek önceliklerimden biri oldu. Çünkü bağırsak floranız dost bakteriler açısından ne kadar çeşitli ve zenginse, siz de o kadar sağlıklı, o kadar mutlu olursunuz. Bu bebeğiniz için de geçerli!

Mikrobiyom hakkında son on yılda keşfettiklerimiz bize öyle önemli bilgiler verdi ki, tıbbın bu çerçevede yeniden şekillenmesi gerekiyor. İleri görüşlü tıp insanları da modern tıbbın mikrobiyom üstünde yükseleceğini, daha doğrusu yükselmesi gerektiği konusunda hemfikir.

Peki, bağırsak floranızın nasıl şekilleneceğini belirleyen etken nedir? Bunun ilk ve en önemli ayağı normal doğum esnasında annenin vajina kanalından geçerken bebeğin maruz kaldığı bakteri kolonileridir. Yani mikrobiyomun ilk tohumu normal doğum esnasında atılır. Yakın gelecekte işinin ehli bir doktorun karşısına oturduğunuzda, size yöneltilen ilk sorulardan biri normal doğumla dünyaya gelip gelmediğiniz, bir diğeri ise anne sütüyle beslenip beslenmediğiniz olacaktır. Çünkü bu iki faktör sizin genel sağlığınızın rotasını belirler.

Bebeğiniz ilk probiyotiklerini normal doğumda alır

Mekanizma şöyle çalışıyor: Hamilelik döneminde, doğum zamanı yaklaştıkça annenin doğum kanalındaki probiyotik yapı değişmeye başlıyor. Vücut doğuma hazırlanıyor ve doğum kanalında özellikle Lactobasiller çoğalıyor. Ev yoğurdunun içinde de bulunan bu probiyotik bakteri, bağışıklığı destekliyor ve vücudu enfeksiyonlardan koruyor. Yani vajende bir tür "bağışıklık yoğurdu" mayalanıyor. Yenidoğan bebekte en korkulan ölüm sebebi enfeksyonlardır ve doğum kanalı, bebeği enfeksiyondan koruyacak olan Lactobasillerden zengin bir yapıya kavuşuyor.

Bebek anne karnında iken vücudunda hiçbir probiyotik bulunmuyor. Amnion kesesinin içinde, dış dünyadan tamamen kopuk ve koruma altında. Doğum başlayıp da bebek doğum kanalına girdiği zaman, tüm vücudu bu bağışıklık yoğurdu ile kaplanıyor ve bebek ilk probiyotiklerini bu sayede alıyor. Aynı zamanda bebek bu probiyotikleri yutuyor ve bebeğin ilk gıdası da annesinin probiyotikleri oluyor. Tüm sindirim sisteminin probiyotikleri bu sayede oluşuyor. Aynı zamanda bu probiyotikler bronşlarına ve akciğerine de geçiyor. Normal doğum sonrasında dünyaya gelen bebek, tamamen bir koruma kalkanı ile kaplanmış durumda ve dış dünyadaki tüm hastalık ajanlarına karşı savunma koruma altında.

İkinci önemli faktör ise anne sütüdür. Anne sütü hem probiyotik, hem de prebiyotik. Yani probiyotiklerin beslenip gelişebilmesi için uygun bir besin ortamı sağlıyor. Normal doğumla doğan bebekler sezaryenle doğanlara göre çok daha kısa sürede anne sütü almaya başlıyorlar, çünkü normal doğum eylemi anne sütü salgısını arttıran oksitosin hormonunu uyararak süt salgılanmasını kolaylaştırıyor. Oksitosin aynı zamanda annenin daha kolay iyileşmesini sağlıyor, çünkü rahmin kasılma gücünü arttırarak doğum sonrası toparlanmasına imkân tanıyor. Yani doğal mekanizma hem bebek, hem de anne için mükemmel işliyor!

Peki ya sezaryenle doğan bebekler? Onlar maalesef bu mucizevi mekanizmadan faydalanamıyor, doğum esnasında probiyotik alamıyor. Vücutlarında koruma kalkanı olmadan ve vücudun planladığı süreden daha önce doğuyorlar. Koruma kalkanı olmayan bu savunmasız bebekler hangi ortama doğuyor? Dünyadaki en vahşi enfeksiyon ajanlarının kol gezdiği hastane ortamına! "Tedaviye dirençli hastane enfeksiyonları" tanımını sanırım çoğunuz duymuştur. Çocuğunuzu sezaryenle doğurarak işte bu vahşi ortama korumasız olarak düşmesine sebep oluyorsunuz.

Çalışmalar gösteriyor ki, sezaryenle doğan çocuklarda daha fazla alerji, otizm, dikkat eksikliği hiperaktivite bozukluğu ve otoimmün hastalıklar görülüyor. Bu çocuklar, daha fazla ilaç kullanıyor.

Normal doğum, bebeği hastalıklardan koruyor.

En değerli hediye

Bir bebeğin bağışıklık sisteminin gelişmesi için hayati önem taşıyan bakteri kolonileriyle tanıştığı ilk yer annesinin doğum kanalıdır. Zengin ve çeşitliliğe sahip bir bağırsak florası ise sağlıklı bir yaşamın en değerli parametresidir. Çünkü...

- Bugün artık bir bebeğin vücudundaki dost bakterilerin binlerce genin aktivitesini etkilediğini biliyoruz. Bu etkileşimin nasıl kurgulandığı ise onun tüm yaşamını etkileyecek en önemli faktörlerden biridir.
- Bağışıklık sistemi hücrelerinin %70'i bağırsaklardadır. Yani, yenidoğan bebeğin güçlü bir bağışıklık sistemine sahip olmasının sırrı bağırsak florasında saklıdır. Sağlıklı bir bağırsak florasının temeli ise doğumla atılır. Hastalıklara dirençli bir bebek, sağlıklı bir çocuk ve sağlıklı bir yetişkin yetiştirmek istiyorsanız bu gerçeği unutmamalısınız.
- Dost bakterilerin varlığı, çeşitliliği ve çokluğu aynı zamanda bebeğin bağırsaklarının sorunsuz bir şekilde çalışması anlamına da geliyor. Eğer bebeğinize bu hediyeyi vermeyi başarırsanız daha az gazı olacaktır, reflü, kolit gibi sorunlarla karşılaşma olasılığı önemli bir oranda azalacaktır.
- Alerjilerin bu kadar artmasının en önemli nedeni, bebeklerin sezaryenle doğması, anne sütü yerine mamayla beslenmeleridir.
- Dikkat Eksikliği ve Hiperaktivite Bozukluğu ve otizmin arkasında da karşımıza sağlıksız bağırsak florası çıkıyor. Modern çağın vebası gibi çocuklarımızı tehdit eden bu sorunlar ve sezaryen doğumları arasında güçlü bir ilişki olduğunu gösteren birçok çalışma[59] var.

---

59 *"Association Between Obstetric Mode of Delivery and Autism Spectrum Disorder: A Population-Based Sibling Design Study" A.Khashan,* JAMA Psychiatry, *June 2015 DOI: 10.1001.*

'Hijyenik değil' saçmalığı

Uzun süredir, gerek çıktığım televizyon programlarında gerekse yazılarımda normal doğumun ne kadar önemli olduğunun altını çiziyorum.

Hatta komplikasyonlar yüzünden normal doğum yapamayan anneleri de doktorlarından mutlaka talep etmelerini istediğim bir teknik konusunda bilgilendiriyorum. Bakın, bu Amerika'da son yıllarda çok uygulanan bir yöntemdir.

Eğer mutlaka sezaryen yapılması gerekiyorsa, ameliyat öncesinde annenin vajenine steril bir gazlı bez yerleştirilir ve bebek doğar doğmaz tüm vücudu bu gazlı bezle silinir. Burada amaç bebeğe annenin probiyotiklerini aktarmaktır.

Bu tekniği yıllardır anlatıyorum. Doğal olarak insanlar da öğrenip, doktorlarına sormaya başlıyorlar. Hastasının talebi üstüne bu basit ama bebeğin sağlığını korumak açısından son derece önemli olan işlemi uygulayan doktorlar umarım vardır. Pek de ümitli olmadığımı belirtmeden edemeyeceğim.

Tıp camiası genelde böyle taleplere sinirlenme eğilimindedir. Öyle ya, kendisi konusunda bir otoritedir, bir hasta nasıl olabilir de ona bir şeyler öğretmeye kalkışır?! Ben de buradan kendilerine sesleniyorum: O zaman hastadan duymadan gidin kendiniz araştırın, öğrenin ve uygulayın!

Yeri gelmişken, aklımın sınırlarını zorlayan bir anekdottan bahsetmek istiyorum. Geçenlerde İzmir'de bir kadın doğum profesör demeç verdi. Bakın kendisi şöyle demiş: "Evet böyle bir şey var. Biz de duyuyoruz, ama tavsiye etmiyoruz. Çünkü bu uygulamayla bebek enfeksiyon kapabilir." Bu mantıktan yola çıkarsanız, normal doğumla doğan tüm bebeklerin enfeksiyon kaptığı sonucu çıkar!

ÇOK TANIDIK BİR HİKÂYE

Size bir hastamın benimle paylaştığı doğum yolculuğundan bahsetmek istiyorum. Hastam 2000 yılında ilk çocuğunu dünyaya getirmiş. Doğumdan çok korktuğu ve en önemlisi de normal doğumun bebeğinin sağlığı üstündeki öneminden tamamen bihaber olduğu için sezaryenle doğum yapmak istiyormuş. Tahmin edersiniz ki doktoru da bu korkuyu gidermeye çalışmak yerine sezaryen yapmayı seçmiş.

Hastam özel bir hastanede astronomik fiyatlara gerçekleşen doğumdan uyanışını şöyle anlatıyor: "Öyle sancım vardı ki. Bebeği görmek istemedim. Sezaryenin son derece basit bir operasyon olduğu söylenmişti, ama tabii ki sonuçta bunun bir ameliyat olduğu ve iyileşme sürecinin ağrılı olduğundan kimse bahsetmemişti. Bu önemli anı kaçırmamak adına bebeğimi kendimi daha iyi hissedince görmek istiyordum. Ama saatler sonra hâlâ sancım vardı, bebeğimi getirmek isteyen hemşireleri geri çevirip duruyordum. En sonunda bebeğimi kucağıma bıraktılar. Anne olduğumu algılayabilmem için yaklaşık 12 saat geçmesi gerekti. Eve döndüğümüzde de doğal olarak zorlandım. Düşünün hem önemli bir ameliyat geçirmiş oluyorsunuz hem de bebeğinizle ilgilenmek zorundasınız."

Hastamın emzirmeye başlaması da sancılı olmuş. Normal doğumun emzirme sürecini de devreye sokan bir tetikleyici olduğundan bahsetmiştim. Ama siz binlerce yıldır kadınların yaşadığı doğal bir süreci bozarsanız her şey domino taşı etkisi misali bozuluverir. "Bebeğimi sadece birkaç ay emzirdikten sonra mamaya geçtim. İlerleyen zamanlarda sık sık ishal olan, ateşlenen ve tüm çocukluğu boyunca alerji sorunları yaşayan bebeğimin sağlık sorunlarından benim sorumlu olduğumu yeni yeni fark ediyorum ve vicdan azabı çekiyorum."

Doğum planı yaparken

Yukarıda normal doğumla dünyaya gelen bir bebeğin probiyotikler açısından zengin ve çeşitli bir mikrobiyoma sahip olduğunu anlattım. Bu bilgiyi bilim de destekliyor. Bir araştırma[60] için hayata normal doğumla başlayan bebeklerle, sezaryenle doğanların bağırsak floraları incelenmiş. Normal doğum mucizesinden faydalanmış bebeklerde *Lactobacillus* ve *Prevotella* adlı faydalı bakteri kolonileri bulunduğu tespit edilmiş. Aynı araştırma sezaryenle doğan bebeklerde bu bakterilere rastlanmadığını not düşüyor. Dünyaya bir ameliyathanede gözünü açmış bebeklerin bağırsak florası ise normalde ciltte kolonize olan *Staphylococcus, Corynebacterium* ve *Propionibacterium* bakterileri ile sınırlıydı. Neden? Çünkü yukarıda da anlattığım üzere, normal doğum bebeğin sağlıklı bir mikrobiyoma sahip olması açısından son derece önemlidir. "Bebek dünyaya gelsin de, nasıl geldiğinin bir önemi yok," yaklaşımı mucizevi, şifa dolu bir sistemi hor görmekten, nesilleri hastalıklara mahkûm etmekten başka bir şey değildir.

Tekrar ediyorum: Eğer bir çocuk tamamlanmamış ya da dengesiz bir mikrobiyomla dünyaya gelirse, bu durum düzeltilmediği taktirde bedelini ciddi sağlık problemleri ile ödeyecektir.

Mikrobiyomun keşfi insanlık tarihi açısından son derece önemli bir mihenk taşıdır. Bizimle beraber yaşayan trilyonlarca bakteriyi ve bu organizmaların sağlığımız üstündeki etkisini anlamak, tıp dünyasına hastalıkları tedavi etmek konusunda yepyeni bir araç sağlamıştır. En önemlisi de bugün artık, hastalıkları daha oluşmadan önleyebilmek konusunda, bundan 20 önce varlığını bile bilmediğimiz bir gücü sahip olduğumuzu biliyoruz. Bu gü-

---

60 *"Effects of Gut Microbes on Nutrient Absorption and Energy Regulation" R. Krajmalnik-Brown, Z.-E. Ilhan, D.-W. Kang, Nutrition in Clinical Practice, 2012; 27 (2): 201 DOI: 10.1177/0884533611436116.*

cün serpildiği ilk yer ise normal doğumdur. Eğer bir doğum planı yapılacaksa, bu planın merkezinde bebeğin mikrobiyomunun en sağlıklı şekilde gelişmesi olmalıdır.

ANNEDEN ÇOCUĞA

Bebeğinize sağlıklı bir bağırsak florası aktarabilmek için, hamile kalmadan çok önceden başlayarak...

- Antibiyotik kullanmayın. Tek bir antibiyotik kürü bağırsak floranızdaki faydalı bakterilerin %90'ını yok eder.
- Mide ilaçlarından uzak durun.
- Klorlu su içmeyin.
- Şekerli gıdalardan, hamur işlerinden, tahıllardan, katkı maddeleriyle dolu yiyeceklerden uzak durun.
- Genetiğine müdahale edilmiş besinleri, özellikle de buğdayı hayatınızdan çıkarın.
- Seçiminizi tarım ilaçlarıyla kirlenmiş gıdalar yerine organik olanlardan yana yapın.
- Bol miktarda antibiyotik içeren endüstriyel tavuklar yerine serbest dolaşan tavukların etini, yumurtasını tüketin.
- Kefir, ev yoğurdu gibi probiyotik zengini gıdalar tüketin, probiyotik besin takviyesi alın.

Hastalıklara hoşgeldin bebek

Sezaryendi, hazır mamaydı derken, vücudun koruyucu sistemini alt üst etmek, bebekleri hastalıklarla dolu bir yaşama mahkûm etmektir. 'Anne sütü kadar sağlıklı' diye lanse edilen hazır mamalar mı? Kocaman bir yalanı pazarlıyorlar, laboratuvarlarda yaratılmış hiçbir şey anne sütünün yerini tutamaz!

Sezaryenle doğan, üstüne bir de anne sütü emmemiş bebekler

yaşama iki sıfır yenik başlar. Bunun en iyi kanıtı ise, sezaryenle doğum ve kronik bağışıklık sistemi hastalıkları arasındaki ilişkiyi daha iyi anlamak adına Danimarkalı bilim insanlarının gerçekleştirdiği ve tam 35 seneyi kapsayan kapsamlı bir araştırma[61]. Çalışma için 1973 ile 2012 yılları arasında sezaryenle dünyaya gelen yaklaşık 2 milyon çocuğun sağlık durumları takip ediliyor. Ve 35 sene sonunda yayınlanan araştırmanın sonuçları, sezaryenle doğan çocukların yaşamları boyunca astım, çocukluk romatizması, bağırsak hastalıkları, lösemi, bağışıklık sistemi ve doku hastalıkları yüzünden çok daha fazla hastaneye kaldırıldıklarını gösteriyor.

Sezaryenle doğumlarla ilişkilendirilen hastalıklar bu kadarla sınırlı değil.

Bundan 20 önce, Dikkat Eksikliği Hiperaktivite Bozukluğu (DEHB) ya da İngilizce mealiyle Attention-Deficit Hyperactivity Disorder (ADHD) diye bir şey bilinmiyordu. Bugün kime rastlasam çocuğunda DEHB olduğunu, ilaç kullandığını söylüyor. Benim neslim otizmi 80'li yıllarda, Dustin Hoffman'ın otistik bir karakteri canlandırdığı *Rain Man* (Yağmur Adam) filmi ile tanıdı. O zamanlar bu nöro-gelişimsel bozukluk pek bilinmezdi, çünkü son derece nadir rastlanırdı. Son 20 yılda ise tam 10 kat arttı.

Sanırım varmak istediğim yeri tahmin ettiniz. Evet, çocuklarımızı tehdit eden ve bu bölümde daha detaylı inceleyeceğimiz her iki sorunda da sezaryenle doğmuş olmak bir risk faktörü anlamına geliyor. Tabii ki tek suçlu sezaryen değil. Ama bir çocuğun sağlıklı bir yaşam sürmesi adına normal doğumun öneminin artık anlaşılması gerekiyor!

---

61 *"Cesarean section and offspring's risk of multiple sclerosis: a Danish nationwide cohort study" Nielsen NM, Bager P, Stenager E, Mult Scler. 2013 Oct;19(11):1473-7.*

Çocuklarımız hapçı oldu!

Geçtiğimiz günlerde bir rehber öğretmen beni okulunda gerçekleşen bir konferansa davet etti. Burada söz konusu olan Türkiye'deki en iyi öğrencilerin gittiği okullardan biri. Rehber öğretmen de akıllı, sağduyulu bir bey. Sohbet sırasında "Çocuklar nasıl, ne gibi problemleri var?" diye sordum. Bana şöyle cevap verdi: "Hocam hepsi akademik olarak çok başarılı ama kavga etmeyi bilmiyorlar. Hiçbiri haklarını savunamıyor. Hiçbiri okul dışındaki hayatını organize etmeyi bilmiyor. Devamlı ders çalışıyorlar." Kulağa hoş mu geliyor? Devamlı ders çalışan, sorumlu çocuklar her anne babanın hayali değil midir? Ama uzaktan tozpembe gibi görünen bu tablonun son derece karanlık bir yüzü var. Sohbetimiz devam ediyor:

"Peki, ilaç kullanan var mı?"

"Evet, neredeyse hepsi ilaç kullanıyor. Ama ilaç kullandıklarını söylemiyorlar, aileleri de bizden gizliyor. Farklı şekillerde ortaya çıkıyor. 'Problemin var mı? Nasılsın?' diye soruyoruz meselâ. 'Uyku bozukluğum var. Doktora gittim bana şu ilacı verdi' diyerek Ritalin ve benzeri ilaçların kutularını çıkarıyorlar.

Sözün özü: Aileler çocuklarına kendi elleriyle uyuşturucu veriyorlar. Yeter ki başarılı olsun çocuk, yaramazlık, haytalık yapmasın otursun dersini çalışsın. Hipokrat yemini etmiş bir uzman da "Aman çocuğumuz dersine iyi konsantre olamıyor doktor bey" diye kendisine başvuran aileleri kimyasal tıbbın olanakları ile tanıştırıyor. Olan da pırıl pırıl gençlere oluyor. Bravo!

Dünün yaramazları bugünün hastaları

Yukarıda sözü geçen ve biraz sonra mercek altına alacağımız ilaçlar son yılların en çok suiistimal edilen ilaçları arasındadır. Hepsi kırmızı reçetelidir ve değil öz çocuğunuza düşmanınıza bile vermek istemezsiniz! Peki, bu ilaçlar ne için reçete ediliyor? Biraz önce bahsettiğim, Dikkat Eksikliği Hiperaktivite Bozukluğu (DEHB) için! Eğer kimyasal tıbbın neferlerine bakacak olursak yaramaz çocuk yoktur, DEHB vardır. İlacı verirsin, çocuk hapı yutar ve süt dökmüş kuzuya döner: Yaklaşım budur!

Burada dikkat edilmesi gereken önemli iki husus var. Öncelikle ilaç reçete edilen çocukların çoğu sadece yaramazdır. Her yaramaz çocuğa DEHB teşhisi koymak kimin işine gelir biliyor musunuz? Tahammülsüz ebeveynlerin ve ele avuca sığmayan küçük bir çocuğu kırmızı reçeteli bir ilaçla ıslah etmeye soyunan vicdansız doktorların. Tekrar ediyorum: Tüm yaramaz çocuklara DEHB teşhisi koyamazsınız. Bırakın çocuk bahçeye çıksın, parka gitsin, arkadaşlarıyla top oynayıp üstü başı çamur içinde eve dönsün. Çocuk çocukluğunu yaşasın, enerjisini boşaltsın. Çocukluğumu düşünüyorum da, beni de eve tıksalar ben de ele avuca sığmayan bir çocuk olurdum. Yani, bugünkü çocukların yaşadığı hayatı yaşasam büyük ihtimalle bana da DEHB teşhisi konurdu.

Şimdi de dikkat edilmesi gereken diğer hususa gelelim. Gerçekten de baş etmesi neredeyse imkânsız, yerinde saniye durmayan, hiçbir şekilde konsantre olamayan ve odaklanamadığı için de öğrenme zorluğu yaşayan çocukların sayısı son 50-60 yılda inanılmaz bir ölçüde arttı. Yani, modern yaşamla birlikte Dikkat Eksikliği Hiperaktivite Bozukluğu diye bir sorunun hayatımıza girdiği doğrudur. Bu gerçeği inkâr etmek mümkün değildir. Ancak bu çocukları uyuşturucular, kırmızı reçeteli ilaçlarla tedavi etmeye kalkmak bir insanlık suçudur!

Ritalin'i takdimimdir

Hadi gelin psikiyatrların çocuklara, gençlere reçete etmekten çekinmedikleri Ritalin'in prospektüsüne bir göz atalım.

Bu bölümde yazdığımız tüm bilgiler, Ritalin'in prospektüsünden alınmıştır:

- Klinik deneyimler psikotik çocuklara Ritalin verilmesinin davranış bozukluğu ve düşünce bozukluğu semptomlarını alevlendirebileceğini düşündürmektedir. **(Çocuğun psikolojisini bozuyor!)**
- Ritalin'in kronik suiistimali belirgin toleransa ve değişik derecelerde anormal davranışlarla birlikte psikolojik bağımlılığa yol açabilir. Aşikâr psikotik haller, özellikle parenteral suiistimale cevap olarak görülebilir. **(Bağımlılık yapıyor ve psikoza sebep olabiliyor!)**
- Nedensel bir ilişki teyit edilmemiş olmasına rağmen çocuklarda uyarıcıların uzun süreli kullanımında vücut ağırlığında orta şiddette azalma ve gelişmede hafif bir gecikme bildirilmiştir. **(Çocuklara, gençlere reçete edilen bir ilaç gelişme bozukluğuna yol açıyor!)**
- Ritalin'in uzun süreli kullanımında emniyet ve etkinlik konusundaki bilgiler tam değildir. Bu nedenle uzun süreli tedavi gerektiren hastalar dikkatle izlenmelidir. Uzun süreli tedavi sırasında periyodik olarak tam ve ayırıcı kan sayımları ve trombosit sayımlarının yapılması tavsiye edilir. **(Çocuk senelerce bu ilacı kullanıyor ama uzun süreli tedavilerin etkisinin ne olduğu bilinmiyor ve kan tablosunu bozabiliyor. Pes!)**
- Kronik aşırı aktivite etkileri yanında depresyonu ortaya çıkarabileceğinden ilacın bırakılması sırasında dikkatli denetim gerekmektedir. Bazı hastaların uzun süreli takibi gerekebilir. **(Çocuğu depresyona sokuyor!)**
- Ritalin sersemlik ve uyuşukluğa neden olabilir. Bu nedenle, hastalar araç sürmemek, makine kullanmamak veya diğer tehlikeli olabilecek etkinlikler yapmamak konusunda uyarılmalıdır. **(Çocuğu uyuşturuyorsunuz, yani bisiklete binmeye kalksa ezilip gitme riski var!)**
- Sinirlilik ve uykusuzluk en yaygın istenmeyen etkilerdir. Bunlar tedavinin başlangıcında görülürler ve genellikle dozu azaltmak veya öğleden sonra veya akşam dozunu almamak suretiyle kontrol altına alınabilir. **(Hiperaktif çocuğu bir de üzerine sinirli yapıyor.)**

- Yaygın olarak baş ağrısı, uyuşukluk, sersemlik, diskinezi; ender olarak görme uyumunda güçlükler ve bulanık görme; çok ender olarak hiperaktivite, konvülsiyonlar, kas krampları, koreotetoid hareketler, tikler veya mevcut tiklerin ve Tourette Sendromu'nun alevlenmesi, toksik psikoz (bazen görsel ve dokunma duyusu ile ilgili halüsinasyonlar), geçici depresif mizaç, serebral arterit ve/veya tıkanma. **(Evladınıza bu ilacı içirmek istediğinize emin misiniz?)**
- **Kardiyovasküler sistem:** Yaygın olarak taşikardi, palpitasyon, aritmiler, kan basıncında ve kalp atım hızında değişiklikler. **(Türkçe mealiyle: Çocuğunuz kalp hastası olabilir!)**
- Yaygın olarak karın ağrısı, bulantı, kusma. Bunlar genellikle tedavinin başlangıcında görülürler ve ilacın besinlerle birlikte alınması suretiyle hafifletilebilirler.
- Çok ender olarak transaminaz yükselmelerinden hepatik komaya kadar değişen anormal karaciğer fonksiyonu. **(Yani, çocuğunuz karaciğeri iflas edebilir ve komaya girebilir!)**
- Deri ve uzantıları: Yaygın olarak döküntü, pruritus, ürtiker, ateş, artralji, saç kaybı; çok ender olarak trombositopenik purpura, eksfolyatif dermatit, multiform eritem.
- Kan: Çok ender olarak lökopeni, trombositopeni, anemi.

Ritalin mi, kokain mi?

Bugün Amerika'da yaşları 4 ile 17 arasında değişen yaklaşık 6.5 milyon çocuk ve genç okula bir Ritalin hapı alıp gidiyor. Çocuklarımızı uyuşturuculardan, uyarıcılardan uzak tutmaya çalışmıyor muyduk? Peki, vücutta kokain benzeri bir etki yapan[62] bir ilacı küçücük çocuklara vermek neden?

62 *"Ritalin and Cocaine: The Connection and the Controversy" Genetic Science Learning Center, Learn Genetics 2012, August 6.*

1950'li yıllardan beri depresyon, kronik halsizlik sendromu tedavisinde kullanılan Ritalin, 1961'de çocuklarda Dikkat Eksikliği Hiperaktivite Bozukluğu tedavisi için FDA onayını aldı. Sorun şu ki, Ritalin ve kokainin hem kimyasal yapıları hem de etki mekanizmaları arasında benzerlikler söz konusu. Her ikisi de beyindeki dopamin seviyesini artırıyor. Amerika'da yapılan ve bu tehlikeli benzerliğe dikkat çeken bir araştırmaya[63] göre, çocukluk ve gençlik yıllarında DEHB ilaçları kullananların yetişkinliklerinde madde bağımlısı olma riskleri, kullanmayanlara kıyasla iki kat daha fazla.

"Orası Amerika burası Türkiye, bizim çocuğa olmaz bir şey" diyecek olursanız, yanıldığınızı söylerim. Ritalin ve muadili ilaçların uzun dönem kullanıldıklarında beyne kalıcı hasarlar verdiğini gösteren çalışmaların olduğunu söylersem belki tehlikenin boyutunu daha net bir şekilde kavrayabilirsiniz.

DOKTORUNUZU SEÇERKEN DİKKAT!

Çocuğunuzda DEHB olabileceğinden endişeleniyorsunuz ve bir uzmana başvurmayı düşünüyorsunuz. Herhangi bir adım atmadan önce önemli bir uyarıda bulunmak istiyorum: Her yaramaz çocuğa bu tanıyı koyup, ilaç vermeye hevesli bir 'uzmanlar' ordusuyla çevriliyiz. Çocuğunuzun bunlardan birinin eline düşmesini istemezsiniz! Bu yüzden çok dikkatli olmalı, doktorunuzu doğru seçmelisiniz. Öncelikle DEHB tek değil birçok farklı karakter özelliğinin bir araya geldiği bir sorundur ve detaylı bir şekilde incelenmesi gerekir. En önemlisi de beslenme modelinde yapılacak değişiklerle sorun tamamen kontrol altına alınabilir. Araştırmalar gluten ve şekeri kesmenin, probiyotik zengini bir diyetle bağırsak florasındaki faydalı bakterilerin sayısını artırmanın büyük fark yarattığını gösteriyor. Seçim sizin. Çocuğunuzu ilaç bağımlısı yapmak mı, yoksa sağlıklı bir diyetle sorunu kontrol altına almak mı?

---

63 *"Prospective Association of Childhood Attention-deficit/hyperactivity Disorder (ADHD) and Substance Use and Abuse/Dependence: A Meta-Analytic Review" Steve S. Lee, Kathryn L. Humphreys, Kate Flory, Clin Psychol Rev. 2011 Apr; 31(3): 328-341.*

Otizm genetik falan değildir!

Görülme sıklığı inanılmaz bir hızla artan, her geçen yılla birlikte giderek dikleşen bir ivmeyle tırmanan bir başka tehditle daha karşı karşıyayız: Otizm. 1980'li yıllarda 100.000 çocuktan sadece 1'inde görülen bu nöro-gelişimsel bozukluk nasıl oldu da bir salgına dönüştü? 1990'larla birlikte her 1.000 çocuktan 6'sına, 2000 yılında ise her 1.000 çocuktan 42'sine otizm teşhisi konuyordu.

Yani geçen 20 sene içinde Otizmin görülme sıklığı tam 4.200 kat artmış!

Bugün, yani 2016 senesinde ise her 88 çocuktan biri otistik! Yani, her on yılda bir görülme sıklığı katlanarak artan bir salgınla karşı karşıyayız. Bilim insanları istatistiklerden yola çıkarak bundan 20-30 yıl sonra her iki çocuktan birinin otistik olacağını öngörüyor. **Evet, yanlış okumadınız yakın gelecekte her iki çocuktan birine otizm teşhisi konacak!** Toplumda hâlâ bu problemin son derece nadir göründüğüne dair bir algı olsa da, tehlike çok büyük.

Otizm kelimesinin tıp literatüründe ilk kullanılışı 1900'la yıllara rastlıyor. İçlerine kapanmış, dış dünyayla ilişkilerini kesmiş şizofreni hastalarını tanımlamak için kullanılan bu kelime 1943 yılında –çocuk psikiyatristi Leo Kanner'in yayınladığı bir makale ile– artık bir hastalığın adı olmuştu. Kanner hastaları arasındaki, kendilerini tamamen dünyaya kapatmış bir grup çocuğu incelediğinde hepsinin de son derece zeki olduklarını gözlemlemişti. Bu bulgulardan yola çıkarak yaptığı çalışma ile birlikte, otizm, artık son derece nadir rastlanan bir nöro-gelişimsel hastalığın adı olmuştu.

Çok yakın tarihe kadar otizmin genetik bir sorun olduğu düşünülüyordu. Son derece sıra dışı bir durumla karşı karşıya olduğumuz ve bunu genetikle açıklamanın mümkün olmadığı aşikâr. Neden? Çünkü hiçbir genetik hastalık bu süratle artamaz. Bunun bilimsel olarak mümkün olmadığını artık tıp dünyası da kabul ediyor. Doğal olarak 100.000 çocukta bir görülen bir hastalıkla kimse fazla ilgilenmez, bu konuda çok fazla bilimsel araştırmalar yapılmaz. Bugün ise tehdit böylesine artınca, hastalığın bilimin ve tabii ki ilaç endüstrisinin de ilgi alanına girmesi hiç şaşırtıcı değil. Yani, tüm dünyada onlarca, yüzlerce bilim insanı otizm üstüne harıl harıl araştırmalar yapıyorlar.

Bu araştırmalara biraz sonra daha yakından bakacağız, ama dilerseniz önce çocuklarımızı, tehdit eden problemlerin sahne arkasına bir göz atalım. Neden bu kadar çok çocuğa DEHB teşhisi konuyor, otizm nasıl oldu da bir salgına dönüştü? Dikkat Eksikliği Hiperaktivite Bozukluğu, yani DEHB'nin otizmin bir türü olarak nitelendirildiğini biliyor muydunuz? Bu son derece önemli bir bilgidir. DEHB'nin, otizmin bu kadar artmasının nedenlerini de, çözümlerini de aynı yerlerde aramamız gerektiğine işaret ediyor.

Kara devrim

Otizmle, nadir rastlanan genetik bir hastalık olarak 1940'larda tanıştık. Genetik olmadığının anlaşılması için yarım yüzyıl daha geçmesi gerekti. Hatta bugün bilim insanları, istatistiklere bakarak bundan 20 sene sonra her iki çocuktan birinin etkileyecek bir tehditle karşı karşıya olduğumuzu öngörüyorlar. DEHB'nin bir davranış bozukluğu olarak tanımlanarak literatüre girmesi ise 1960'lı yılların başına rastlar. Bugün milyonlarca çocuğa DEHB teşhisi konuyor, otizm tam anlamıyla patladı. Bunlar ne anlama geliyor biliyor musunuz? Her iki soruna da daha global bir boyutta bakmak zorundayız. Mesela çocuklarımızın önüne koyduğumuz yemeklerden başlayalım mı?

Gıdadaki asıl bozulma, 2. Dünya Savaşı sonrasında başlamıştır. 1950'lere geri dönüp sıradan bir Amerikan ailesinin evine girip sofralarına bir göz atalım. Sofrada kimyasal boyalar, katkı maddeleri, tarım ilaçları, genetiğine müdahale edilmiş buğday ve bolca şeker var. Gerçek besinlerden uzaklaşıp onların yerine paketlerde satılan, laboratuvarlarda yaratılmış suni yiyecekleri sofraya ilk koyanlar Amerikalılardır. Sonradan tüm dünyayı etkisi altına alan bu 'yiyecek devriminin' bedelini ilk ödeyen de doğal olarak onlar olmuştur.

Bu 'yiyecek devriminin' arkasında 2. Dünya Savaşı sırasında Amerikan askerlerini beslemek için yaratılan endüstrinin yattığını biliyor muydunuz? Askerlere uçaklardan atılan konserveler, paketlenmiş yiyecekler yıllarca dayanmaları için tasarlanıyordu. Savaş bitti. Yatırımlar yapılmış, fabrikalar kurulmuş, onca para heba mı olacak? Tabii ki hayır! Tüm bir toplumun beslenme alışkanlıklarını değiştirecek bir kampanya bombardımanı başladı. Hem de kadınlara daha fazla özgürlük kisvesi altında! Neymiş efendim, kadınlar artık yemek pişirmek için mutfağa tıkılmayacaklarmış onun yerine üç dakikada pişen hazır yiyecekler, konserveler, paketlenmiş gıdalarla özgürlüklerine kavuşacaklarmış! 1950'lerde Amerika'da yayınlanan yiyecek reklamlarının neredeyse tamamı bu sözde feminist söylem üstüne kurulmuştur.

Toksik saldırı

Fabrikalar kapanacağına halk zehirlensin mantığından doğan suni yemek kültürünün yanına, yine aynı zamanlarda yaratılan 'ıslah edilmiş' buğdayı, gelişen tarımla birlikte masalara buyur edilen tarım ilaçlarını ekleyin... Resmin içine bir de 1940'lı yıllardan başlayarak hayatımıza girmiş olan 80.000 yeni toksik maddeyi (Kimyasal maddeleri) ekleyin lütfen. Topraklarımız, soluduğumuz hava, içtiğimiz su zehirli kimyasallarla dolu. Dokunduğumuz kalem, giydiğimiz giysiler, evimizin duvarındaki boya da keza. Düşünün çocuklarımız, büyük dedelerinin çocukluğunda var olmayan on binlerce toksik maddeye maruz kalıyor.

Böylesi bir tablo içinde sahneye daha önce hiç bilinmeyen hastalıkların çıkması, bu değişimden en çok çocukların etkilenmesi son derece normal değil mi? Üstelik kötü beslenen, yiyeceklerle, kimyasallarla zehirlenen bu çocukların çoğunun normal doğum avantajından bile mahrum bırakıldığını da hatırlayalım. Dünyayı temizlemek elimizde olmayabilir, ama sağlıklı çocuklar yetiştirmek adına değiştirebileceğimiz pek çok şey var.

7 maddede sağlıklı çocuk yetiştirme yöntemleri

Bebeğinizi hiperaktivite sendromundan, salgına dönüşen otizmden korumak için...

1. Toksinlere maruz kalmayın

Hamilelikte maruz kalınan toksinlerle çocukları tehdit eden bu ciddi sorunlar arasında önemli bir ilişki olduğuna işaret eden araştırmalar var. Anneden çocuğa geçen bu toksinler doğacak bebekte DEHB ve otizm riskini artırıyor.[64] Hamilelikte kullandığınız mutfak gereçlerini güvenli olanlarla değiştirin, makyaj malzemelerinizi seçerken dikkatli olun (bir makyaj ürünü ne kadar kalıcı ise o kadar çok toksik madde içerir), hava kirliliğinin fazla olduğu yerlerde oturmayın. Katkı maddeleriyle dolu yiyecekler yerine, işlenmemiş, gerçek besinler tüketin. Toksin kaynağı alışkanlıklara veda etmek için bir neden daha: 2010 yılında yapılan bir araştır-

64 *"Exposures to Environmental Toxicants and Attention Deficit Hyperactivity Disorder in US Children" Joe Braun, Robert S. Kahn, Tanya Froehlich, Environmental Health Perspectives, doi:10.1289/ehp.9478.*

ma,[65] annenin hamileyken sigara içmesinin, alkol kullanmasının çocuğunda DEHB sendromunun görülmesi riskini belirgin bir ölçüde artırdığını gösteriyor.

2. D vitamini eksikliğine dikkat

Hamilelikte D vitamini eksikliği, bebeğin otizm riskini artıran faktörler arasında.[66] Bu hiç şaşırtıcı değil, çünkü bebeğin beyin gelişiminde D vitamini son derece önemli bir rol oynar. Bu yüzden hamilelikte, hatta daha da iyisi hamile kalmadan D vitamini değerinizi ölçtürün ve düşükse gerekli önlemleri alın. Üstelik sadece anne karnında değil, yaşamlarının ilk yıllarında da D vitamini eksikliğinden muzdarip olan çocuklarda da otizme daha sık rastlanıyor.[67]

3. Kolesterol çok önemli

Anne adayının kolesterol seviyesi de doğacak bebeğin otizm riskini belirleyen önemli bir unsur. Kolesterol de, aynı D vitamini gibi bebeğin beyin ve merkezi sinir sisteminin gelişimi için elzem bir madde. Bebeğiniz büyürken de kolesterol son derece önemli. Bugün küçücük çocukların bile kolesterol değerleri düşük. Çünkü diyetleri sağlıklı yağlar açısından son derece fakir. Otizm teşhisi konmuş çocukların çoğunun kolesterollerinin düşük olması da[68], bu tezi doğrular nitelikte. Bu yüzden de hamileliğiniz boyunca sağlıklı yağlar, et, yumurta, paça çorbası,

---

65 *"Prenatal Exposure to Maternal and Paternal Smoking on Attention Deficit Hyperactivity Disorders Symptoms and Diagnosis in Offspring" David J., MarksJeffrey, M. Halperin, J. Nerv Ment Dis. 2010 Sep; 198(9): 672-678. doi: 10.1097/NMD.0b013e3181ef3489.*
66 *Selected vitamin D metabolic gene variants and risk for autism spectrum disorder study" Schmidt RJ, Hansen RL, Hartiala J, Early Hum Dev. 2015 Aug;91(8):483-9. doi: 10.1016.*
67 *"What is the role of vitamin D in autism?" Cannell JJ, Grant WB. Dermatoendocrinol. 2013 Jan 1;5(1):199-204.*
68 *Autism: The role of cholesterol in treatment, Alka Aneja, Elaine Thierney, International Review of Psychiatry, April 2008; 20(2): 165-170.*

kemik suyu gibi kolesterol zengini gıdalar tüketmeye, çocuğunuzun diyetinde bu değerli besinlerin bulunmasına özen gösterin.

4. Normal doğum yapın!

Ciddi bir tıbbi komplikasyon söz konusu olmadıkça normal doğum yapın. Daha önce de belirttiğim üzere, sezaryen çocuğunuzda otizm ya da DEHB sendromu gibi davranışsal bozukluklar görülme riskini artırır[69]. Bebeğiniz doğum kanalından geçerken sizden aldığı probiyotiklerle kendi mikrobiyomunun temelini oluşturacaktır. Temel ne kadar sağlam olursa, yapı da o kadar dayanıklı olur. Anne sütü ise bu temelin sağlamlaşmasını sağlayan probiyotikler ve onları besleyen prebiyotikler içerir. Sezaryenle doğmuş bir bebek anne sütü de emmediyse otizm ve DEHB riski daha da artıyor.

5. Diyetinize omega-3 ekleyin

Hamileyken omega-3 zengini beslenmeye, diyetinizi omega-3 yağ asitleri ile takviye etmeye özen gösterin. Eğer çocuğunuza Dikkat Eksikliği ve Hiperaktivite Bozukluğu teşhisi konmuşsa, ona tehlikeli ilaçlar vermek yerine diyetindeki omega-3 yağ asitlerini artırın. Araştırmalar[70] omega-3 yağ asitlerinin DEHD semptomlarını hafifletmekte etkili olduğunu gösteriyor.

6. GDO yemeyin, yedirmeyin

Özellikle hamileyken genetiğine müdahale edilmiş besinlerden

---

69 *"Birth by caesarean section and development of autism spectrum disorder and attention-deficit/hyperactivity disorder: a systematic review and meta-analysis" Curran EA, O'Neill SM, Cryan JF, J Child Psychol Psychiatry. 2015 Mayıs, 56(5):500-8. doi: 10.1111.*

70 *Omega-3 fatty acids in ADHD and related neurodevelopmental disorders. Richardson AJ1.Int Rev Psychiatry. 2006 Apr;18(2):155-72.*

uzak durun, büyürken de çocuğunuza GDO'lu[71] ürün yedirmemeye özen. Glifosat ile otizm arasında bir ilişki olduğuna işaret eden çalışmalar var. Glifosat nedir biliyor musunuz? Özellikle, buğday, mısır ve soya gibi genetiğine müdahale edilmiş ürünlerde kullanılan bir tarım ilacının içinde bol miktarda bulunan bir zehir. İstatistiklere göre tüm dünya üzerinde yetiştirilen GDO'lu ürünlerin %80'i bu zehirle ilaçlanıyor.

7. Beslenme modelini değiştirin

DEHB teşhisi konmuş bir çocuğu ilaç bağımlısı yapmak yerine beslenme modelini değiştirin. Her ne kadar psikiyatrlar bu konuyla ilgilenmese de, DHEB ve beslenme arasında önemli bir ilişki olduğunu gösteren bilimsel araştırmaların sayısı gün geçtikçe artıyor. DEHB gluten hassasiyeti ile el ele gider, gluten[72] içeren her şeyi kesin. Diyetten şekeri[73] ve katkı maddeleriyle dolu işlenmiş yiyecekleri çıkarmanın DEHB semptomlarını önemli ölçüde kontrol altına aldığını gösteren çalışmalar var. Kilit noktalardan biri de probiyotik zengini bir diyettir.[74] Bu çocukların çoğunda görülen bağırsak problemleri, beyin bağırsak arasındaki iletişimin sekteye uğramış olduğunun en iyi kanıtıdır.

Not: Otistik çocuklarda beslenmeyi *Otizmde Beslenme* başlığı altında detaylı bir şekilde inceleyeceğiz.

---

71 *Glyphosate's Suppression of Cytochrome P450 Enzymes and Amino Acid Biosynthesis by the Gut Microbiome: Pathways to Modern Diseases† Anthony Samsel, Stephanie Seneff, Entropy 2013, 15(4), 1416-1463; doi:10.3390/e15041416.*

72 *"Association of Attention-Deficit/Hyperactivity Disorder and Celiac Disease" The Primary Care Companion for CNS Disorders, 2011, 13 (3) doi: 10.4088/PCC.10br01104.*

73 *"Correlation between attention deficit hyperactivity disorder and sugar consumption, quality of diet, and dietary behavior in school children" Yujeong Kim, Hyeja Chang,, Nutrition Researcn and Practice 2011 Jun; 5(3): 236–245.*

74 *"A possible link between early probiotic intervention and the risk of neuropsychiatric disorders later in childhood: a randomized trial" Kalliomäki M, Wacklin P, Pediatr Res. 2015 Mart doi: 10.1038/pr.2015.51.*

AŞI PARADOKSU

Aşılar ve otizm arasında bir ilişki olabileceğine dair ilk uyarı 1998 yılında İngiliz bir gastroenterolog olan Andrew Wakefield'dan geldi. Wakefield –sahtekâr olduğu, araştırmasında bu iddiasını destekleyen kanıt bulunmadığı söylenerek– meslektaşları tarafından dışlansa da, izleyen yıllarda bu iddiayı destekleyen pek çok bilimsel çalışma yapıldı. Bunların en çarpıcılarından biri, 2011 yılında yayınlanan bir analizdir.[75]

Araştırmacılar 1943 yılından başlayarak otizmle ilgili yayınlanmış tüm çalışmaları incelediklerinde bakın ne görmüşler? 60 yıllık zaman dilimi içinde aşı sonrasında meydana gelen beyin iltihaplanması nedeniyle otistik olan pek çok vaka vardı. Aynı çalışma, aşıların otizm riskini artırmasını bazı aşılarda bulunan cıva gibi ağır metaller, toksik maddeler ve yine bazı aşılarda insan DNA'sı kullanılması ile ilişkilendiriyor. Suçlananlar arasında, kısa bir zaman diliminde pek çok aşı yapılmasını öngören aşılama takvimi de var. Tıp dünyasında iki kutup oluşmuş durumda: Aşıların tamamen güvenli olduğunu iddia edenler ve bilimsel bulgulara dayanarak bazı ciddi önlemler alınması gerektiğini düşünenler. Peki, çocuklarımızı bu riskten nasıl koruyacağız?

- Bebeğinize aşılama takvimi haricinde aşı yaptırmayın.
- İçinde cıva olan aşılardan kaçının.
- Mutlaka gerekli olan aşılar dışında çocuğunuza aşı yaptırmayın.
- Grip aşısı yaptırmayın.

Otizmi anlamak

Bugün artık otizmin genetik değil, çevresel toksinler, yiyeceklerin içindeki kimyasallar, DNA'mızın tanımadığı suni yiyecekler ve aşılarda kullanılan ağır metallerle ilişkili bir sorun olduğu biliniyor. Bu tok-

75 *"Theoretical aspects of autism: Causes—A review" Helen V.Ratajczak Journal of Immunotoxicology, 2011; 8(1): 68–79*

sik saldırı, sağlıksız bir mikrobiyomla birleşince ortaya, birçok farklı faktörün birlikte rol oynayarak beyin fonksiyonlarında bozukluğa yol açtığı bir tablo çıkıyor. Ancak bilinenin aksine, doğru bir beslenme modeli ile otistik semptomlar hafifler, hatta tamamen iyileşebilir. Teşhis ne kadar erken konmuşsa ve doğru beslenme modeline ne kadar erken geçildiyse tedavinin başarı şansı da o kadar artar. Ama maalesef, her sağlık sorununda olduğu gibi, beslenme ve otizm arasındaki ilişki de göz ardı ediliyor. Sonuçta geriye sadece bir yere kadar faydalı olabilecek psikoterapi yöntemleri ve ciddi yan etkileri olan ilaçlar kalıyor.

Sayıları giderek artan araştırmalar sayesinde, bugün otizm hakkında bundan on yıl önce bilmediğimiz pek çok şey biliyoruz. Diğer taraftan beyin ve bağırsaklar arasındaki etkileşimin önemi anlaşıldıkça, psikiyatride de bazı taşlar yerinden oynamaya başladı. *Journal of Psysiological Anthropology*'de 2014 yılında yayınlanan ve ruh sağlığında fermente yiyeceklerin önemine vurgu yapan çalışma[76], psikiyatride beslenmeye dayalı bir yaklaşım sergilenmesi gerektiğini işaret eden onlarca, yüzlerce yayından sadece biri. Bu değişim rüzgârı, tedavi edilemez olarak görülen otizmde de çığır açan metotlar geliştirilmesine olanak sağlıyor.

Bu yenilikçi ve bütüncül yaklaşımla neler yapılabileceğinin kanıtlarından biri de Stanford ve Yale gibi Amerika'nın en prestijli okullarında okumuş bir psikiyatr olan Suruchi Chandra. Chandra, kendisini otistik çocuklara ve otizmi daha iyi anlamaya adamış biri.

Hem hastalarına hiçbir işe yaramayan, hatta onları daha da kötü yapan psikiyatrik ilaçlar verenlere ilham kaynağı olur diye, hem de otistik çocuklarda ne kadar başarılı sonuçlar alınabileceğini göstermek adına sözü ona bırakıyorum.[77] "Bir psikiyatr olarak öyle vakalarla karşılaştım ki, ne yapılacak herhangi bir şey ne de bir umut vardı. Aslında bu du-

76 *"Fermented foods, microbiota, and mental health: ancient practice meets nutritional pyschiatry" Eva M Selhub, Alan C Logan, Alison C Bested Journal of Physiological Anthropology 2014, 33:2.*
77 *"Environmental Exposures, Autism and Developmental Delays—An Approach From an Integrative Psychiatrist" http://articles.mercola.com/sites/articles/archive/2016/07/17/autism-environmental-exposures-developmental-delays.aspx.*

rum psikiyatrik bozuklukların neredeyse tamamı için geçerli. Depresyon, bipolar bozukluk, otizm gibi problemlerde ilaç tedavilerinin işe yaramadığını görüyordum. Psikiyatriyi sorgulamaya başladım. Yanlış yaptığımız, atladığımız bir şeyler vardı. Bu noktada, bütüncül tedavilerle ilgilenmeye başladım ve otistik çocuklarla, yetişkinlerle çalışmaya başladım. İlerleme inanılmazdı. Yetişkinlerde bile büyük gelişmeler elde ediyorduk. Tamamen iyileşen birçok vaka gördüm. Bir defasında 4.5 yaşında otistik bir çocukla çalıştım. Aslında otizm için geç bir yaş olarak kabul edilir, zaten ebeveynleri de pek umutlu değildi. Kliniğe, otistik çocukların çoğunda olduğu gibi karın ağrıları ve kabızlık şikâyetleri ile gelmişti. İlk yaptığımız şey gluteni ve şekeri tamamen kesmek, probiyotik zengini bir diyete başlamak ve bu diyeti bazı besin takviyeleriyle desteklemek oldu. Bunların yanında, hareket terapisi gibi tutucu psikiyatrların pek onaylamadığı terapiler de uyguladık. Bugün 10 yaşında, yaşıtlarıyla normal bir okula gidiyor, hiçbir problemi kalmadı."

Otizmde beslenme

Otistik semptomların hafiflemesini, hatta bazı durumlarda tamamen ortadan kalkmasını sağlayacak bir beslenme modelinin yapıtaşları:

Gluten yasak!

Pek çok nörolojik ve psikiyatrik problemin arkasındaki esas sorumlunun gluten hassasiyeti olduğunu gösteren birçok bilimsel çalışma var. Otistik çocuklarda çölyak hastalığının daha sık görülmesi kesinlikle bir tesadüf değil. 2012 yılında yapılan bir araştırmada[78] gluten içermeyen bir diyetle otistik çocukların davranışla-

78 *"Effectiveness of the gluten-free, casein-free diet for children diagnosed with autism spectrum disorder: Based on parental report" Pennesi Christine M.; Klein Laura Cousino. Nutritional Neuroscience, 2012 DOI: 10.1179.*

rında önemli bir iyileşme sağlandığı gözlenmiş. Yani, otizm teşhisi konmuş bir çocuğun diyetinden ilk çıkarılması gereken şeyler makarna, ekmek, börek, çörek gibi gluten içeren tüm besinlerdir.

Dost bakterilerden zengin bir diyet

Kimyasal tıp beslenmeyle hiç ilgilenmese de, bir çocuğun otistik semptomlar geliştirmesinde mikrobiyomunun son derece önemli bir rol oynadığı artık biliniyor.[79] Otistik çocukların hemen hepsinde bağırsak ve mide problemleri olması sürpriz değil. 2013 yılında yapılan bir araştırmada[80], otistik çocukların mikrobiyomunun sağlıklı çocuklarınkinden çok farklı olduğu görüldü: *Bifidobacterium* gibi faydalı bakteriler çok azdı. Bu kitapta sık sık altını çizdiğim gibi: Düşman bakterilerin çoğunlukta olduğu sağlıksız bir bağırsak florası sadece otizm değil tüm psikiyatrik hastalıkların temelinde yatan asıl nedendir. Bu yüzden de otistik bir çocuğa bağırsak florasını iyileştirecek bir beslenme modeli uygulanması son derece önemlidir. Hedef fermente gıdalardan zengin bir diyet ve probiyotik takviyeleri ile sağlıklı bir mikrobiyom yaratmak olmalı. Tek bir antibiyotik kürünün bağırsak florasındaki tüm bakterileri öldürdüğü göz önüne alınacak olursa, otizmle savaşan ebeveynlerin bu konuda çok hassas olmalarını rica ediyorum.

Süt ve süt ürünleri yasak

Otizmle savaşta, süt ve süt ürünleri beslenme modelinden tamamen çıkartılmalı. Yani, otistik bir çocuğun diyetinde süt, peynir,

79 *"Microbiota Modulate Behavioral and Physiological Abnormalities Associated with Neurodevelopmental Disorders," Sara McBride, Sophia Hsien, Gil Sharon, Cell, 2013 Volume 155, Issue 7, p1451–1463.*

80 *"Fecal Microbiota and Metabolome of Children with Autism and Pervasive Developmental Disorder Not Otherwise Specified" M. Angelis, M. Piccolo, Lucia, Plos October 9, 2013.*

yoğurt, ayran, kefir kesinlikle yer almamalı. Bu çocukların hemen tamamının, süt ve süt ürünlerinde bulunan beta-casomorphin-7 adlı bir proteini sindiremediklerini gösteren ilk araştırma[81] 2000'li yılların başlarında yayınlandı. Çalışmaya katılan otistik çocukların %81'inin kan ve idrar değerlerinde yüksek oranlarda beta-casomorphin-7'ye rastlanmıştı. Üç ay boyunca süt, süt ürünleri ile gluten içermeyen bir diyet sonucunda ise otistik semptomlarda önemli bir gerileme gözlendiği rapor edildi. Bu öncü çalışmayı, benzer bulguların elde edildiği bilimsel araştırmalar izledi. Aynı kural DEHB teşhisi konmuş çocuklar için de geçerli. Onların da diyetinden süt ve süt ürünleri çıkartılmalı. Bu çocuklara probiyotik desteği vermek son derece önemlidir. Ancak yoğurt, kefir yerine probiyotik takviyesi, turşu ve sirke gibi seçenekler tercih edilmelidir.

İşlenmiş yiyecekler ve şeker yasak

Sağlıklı bir bağırsak florası için bir diyetin bol miktarda probiyotik içermesi yetmez. Probiyotikleri canlı tutmak, beslemek de bir o kadar önemlidir. Kimyasallar, katkı maddeleri ile dolu yiyecekler probiyotikleri katlederken, mevsiminde yenen sebzeler dost bakterilerin en önemli besin kaynağıdır. Bu yüzden işlenmiş, paketlenmiş tüm yiyecekler yasak! Aynı nedenle şeker de otistik bir çocuğun beslenme modelinde kesinlikle yer almamalı. Bağırsak florasındaki düşman bakteriler şekerle beslenir. Düşman bakterilerin sayısı artıkça, istilacı güçler gibi yayılarak probiyotiklerin yok olmasına neden olurlar.

Ağır metal detoksu şart!

Otizm teşhisi konmuş tüm çocuklara ilk yapılması gereken şey ağır

81 *"AutismandSchizophrenia: IntestinalDisorder" Robert Cade, Malcolm Privette, Melvin Fregly, Nutritional Neuroscience 2000;3(1):57-72. doi: 10.1080/1028415X.2000.11747303.*

metal testidir (Bu DEHB için de geçerli). Araştırmalar[82] otistik çocuklarda ağır metal birikiminin normalin çok üstünde olduğunu gösteriyor. Biraz önce otizmin bağırsak florasının bozulması ile el ele gittiğini belirtmiştim. Bağırsak florasının bozulması ise bağırsak geçirgenliğinin bozulması anlamına geliyor. Bağırsak geçirgenliğini kale, probiyotikleri ise kaleyi koruyan askerler gibi düşünün. Kale duvarı yıkılıp, askerler de ölünce her önüne gelen içeri giriyor. Bu da toksinlerin ve ağır metallerin sisteme sızması anlamına geliyor. Özellikle cıva zehirlenmesine maruz kalanların otizmi andıran semptomlar gösterdiği bilindiği halde, bunun araştırılmaması tam anlamıyla bir cahilliktir. Ancak ağır metal detoksunda kimyasal ajanlarla yapılan şelasyon tedavisini kesinlikle önermiyorum, özellikle de otizm söz konusu olduğunda. Klinik deneyimlerime dayanarak doğal besin takviyeleri ve vücudu ağır metallerden arındıran bir detoks programı ile son derece başarılı sonuçlar aldığımı söyleyebilirim. Geleneksel tedavide ise sadece zararlı metaller değil, metabolik fonksiyonlarda önemli rol oynayan değerli mineraller de vücuttan atılır.

Yasaklılar listesi

Otizmle savaşta oluşturulacak beslenme modelinin yasaklıları:

- Tüm işlenmiş gıdalardan uzak durulmalı. Raf ömrü olan her gıda işlenmiş gıdadır. Temel kural doğal beslenme olmalıdır.
- Tüm sebzeler mevsiminde yenmeli. Mevsim dışında yenilenler sebze değil, tarım ilacı ve hormon deposudur. Çocuğunuzu zehirli olan her şeyden korumak önceliğiniz olmalı.

---

82 *"Toxicological Status of Children with Autism vs. Neurotypical Children and the Association with Autism Severity. James B. Adams, Tapan Audhya, Bilological Trade Element Research, 2012 151 (2): 171".*

- Bugünün genetiği değiştirilmiş buğdayı, yaygın biçimde gluten intoleranslarına sebep olduğu için yenilmemelidir. Her türlü ekmek (beyaz, kepekli, tam buğday, yufka, lavaş, köy ekmeği), un, bulgur, makarna, erişte, şehriye ve hatta ev tarhanası bile, buğday içerdikleri için yasak. Hatta bu ürünlerle aynı poşette taşınmış, temas etmiş gıdalar bile yenmemelidir.
- Yulaf, arpa ve çavdar da gluten içerirler, doğal olarak bunlar da yasak.
- Hazır mayalı gıdalar yasak. Hazır maya vücutta sindirilemez ve gıda intoleranslarına sebep olur. Yaş maya, kuru maya, fırıncı mayası, pastane mayası, kabartma tozu da kullanılmamalıdır.
- Şeker asla tüketilmemelidir.
- Süt, süt ürünleri laktoz içerir. Yenmemelidir.
- Bu beslenme programında meyve yasaktır, yenmemelidir.
- Ülkemizde hayvan yemi olarak GDO'lu yem satışı serbest. GDO'lu yemle beslenen hayvanlardan elde edilen ürünleri yediğiniz zaman, sizin vücudunuza da GDO girmiş oluyor. Unutmayın, yaşadığınız sürece genetik yapınız değişiyor. Dolayısıyla besi hayvanlarından ve çiftlik balıklarından uzak durun. Merada yayılmış hayvan eti ve deniz balıkları yiyebilirsiniz.

Serbest besinler

Otizmle savaşta oluşturulacak beslenme modelinde mutlaka bulunması gerekenler:

- Mevsiminde her türlü taze sebze
- Mevsim sebzeleri konserve yapılabilir, kurutulabilir, derin dondurucuda saklanabilir.
- Ev turşusu (hazır olanları yenmeyecek)
- Paça çorbası, bol miktarda kolajen içerir, bol bol içilmelidir
- İşkembe çorbası

- Kemik suyu. Hazırlanıp derin dondurucuya konularak, her yemekte kullanılmalı
- Kaya tuzu (kararında kullanılacak, rafine tuz kullanılmayacak)
- Saf sızma zeytinyağı –*her gün en az 10 yemek kaşığı*
- Hakiki köy tereyağı –*her gün en az 3 yemek kaşığı*
- Organik Hindistan cevizi yağı (coconut oil) –*her gün en az 1 yemek kaşığı*
- Deniz balığı (mevsim balığı)
- Kırmızı et (merada yayılmış hayvan eti)
- Karabuğday (greçka)
- Kinoa
- Her türlü kuruyemiş (kavrulmadan yenilecek)

OTİSTİK ÇOCUKLAR İÇİN KILAVUZ MENÜ

Kahvaltı

- Yumurta
- Zeytin: Yeşil veya siyah fark etmez, zeytinyağı ile birlikte, istenildiği kadar.
- Kahvaltı salatası: Mevsim yeşillikleriyle hazırlanacak. Zeytinyağı, limon suyu ve ev yapımı elma sirkesi eklenmelidir.

Ara öğün

- 10-15 adet badem veya fındık veya 3 adet ceviz içi

Öğlen yemeği

- 1 porsiyon et yemeği: Kırmızı et, tavuk ya da balık tercih edebilirsiniz. Izgara, haşlama ya da buğulama olarak hazırlayabilirsiniz. Çocuğunuzun kemikli et yemesine özen gösterin ve yemekleri pişirirken kemik suyu kullanın. Besi hayvanı yerine merada yayılmış hayvan, gezen köy tavuğu ve deniz balığı tüketilmeli. Yağ olarak zeytinyağı veya tereyağı kullanılmalıdır. Yemekleri pişirirken yağı yakmamaya özen gösterin.

- Salata: Sınırsız, dilediği kadar yiyebilir. Mevsim yeşillikleriyle hazırlanacak. Zeytinyağı, limon suyu, limon kabuğu ve ev yapımı elma sirkesi eklenmelidir.
- Turşu: Ev turşusu olmalıdır.

Akşam yemeği

- Çorba: En çok tercih edilen çorba, paça çorbası olmalıdır. Yağ olarak zeytinyağı veya tereyağı kullanılmalıdır. Yemeği pişirirken yağı yakmayınız.

Yanında,

- 1 porsiyon sebze yemeği: Mevsim sebzeleriyle hazırlanmalı. Ev yapımı konserve, kuru sebze veya buzlukta dondurulmuş sebze kullanılabilir. Her türlü baharat, taze otlar vb. serbest. Her yemeğin içine kemik suyu konulmalıdır. Yağ olarak zeytinyağı veya tereyağı kullanılmalıdır.
- Salata: Sınırsız, dilediği kadar yiyebilir. Mevsim yeşillikleriyle hazırlanacak. Zeytinyağı, limon suyu, limon kabuğu ve ev yapımı elma sirkesi eklenmelidir.
- Turşu: Ev turşusu olmalıdır.

Gece yatmadan önce

- 10-15 adet badem veya fındık veya 3 adet ceviz içi

Beslenme programını uygularken aklınızda bulunsun

- Bu liste, günlük beslenme için kılavuz listedir.
- Öğlen ve akşam öğünlerini değiştirebilirsiniz.
- Her gün çocuğunuza yeteri kadar su içirmelisiniz. İdrar rengi berrak ve su rengi olmalıdır.
- Her türlü baharatı tüketilebilir. Serbest ve faydalıdır.
- Acı yemesi son derece faydalıdır. Ne kadar acı olursa o kadar iyi. Çocuğunuzu acı yemeye alıştırınız.
- Şekersiz olmak kaydıyla, istediği kadar çay, kahve, bitki çayı içilebilir. Kahvenin içine süt tozu, süt ya da krema kesinlikle eklenmemeli, üçü bir arada gibi ürünler kullanılmamalıdır.
- Listede bulunmayan hiçbir gıda tüketilmemelidir.

DÖRDÜNCÜ BÖLÜM

FORMA GİR

"Gelecekte doktorlar ilaç vermek yerine, hastalarının diyeti ve hastalıkların önlenmesi ile ilgilenecekler."
Thomas Edison

Hazır mısınız?

Sağlıklı bir yaşama adım atmaya, kendinizi dinç ve formda hissetmek için beslenmenizde, yaşam tarzınızda köklü bir değişime hazır mısınız? Size mucizelerden bahsetmeyeceğim. Karşınıza "Goji meyvesi yiyin beş günde beş kilo verin" gibi bir formülle falan çıkmayacağım. Size bu bölümde önereceğim kürler de ancak doğru bir beslenme modelinin destekleyici bir parçası olabilir. Basit formüllerle zayıflayacağınızı vaat edenlerden lütfen uzak durun.

Özellikle kilo verme söz konusu olduğunda maalesef herkes bir mucizenin peşinde. Ama dikkatli olun, zayıflama öyle suiistimale açık bir alan ki ve üstünden öyle büyük paralar kazanılıyor ki! Hem de sağlığınız, hayatınız pahasına. Sözüm ona diyet, kalorisi, yağı azaltılmış yiyecekler; sizi birkaç seansta iki beden inceleteceklerini vadeden güzellik merkezleri; internette satılan, kullananı öldüren ilaçlar... Eğer bir sihirden bahsedeceksek, bu tek bir hap veya bir bitki değil, akılcı seçimler yapmaktır. Üstelik bu akılcı seçimler sayesinde sadece doğru kilonuza ulaşmakla kalmayacak aynı zamanda diyabete, kansere ve depresyona karşı da korunmuş olacaksınız.

Bu bölümde size, sizi uzun süre tok tutacak, kan şekerinizde dalgalanmalara yol açmayacak bir beslenme sisteminin nasıl olması gerektiğini anlatacağım.

Bir not: Maalesef tıp eğitiminde ilaç kullanmadan hastalığın seyrini değiştirecek araştırmaların yeri yoktur. Aynı şey kilo problemi ve obezite için de geçerli. Mesela obezitenin semptomlarını tedavi edecek bir hap geliştirmek için onlarca, yüzlerce çalışma devam etmekte, bu çalışmalara milyonlarca dolar harcanmaktadır. Keşke bu paralar, bunca emek insanlara nasıl besleneceklerini, nasıl daha sağlıklı olacaklarını öğretmek için sarf edilse...

Kime göre güzel?

Ancak ilk ve en önemli adım düşünce şeklinizi değiştirmekten geçiyor. Pek çok kadın, 36 beden bir pantolonun içine giremezse yeterince çekici olmadığına inanıyor!

Hâlbuki güzellik kiloyla ilgili değildir. Asıl çekicilik zihni açık tutmakta, iyilikte ve sağlıktadır. Sağlıklı ve dinç olduğunuzda öyle bir yaşam enerjisi saçarsınız ki herkes sizin çevrenizde olmak ister.

Güzellik anlayışının zayıflıkla özdeşleştirilmesi geçen yüzyılla başlayan bir kavramdır. Eski çağlarda kilo ve kıvrımlar çok makbuldü. Bugün şişman olarak nitelendirilebilecek olan Boticelli'nin çizdiği kadınlar, 15. yüzyılın güzellik anlayışına çok iyi bir örnektir. Fazla kilolar asalet ve zenginlik sembolüydü. Sıradan insanlar ancak hayatta kalacak kadar yemek bulurken kilolu olmak arzu edilen, istenilen bir şeydi. Yavaş yavaş değişen güzellik kavramı ile zayıflık, kadınların psikolojisini, hatta sağlıklarını riske atacak derecede yüceltildi.

Bir defasında bir sigara markasının 1925 yılına ait bir reklam afişine rastladım. Reklamın sloganını okuyunca şok geçirdim: "Tatlı yerine bir sigaraya uzan." Düşünün zayıflama sevdasına sigara içmeye bile özendiriliyorsunuz. Bu düşünce bugün hâlâ geçerlidir. Kilo almamak için iştahını bastırsın diye sigara içmeye devam eden pek çok hasta gördüm. Tabii bir de zayıflamak için akla hayale gelmeyecek şeyler yapanlar da var.

Dünyanın en zengin armatörlerinden Aristotle Onassis'i hatırlarsınız. Öldüğünde tüm serveti kızı Christina Onassis'e kalmıştı. Seneler önce, gazetelerde Christina Onassis'in zayıflamak için yattığı klinikte çekilmiş fotoğraflarını görmüştüm. Yemek yemesin diye çenesi tellerle bağlanmış bir halde!

Devamlı kilolarıyla boğuşan ve bunun için akla hayale gelmedik şeyler yapan bu genç kadının 1988'de henüz 38 yaşındayken kalp krizinden ölmesi hiç şaşırtıcı değil.

Zayıflamak isteyen hastalarıma da hep söylüyorum: Her vücut kendi kilosunu bulur, esas olan sağlıklı olmaktır. **Siz sağlıklı beslendiğinizde, vücudunuza ihtiyacı olanı verdiğinizde o zaten kendi doğru kilosunu bulacaktır.** Herkes farklıdır. Vücut kitle endeksi ya da kilo-boy oranı gibi formüllerle insanlara kaç kilo olmaları gerektiğini söyleyemezsiniz. Herkes biricik ve tektir.

Başarısızlığın kısır döngüsünde

Şimdi aydınlatmamız gereken bir konu daha var: Kilo verme konusunda neden başarıya ulaşamıyoruz? Yukarıda öncelikle gerçekçi olmayan beklentilerden kurtulmanızı söyledim. Sağlığınız pahasına size empoze edilen güzellik kavramına da kulak asmamanız gerekiyor. Sağlıklı, dinç ve formda olmak önceliğiniz olmalı. Dikkat edin sıska olmak değil, formda olmak diyorum! Formda olmanın ölçüsü tartının üstünde gördüğünüz rakam değildir.

Gelelim başarıya bir türlü ulaşamayan zayıflama denemelerine: Bir dönem zayıflasanız bile verdiğiniz kilonun daha da fazlasını geri alıyorsunuz değil mi? Öncelikle hiç kimse bir kibrit kutusu peynir, yağsız bir salata ve bir parça tavuk yiyerek hayatını geçiremez. Aç kalarak tabii kilo verirsiniz. Ama hayatınız boyunca aç yaşayamayacağınıza göre rejimi bıraktığınız an tekrar ilk başta şişmanlamanıza neden olan yanlış seçimlere geri dönersiniz. Bu yüzden de zayıflama rejimi yapmayı bırakmalı ve yaşam boyu sürdürülebilecek bir sağlıklı beslenme planı benimsemelisiniz. Bu da ancak yiyeceklerin vücudunuzda yarattığı mekanizmaların bilincine varmakla mümkün olur.

Yedikçe yiyesiniz gelir

Sıcak ekmeğin kokusunu duyduğunuzda nasıl baştan çıktığınızı düşünün. Yemeye başladığınızda da bir türlü kendinizi tutamazsınız. Ya da önünüze koca bir tabak fırından yeni çıkmış kurabiye ya da börek konduğunu hayal edin. Yine bir tek kurabiye ya da ufak bir dilim börekle yetinmek çok zordur. Yedikçe daha fazla yemek istersiniz. Bir oturuşta yarım tepsi börek yiyen çok gördüm. Neden? Çünkü unlu gıdalar bağımlılık yapar! Üstelik, basit karbonhidrat dediğimiz bu gruptaki yiyecekler insülin, yani kan şekeri seviyenizin bir anda fırlamasına sonra da aynı hızla düşmesine neden olurlar. Tıka basa doysanız bile bir-iki saat içinde hiçbir şey yememiş gibi acıkırsınız. Bu bir kısırdöngü şeklinde sürer gider.

Kısırdöngüden çıkmanın tek ve mutlak yolu basit karbonhidratları yaşamınızdan çıkarmaktır. Tüm hastalarıma "Ekmeğe, böreğe, çöreğe veda edeceksiniz " dediğimde "Ben ekmeksiz yapamam diyorlar." Ama onlara "Bir daha hiç domates ya da elma yemeyeceksiniz" desem hemen kabul ederler. Kan şekerini aniden yükselten yiyecekler sizde bağımlılık yapar. Ama sadece on gün glisemik indeksi düşük gıdalarla beslenmek bile bu kısır döngüyü kırmaya yeterlidir. Biraz sonra anlatacağım gibi bu süreçte değişen bağırsak floranız da son derece önemli rol oynar.

"Besinsiz kalacağım!"

Buğday ve tahıl ürünlerini tamamen kesmelerini söylediğimde insanların dehşete düşmesinin tek nedeni sadece bağımlılık değil tabii ki. Bu ürünlerden aldıkları vitaminlerin başka bir hiçbir şeyde olmadığı konusunda senelerdir beyinlerinin yıkanmış olması da önemli bir faktör. Önce gelin bu önyargıyı bilimle çürütelim. Tahıllar neden baş üstünde tutuluyor? B vitamini açısından zengin bir besin kaynağı oldukları için. Peki, gerçekten öyle mi? Mesela 100 gram tam buğday unu 44 mcg folik asit içerir, ama 100 gram kuzu ciğeri yediğinizde 400 mcg folik asit alırsınız. Aynı miktarda taze fasulyenin içinde ise bu miktar 658 mcg'a fırlar. Tam buğday unundaki B3 vitamini (niasin) ve B1 vitamini, susam ve keten tohumunda kat be kat fazla miktarda bulunur. Yani buğday ve tahıl ürünlerini kestiğinizde besinsiz falan kalmaz, aksine sağlığınız ve kilo kontrolü adına dev bir adım atmış olursunuz!

Bu arada, buğdayın içerdiği vitaminler, buğdayın kabuğunda yer alır. Sizin tükettiğiniz katkı maddesi dolu unlarda ise, buğdayın kabuğundan eser yoktur. Yani, yukarıda yazdığım miktarları da alamazsınız.

Yağ yemek değil, şeker yemek yağlandırır!

Senelerdir söylenenin aksine diyetinizden yağı çıkarmak sağlık için son derece tehlikelidir. Yağ tok tutar ve zayıflamaya yardımcı olur, kaliteli ve yüksek enerji verir. Siz diyetinizden yağı çıkardıkça onun yerine daha çok karbonhidrat tüketmeye başlarsınız. Yukarıda size karbonhidratların nasıl kan şekerinde ani dalgalanmalara neden olduğunu anlattım. Hücre duvarlarının ana bileşenlerinden biri doymuş yağdır. İnsanları yağdan korkutmak, onları sağlıklı vücut fonksiyonları için elzem bir besin maddesinden mahrum bırakmak tam anlamıyla bir zalimliktir.

Bu arada yağsız diye satılan ürünlerin içine doldurulan katkı maddelerini, tatlandırıcıları hatta şekeri unutmayın. Diyelim ki tamamen yağsız bir salata sosu aldınız. Büyük marketlerde böyle 'diyet mucizeleri' satılıyor. O yağsız sosun içinde ne kadar çok şeker ve katkı maddesi olduğunu bilmeden salatanızın üstüne bol bol döktünüz. İşte, bir sağlık mucizesi olacak salatanın büyük bir beslenme hatasına dönüşmesinin hikâyesi! Bu işlenmiş çöp gıdaları kullanacağınıza, salatanıza bolca zeytinyağı ve sirke koysanıza.

Maalesef insanlar hâlâ yağın kendilerini daha da çok yağlandıracağını düşünülüyorlar. Buna inandırılmışlar. Tamamen yanlış. Yağ vücudun metabolik faaliyetleri için elzemdir. Yağ sizi tok tutar. Üstelik insülin değerlerinde kan şekerinde oynamalara neden olmaz, çünkü glisemik indeksi sıfırdır.

İnsülin hormonunun en önemli özelliklerinden birinin ne olduğunu biliyor musunuz? Yağ yapmak. Karbonhidrat yediğinizde, kan şekeriniz hızla yükselir, bunun üzerine pankreastan bol miktarda insülin salgılanır ve insülin kan şekerini düşürürken bir yandan da yağ yapımını uyarır. Yani insülin hormonundaki dalgalanmalar size yağlanma ve fazla kilolar olarak geri döner.

Doymuş yağlardan korkmayın!

Bu arada onlarca yıldır devam eden, doymuş yağların zararlı olduğuna dair saçmalığa da bir son vermenin zamanı geldi de geçiyor! Et, yumurta, peynir, krema, ceviz, tereyağı gibi doymuş yağ içeren besinlerin zararlı olduğu külliyen yalan. *British Journal*'da 2015 yılında yayınlanan ve birçok araştırmanın bulguları göz önüne alınarak yapılan bir çalışmada,[83] yüksek miktarda doymuş yağ içeren bir diyetle kalp hastalıkları, inme ve diyabet gibi sağlık sorunları arasında herhangi bir ilişki bulunamadığı sonucuna varıldı. Yani

83 *"Intake of saturated and trans unsaturated fatty acids and risk of all cause mortality, cardiovascular disease, and type 2 diabetes: systematic review and meta-analysis of observational studies" British Journal August 2015; 351 doi: http://dx.doi.org/10.1136/bmj.h3978.*

senelerdir kandırılmışız. Bu yağlar değil zararlı olmak aksine son derece faydalı ve gereklidirler.

Ama doymuş yağları trans yağlarla karıştırmayın lütfen. Doğada bulunmayan moleküler yapılara sahip olan, laboratuvarlarda yaratılan bu mutant yağlar sağlık için son derece tehlikelidir. Kalp sağlığını koruduğu iddiasıyla hayatımıza giren bu margarinler ve türevleri kesinlikle sağlıklı bir diyetin parçası olamazlar. İçine zeytinyağı da koysalar, omega-3 de ekleseler olmaz, olamaz! Hatta trans yağlar kalp krizine bağlı ölüm riskini %30 oranında artırıyor. Birçok kişi, hatta maalesef birçok uzman hâlâ trans yağlarla sağlıklı doymuş yağları karıştırıyor. Rafine yağları yemeyeceksiniz, yani margarin, ayçiçek yağı, fındık yağı, mısırözü yağı, kanola yağı, hatta riviera zeytinyağı gibi yağlar yasak! Sadece saf sızma zeytinyağı, tereyağı ve hayvansal doğal yağlar yenebilir.

Tek bir cümleyle toparlayacak olursak: Karbonhidratlar ve şeker size yağ olarak geri dönerken, doğada oldukları halleriyle sağlıklı yağlar, yani zeytinyağı, tereyağı ve hayvansal yağlar sizi yağlanmaktan ve daha ötesi birçok hastalıktan korurlar. Nokta.

Damarları kolesterol değil şeker tıkar!

Hayvansal proteinler ve sağlıklı yağlar sizi tok tutan, insülin değerlerinizde oynamaya neden olmayan harika besinlerdir. Yağın ve hayvansal protein kaynaklarının glisemik indeksinin sıfır olduğunu söylemiştim. Yağ yiyin derken, tabii margarin gibi trans yağlardan bahsetmiyorum! Söz konusu olan halis tereyağı, saf sızma zeytinyağı, kırmızı etten, balıktan gelen yağlardır.

Bu değerli besinleri yasaklamak ya da sizi ancak az yağlı bir diyetle kilo verebileceğinize inandırmak tam anlamıyla bir saçmalıktır. Tabii bir de şu soruyu sormalı: Market rafları her yiyeceğin yağsızı ya da az yağlısı ile dolu olan Amerikalılar neden zayıflamak yerine giderek şişmanlıyor?

Efendim neymiş hayvansal yağlar, et yemeyecekmişiz çünkü bunlar kolesterolün yükselmesine neden olur ve damarları tıkarmış! Aslen bu, yeni bilimsel bulguların ışığında tekrar gözden geçirilmemiş ve hiç sorgulanmadan doğru bellenmiş bir yaklaşımdır.

Aynı mantıkla tam yağlı süt ürünleri de zararlı addedilir. Neden? Çünkü süt, krema ve peynir bol miktarda doymuş yağ içerir. Bu yüzden herkese hatta çocuklara bile az yağlı peynir, az yağlı süt içirilmesi tavsiye edilir. Ama kapsamlı bir araştırmanın sonuçları bunun tam aksini söylüyor. İngiltere'de 400.000'den fazla erkek ve kadın üzerinde birkaç yıl boyunca yürütülen çalışmadan[84] elde edilen veriler, tam yağlı süt ürünlerini çok tüketenler arasında kalp krizi ve inme geçirenlerin sayısının daha az olduğunu gösteriyordu. Ayrıca tam 12 yıl süren bir İsveç araştırmasının[85] sonuçları da bu bulguyu destekler nitelikte. Yani, yağlı yemek, kalp hastalığına neden olmamış, tam tersine kalp hastalığından korumuş.

Sütten yağı alın geriye şeker kalır

Görüldüğü üzere, yağsız diyet furyasının en çok rağbet gören mamullerinden biri hiç kuşkusuz süttür. Herkes light süt içiyor. Neymiş efendim, yağı azaltıp zayıflayacaklarmış. Ama gerçek bunun tam tersi. Senelerdir işin uzmanları tarafından empoze edilen yağ fobisinin sonuçları bunlar. Bir diyetisyene gittiğiniz-

---

84 *"Milk drinking, ischaemic heart disease and ischaemic stroke II. Evidence from cohort studies." Elwood, P. C., J. E. Pickering, J. Hughes, A. M. Fehily, and A. R. Ness, Eur. J. Clin. Nutr. 2009 58:718-724.*
85 *"High dairy fat intake related to less central obesity: A male cohort study with 12 year's follow-up" Holmberg S Scand J Prim Health Care. 2013 Jan 15.*

de de size diyet süt içmenizi tavsiye edecektir. Her şeyden önce kutularda satılan süt, süt değildir. Eğer içecekseniz ya günlük süt için ya da sütünüzü güvendiğiniz bir sütçüden satın alın. Sakın ha kaynatıp da yağını falan almaya da kalmayın. Yağı tamamen alınmış ya azaltılmış sütlerle ilgili pek kimsenin bilmediği şey şu: Bu sütlerin yağı azaldıkça şeker yoğunluğu da artar. Yani süt ne kadar yağsızsa şeker oranı da o kadar yüksektir. Şeker ise sağlığın en büyük düşmanıdır.

Herkes yağı, kolesterolü suçlayadursun, damarları asıl tıkayan şekerdir. Tabii glisemik indeksi son derece yüksek olan buğday, buğdaydan yapılan tüm yiyecekler ve tahılların da vücut tarafından şeker gibi algılandığını unutmayın. Diyelim ki, şeker ya da bir dilim ekmek yediniz. Şeker vücutta parçalandı ve glikoz ile früktoza dönüştü. Glikoz hemen hücrelere gider ve enerji olarak kullanılır. Früktoz ise karaciğere giderek trigliseride dönüşür. Karaciğerin yağlanmasından da damarların tıkanmasından da trigliserid sorumludur.

Kolesterol olmadan olmaz

Şekerin başlattığı bu mekanizmada kolesterolün rolü nedir biliyor musunuz? Tamir etmek! Senelerdir bize yasaklanan besinlerdeki kolesterol, vücutta herhangi bir yara ya da enflamasyon oluştuğunda onarmak için hemen oraya koşan değerli bir maddedir. Önemi bununla sınırlı değil, hücre duvarının yapıtaşlarından biridir, hormonların yapımında rol oynar ve beynin %40'ı bu değerli maddeden oluşur. Onsuz iyi düşünemeyiz, hafızamız, zihnimiz bulanır. Uzun lafın kısası; beyin hücreleri ve bütün sinir lifleri tarafından kullanılan son derece elzem bu yapıtaşı, yani kolesterol olmadan yaşamak mümkün değildir!

Damarlarda, plakların içinde kolesterole rastlanmasının nedeni çok açık değil mi? Kolesterol onarmak için oradadır. Aynı suç mahallinden geçerken yakalanıp katil zanlısı olarak tutuklanan masum biri misali, damarları tıkayan suçlu olarak ilan edilir kolesterol... Asıl katil şekerdir, buğdaydır, ekmektir ama suç kolesterolün üzerine yıkılır.

Eğer yağ ve yağdan gelen kolesterol bu kadar zararlıysa, obezite ile mücadele için yüksek miktarda doymuş yağ içeren, ama basit karbonhidrat oranı düşük diyetlerin sonuçları neden bu kadar başarılı oluyor? Ben bizzat hastalarımda böyle bir diyetin etkilerini yakından gözlemliyorum. Ekmek, patates, pasta, kurabiye, şeker ve şekerli içecekleri hayatlarından çıkarır çıkarmaz kilo vermeye başlıyorlar, kendilerini hiç olmadığı kadar dinç hissettiklerini söylüyorlar. Üstelik sağlıklı yağlar açısından zengin olan bu beslenme modelinin, kolesterolü yükselttiği iddia ediliyor. Peki, eğer durum böyleyse hastaların kan değerlerinde neden böyle bir değişim gözlenmiyor?

Kalori sayarak yaşanmaz!

Hâlâ hastalarına kalori hesabı reçeteler veren diyetisyenler var. Önemli olan bir yiyeceğin kalorisi değil vücuttaki, metabolik faaliyetlerdeki etkisidir. Başka bir deyişle her kalori aynı değildir. Diyelim ki ağzınıza birkaç şeker ya da birkaç tane cips attınız. En büyük diyet yanlışlarından biri, şeker ya da cipsten aldığınız 70 kalori ile bir parça tavuk ya da yumurtadan aldığınız 70 kaloriyle bir tutmaktır. Biri kandaki insülin seviyesini artırarak daha da acıkmanıza ve bu kalorilerin yağ olarak depolanmasına neden olan bir süreci başlatırken, diğeri kan şekerinizi dengeler ve sizi uzun süre tok tutar.

Bir tabak brokoli bir parça gofrete karşı

Ya da brokoliden aldığınız 70 kaloriyi, bir ısırık gofretten alınan 70 kaloriyle bir tutmak akıl kârı mı? Öncelikle koca bir tabak brokolinin karşısında sadece bir adet bile değil, olsa olsa bir ısırık gofret duruyor. Biri fitobesinler, probiyotiklerinizi besleyen lifler, kanserle savaşan kimyasallar içeriyor, diğerinin mahareti ise kan şekerinizi fırlatıp sizi hasta etmesi.

Şimdi de dilerseniz diyetisyenlerin önerdiği klasik bir kahvaltının vücudunuzda yarattığı etkiye bir göz atalım:

Sabah kahvaltıda yarım yağlı ya da yağsız peyniri iki dilim tam buğday ekmeğinin içine koydunuz ve bir tost yaptınız. Ekmeğin sizi tok tutacağını düşünüyorsanız yanılıyorsunuz. Maalesef size bu kahvaltıyı öneren diyetisyen de yanılıyor. Böyle bir kahvaltıdan yaklaşık 90 dakika sonra kan şekeriniz fırlar, çünkü buğdayın glisemik indeksi çok yüksektir, kan şekerini hızla yükseltir. Buna inanmakta zorlananlar, gidip kan şekerlerini ölçtürebilirler.

Günün ilk öğününden yaklaşık bir buçuk saat sonra fırlayan kan şekeri, pankreastan yüksek miktarda insülin salgılanmasına neden olur. Bir yarım saat daha geçtiğinde bu defa da kan şekeri insülin nedeniyle bir anda düşüverir.

Yani kahvaltıdan iki saat sonra yine acıkırsınız, hatta açlıktan eliniz ayağınız kesilmeye başlar. Bunun üzerine size tekrar ara öğün verirler. Bu beslenme şeklinin sonu, obezite ve diyabettir.

Ama siz aynı kahvaltıda bol tereyağına iki yumurta kırıp yeseniz, saatler geçse de acıkmazsınız. Yağ ve protein kombinasyonu sizi tok tutar. Neden?

Çünkü yağın da proteinin de glisemik indeksi sıfırdır ve kan şekerinizde dalgalanmalara neden olmaz. Üstelik, yağın enerji miktarı yüksek olduğu için, size gün boyu yetecek enerjiyi de verir.

GLİSEMİK İNDEKS TABLOSU[86]

Aşağıda belli başlı yiyeceklerin kan şekeri üstündeki etkisi, yani glisemik değerleri yer alıyor.

- Kırmızı et → 0
- Tavuk → 0
- Balık → 0
- Yumurta → 0
- Tereyağı → 0
- Zeytinyağı → 0
- Sosis → 28
- Beyaz ekmek → 69
- Tam buğday ekmeği → 72
- Karabuğday → 51
- Pilav → 72
- Makarna → 50
- Mısır → 59
- Kahvaltılık gevrek → 75
- Müsli → 66
- Bisküvi → 69
- Bakla → 79
- Bezelye → 51
- Havuç → 92
- Patates → 70
- Domates → 38
- Ispanak → 0
- Mantar → 0
- Brokoli → 0

86 *"Glycemic index of foods: a physiological basis for carbohydrate exchange" Jenkins DJ, Wolever TM, Taylor RH, Barker H, Fielden H, Baldwin JM, Bowling AC, Newman HC, Jenkins AL, Goff DV., Am J Clin Nutr.* 1981 Mar;34(3):362-6.

- Lahana → 0
- Kuru fasulye → 40
- Börülce → 29
- Soya fasulyesi → 15
- Mercimek → 29
- Elma → 39
- Muz → 62
- Portakal → 40
- Portakal suyu → 46
- Greyfurt → 25
- Üzüm → 64
- Şeftali → 42
- Karpuz → 72
- Badem → 0
- Ceviz → 0
- Fındık → 0
- Çay şekeri → 59 • Glikoz şekeri → 100
- Dondurma → 36
- Tam yağlı süt → 34
- Yoğurt → 36
- Bal → 87
- Mars çikolata → 68
- Domates çorbası → 38

Tehlikeli tuzaklar ve 'mucizeler'

Sağlıklı bir şekilde zayıflamanın koşullarından biri yavaş kilo vermektir. Burada bir rakam telaffuz etmek çok doğru değil. Çünkü bu rakam kişinin ağırlığına, bünyesine, yaşına, cinsiyetine göre değişir. Ama basit bir ölçek olarak, kişinin ağırlığının

%5'ini bir ayda vermesi normaldir, diyebiliriz. Yani 70 kg. ağırlığında bir insan için, ayda 3,5 kg. ağırlık kaybı sağlıklı bir kilo verme hızıdır.

Eğer bu rakamın üstüne çıkarsanız vücut bir süre sonra kendisini alarm moduna alacaktır. Çünkü bir kıtlık durumuyla karşı karşıya olduğunu varsayacak ve kendisini korumak için metabolizmayı yavaşlatacaktır. Ama siz vücudunuzun sinyallerine kulak tıkar ve yaşamak için ihtiyacınız olan miktarın altında beslenmeye devam ederseniz sizi bekleyen başka tehlikeler de olduğunu belirtmekte fayda var. Zaman içinde bağışıklık sisteminizin çökmesi kaçınılmazdır. Siz tartının üstünde giderek hafiflediğinizi görerek sevinseniz de maalesef eriyen, yok olan sadece yağlarınız değil sağlığınızdır da. Böyle bir 'diyeti' haftalar, aylar boyu sürdürmek vücudunuza kalıcı zararlar verir. Zaten bu yeni bir bilgi değil, akıl ve mantığını kenara bırakmadan, mesleğini hakkıyla icra eden beslenme uzmanlarının onlarca yıldır bildiği söylediği şeyleri bir kez daha hatırlatıyorum. Ama tabii aklını, mantığını ve tabii hastasının sağlığını bir kenara koyan gözünü para bürümüş 'uzmanlar' da var. Zayıflama kamplarında aç biilaç koşturuyorlar insanları. Hatta bazen ölen bile oluyor.

1970'lerde böyle düşük kalorili diyetler Almanya'da çok popülerdi. Hatta bu diyetlere 'null' diyeti deniyordu. Null Almancada sıfır anlamına geliyor. Alman hükümeti şişmanlığın beraberinde pek çok hastalık getirdiğini ve bunun devlet bütçesine ağır bir yük olduğunu fark ediyor. Kalp ve damar hastalıklarını azaltmayı hedefleyerek, kilolu vatandaşları sigorta kapsamında senede bir defa zayıflama kamplarına gönderiyorlar. Kırsaldaki bu kamplarda obez hastalara ölmeyecek kadar yiyecek verip, bütün gün dağ tepe yürütüp duruyorlar. Hastalar kısa zamanda son derece hızlı kilo veriyorlar. Ama sonra bu hızlı kilo veren insanlar arasında kalp krizine bağlı ani ölümlerin artığı görülüyor. Kısa sürede hızlı kilo vermek, ani kalp ölümlerine yol açar. Bunun üzerine Almanlar bu zayıflama yönteminden vazgeçiyorlar. Ama maalesef dünyada da, ülkemizde de hâlâ bazı merkezlerde bu insanlık dışı zayıflama metodu uygulanmaya devam ediliyor.

Mide ameliyatlarının karanlık yüzü

Konunun başında da altını çizdiğim gibi maalesef herkes mucizelerin peşinde koşuyor. Bir hap çıksın içip zayıflayalım. Börek, çörekten vazgeçmeyelim ama kilo verelim. İnsanların başına ne geliyorsa işte bu 'mucizelerden' geliyor zaten!

Söz konusu mucizelerden biri de mide ameliyatları. Kilolu hastalarına mide ameliyatı öneren cerrahlar beslenme ve diyetle ilgili en temel kuralı görmezden gelmeyi tercih ediyorlar. Onların üç maymunu oynamak konusundaki ısrarlarının sonuçları ise tek kelimeyle ölümcül. Bir insanın midesinin içine ister bir balon yerleştirin, ister midenin bir kısmını alın yani bu ameliyatlar ne kadar 'ileri teknoloji' olurlarsa olsunlar, son derece tehlikeli oldukları[87] gerçeğini değiştirmiyor.

Bizim ancak ameliyat sırasında ölenlerden haberimiz oluyor. Peki ya böylesi bir ameliyatın üstünden altı ay ya da bir yıl, hatta seneler geçtikten sonra ölenler? Bu ölümler ameliyatla ilişkilendirilmediği için de tehlikenin ne kadar büyük olduğunu kimse farkında değil. Peki, tıp okumuş bir cerrahın, misal bu operasyonu uyguladıktan sonraki birkaç ayda 40-50 kilo veren bir hastası kalp krizinden öldüğünde, bu krizin hızlı kilo verme sonucu meydana geldiği hiç mi aklına gelmez?

87 *"Weight Change and Health Outcomes at 3 Years After Bariatric Surgery Among Individuals With Severe Obesity" Anita P. Courcoulas, Nicholas J. Christian, Steven H. Belle, American Medical Association, Aralık 2013 Vol 310 No.22, 2416-2425.*

Cerrahların hepsi de aynı replikleri söyleyip duruyor: "Obez bir hastaydı, şeker ve yüksek tansiyon yüzünden ölüm riski çok fazlaydı, bu ameliyatla ona bir şans verdik." Bu cümleyi çözümlersek şöyle bir şey çıkar: "Bu haliyle belki 10 sene daha yaşayabilecek bir hastayı 1 senede öldürdük" ya da "Doğru yöntemlerle zayıflasa sağlıklı bir yaşam sürmeye aday birini kaybettik".

Hadi diyelim bu ameliyatı oldunuz, bir güzel zayıfladınız ve en önemlisi hayatta kalmayı da başardınız. Ama lütfen vücudunuzun uzun süre besinsiz kalmasının acısının bir gün bir şekilde mutlaka çıkacağını unutmayın!

Tatlandırıcılar kanser yapar!

Sağlıklı bir şey yaptığını düşünerek, şekeri hayatlarından çıkarıp onun yerine kimyasal bir zehir olan tatlandırıcıları kullanan birçok insan tanıyorum. Sakın! Bir zehir yerine başka bir zehri koymayın! Nedenini detaylı bir şekilde anlatmaya çalışacağım. Umarım korkutucu gerçekleri öğrendiğinizde bu zehirlerden uzak durursunuz.

Karşımıza birçok farklı marka, birçok farklı isimle çıkan bu tatlandırıcıların arkasında aspartam adlı bir kimyasal madde vardır. 1965 yılında ülsere karşı bir ilaç geliştirmek için çalışan bir kimyager tarafından tesadüfen bulunan bu kimyasal bileşimin yiyecek endüstrisinde kullanılması 1981 yılına rastlar. Aslında ilk onay 1974 yılında alınmış olsa da, bir grup bilim insanının bu kimyasal bileşimin zararları konusundaki tepkileri yüzünden, süreç askıya alındı. Maalesef iznin dondurulmasından yedi sene sonra aspartam yiyeceklerin, iki sene sonra da gazlı içeceklerin içinde kullanılmaya başlandı. Zehri yiyeceklere sokmak için gerekli izinler alınmıştı!

Üstünde şekersiz yazan ama yine de tatlı olan her şeyin içinde karşımıza çıkan bu kimyasal zehir kısa vadede mide bulantısı, baş dönmesi, unutkanlık, halsizlik, çarpıntı, eklem ağrıları gibi semptomlara yol açıyor. Bu zehirle ilişkilendirilen hastalıklar[88, 89] çok daha korkutucu: Beyin tümörleri[90], epilepsi, kronik halsizlik sendromu, diyabet, MS, Alzheimer, Parkinson hastalığı ve lenf bezi kanserleri[91].

"Böcek ilacı yapıyorduk tatlandırıcı oldu"

Sonra 1998'de tamamen doğal olduğu iddiasıyla hayatımıza giren başka bir marka ortaya çıktı: Splenda. 1976 yılında bir böcek ilacı geliştirmek için yola çıkan kimyagerlerin keşfettiği bu sağlıklı alternatife de bir göz atalım dilerseniz. Çıkış noktası gerçek şeker molekülü olsa da laboratuvarlarda vücudumuzun tanımadığı, sucralose adında kimyasal bir moleküle dönüşen bu maddenin hiç de güvenli olmadığını gösteren birçok çalışma var. Araştırmalar[92] "Şekerden yapılan ve şeker tadındaki" cümlesiyle pazarlanan ve market raflarındaki binlerce ürünün içinde bulunan bu maddenin kanser yaptığını gösteriyor! Onu kullanarak zayıflayacağınız da külliyen yalan, çünkü şeker olmasa bile kandaki insülin değerlerini fırlattığı için daha çok acıkmanıza neden oluyor ve diyabet riskini artırıyor.

---

88 *"Aspartame: a safety evaluation based on current use levels, regulations, and toxicological and epidemiological studies" Magnuson BA, Burdock GA, Doull J, Kroes RM, Marsh GM, Crit Rev Toxicol. 2007;37(8):629-72743.*

89 *Opinion on a request from the European Commission related to the 2nd ERF carcinogenicity study on aspartame" European Food Safety Authority, April 13, 2010.*

90 *"Increasing brain cancer rates: is there a link to aspartame?" Olney JW. Farber NB, Spitznagel E, Robins LN. J Neuropathol Experimental Neurol. 1996:55:1115-1123.*

91 *"Artificial sweeteners and cancer" National Cancer Institute, April 8, 2014, ww.cancer.gov/cancertopics/factsheet/Risk/artificial-sweeteners.*

92 *"Sucralose Affects Glycemic and Hormonal Responses to an Oral Glucose Load" M. Yanina Pepino, Courtney D. Tiemann, Diabetes Care 2014; 37:e149, doi: 10.2337/dc12-2221.*

Şu an piyasada satılan tatlandırıcılar içinde en güvenli olan Güney Amerika'da yetişen bir bitkiden elde edilen ekstre gibi görünüyor. Ama unutmayın, şekere olan bağımlılığınızdan kurtulmanın tek yolu hepsinden uzak durmaktan geçiyor. Damak tadınızı eğitmek, şekere olan bağımlılığı yenmek önerdiğim beslenme modeli ile mümkün. Şekere alternatif aramak yerine buna odaklanmak gerektiğine inanıyorum.

Gizli tuzaklar

Amerika'da şeker oranı düşürülmüş ketçaplar var. Türkiye'de henüz rastlamadım ama eli kulağındadır. Bu şeker oranı düşürülmüş ketçapların içinde ne var biliyor musunuz? Yapay tatlandırıcılar. **Sağlığınız için daha iyi, yenilikçi bir ürün çıkarmış gibi bir algı yaratıp, yerine bin beter bir malzeme ekliyorlar.** Pes artık! Bunları neden anlatıyorum? Çünkü endüstriyel gıdalar ve muhteviyatları içinden çıkılmaz karanlık bir labirent gibidir. Sağlıklı bir yaşam istiyorsanız hepsinden uzak duracaksınız.

Bir de şeker molekülünden yola çıkarak yaratılan ama en sonunda kimyasal bir tatlandırıcıya dönüşen maddeler var. Bunların maharetleri şekere kıyasla kalorilerinin çok daha düşük olması, bir de neymiş efendim, dişleri çürütmüyorlarmış. Dişleriniz çürümüyor ama sağlığınız elden gidiyor. Bu kimyasallarla ilişkilendirilen sağlık sorunlarıyla boğuşuyorsunuz ama inci gibi dişleriniz var.

Kara mizah gibi! Sakızlarda, şekerlemelerde, diyabet için geliştirilen sizi daha ileri derecede diyabet hastası yapan reçeller, bisküvilerde, hatta ağız gargaralarında ve öksürük şuruplarında karşımıza çıkan bu maddeler etiketlerde şu isimlerle yer alıyor: **Maltitol** ya da **maltitol** şurubu, **Sorbitol, xylitol** ya da **ksilitol**. Aman dikkat!

TATLI İSTEĞİNİ AZALTAN ÇAY

- 1 tatlı kaşığı rezene
- 1 parça meyankökü
- 1 çubuk tarçın

Bitkileri porselen ya da cam bir bardağa koyun. Üstüne kaynar su ekledikten sonra ağzını kapatın, 5-10 dakika kadar demlendikten sonra için. Günde 3-4 bardak içebilirsiniz.

Probiyotikler: Yeni nesil kilo kontrolü

Bir-iki hafta aklı başında bir diyet yaptıktan sonra canınızın abur cubur istemediğini, eskiden son derece sıkıcı görünen bir salatanın ağzınızı sulandırdığını fark edersiniz.

Gerçekten de proteinden, sağlıklı yağlardan yana zengin bol sebze içeren bir zayıflama programı damak tadınızda büyük bir değişiklik yapar. Birçokları bu durumu, alışkanlıkların değişmesi olarak tanımlar "Salataya, sebze yemeye alıştım da ondan" diye düşünürler.

Asıl gerçek ise bu durumun ardında son derece ilginç bir mekanizmanın yattığıdır: Canınız sağlıklı şeyler çeker, çünkü bağırsak floranız değişmeye başlamıştır. Bağırsak floranızda faydalı bakterilerin sayısı artıkça damak tadınız da değişir.

Bu ilginç mekanizmayı detaylı bir şekilde anlatmak istiyorum. Çünkü yeni nesil kilo kontrolünde probiyotikler giderek daha büyük önem kazanıyor.

Söz konusu dost bakterilerin beyinle devamlı iletişim içinde olduğunu, bağışıklık sisteminin %80'ini kontrol ettiklerini yeni yeni keşfettiğimiz gibi kilo kontrolünde de ne kadar etkili olduklarını son yıllarda fark eder olduk.

Dost bakteriler zayıflatıyor

Her zaman probiyotik zengini beslenmek gerektiğini, sağlıklı olmak istiyorsanız vücudunuzdaki faydalı bakterilere gözünüz gibi bakmanız gerektiğini anlatıyorum. Hatta geleceğin sağlık sisteminin merkezinde de bağırsak florası tahlilleri olacak. Oregon State Üniversitesi'nde 2013 yılında bilimsel yayınların taranmasıyla yapılan çalışma[93] aynı yıl *Science Daily*'de yayınlandı. Araştırmayı yürüten bilim insanları makalede, depresyondan obeziteye birçok sağlık probleminin bağırsaklar ve bağışıklık sistemi arasındaki iletişim problemi ile ilgili olduğunu belirtiyorlar. Üstelik yakın gelecekte sağlık sisteminin önemli bölümünün merkezinde mikrobiyom tahlillerinin olacağını ve bu tahlil sonuçlarına göre sağlıklı bir bağırsak florası yaratmak için probiyotik takviyesine gerek olup olmadığına karar verileceğini öngörüyorlar.

Konumuza geri dönelim. Evet, tekrar ediyorum: Probiyotikler kilo vermenize yardımcı olur. Rejim dahi yapmadan sadece vücudunuzdaki dost bakterilerin sayısını artırarak zayıflayabilirsiniz. Bir ön bilgi olarak sindirim sisteminizde yaklaşık 100 milyar bakteri yaşadığını, bunların da takriben 2-2.5 kilo ağırlığında olduğunu belirtmek istiyorum. 70 kilo civarında birinin vücut ağırlığının yaklaşık %4'ünü oluşturan bu dost kuvvetler ile kilo kontrolü arasında yakın bir ilişki olduğunu kanıtlayan birçok araştırma var. Dilerseniz şimdi bunlara bir göz atalım.

---

93 *"Gut microbes closely linked to proper immune function, other health issues" ScienceDaily, 16 September 2013.*

Bakterilerle kilo kontrolü

Bir çalışma[94] için obez ve normal kilolu insanların bağırsak florası incelendiğinde, obez olanlarda *Firmicutes* adında bir zararlı bakterinin, zayıf olanlara kıyasla; zayıf olanlarda ise bir probiyotik olan *Bacteroidetes* miktarının kilolu olanlara kıyasla çok daha yüksek olduğu gözlenmiş. Kilo problemi olanlarda bolca bulunan *Firmicutes* bakterisinin mahareti ne biliyor musunuz? Şekeri alıp yağa çevirmek konusunda son derece başarılı olması.

Bir başka araştırmada[95] ise obez farelerin bağırsak florasındaki *Firmicutes* bakterisini azaltıp *Bacteroidetes* bakterisi artırıldığında vücut ağırlıklarının %15'i kadar zayıfladıkları gözlenmiş. Hem de diyetlerinde herhangi bir değişiklik yapılmamasına rağmen! Bu mekanizmayı daha basit bir şekilde anlatmaya çalışacağım. İkiz kardeşleri ele alalım. Her ikisi de aynı genetik formasyona sahip olduğu için vücutlarındaki tüm metabolik faaliyetlerin ve kilo almaya olan eğilimlerinin tıpatıp aynı olduğunu varsayabiliriz. Söz konusu ikiz kardeşler aynı yiyecekleri, aynı miktarda yeseler bile bağırsak florasında daha fazla *Firmicutes* bakterisi olan kardeş, *Bacteroidetes* bakterisi çoğunlukta olan kardeşe göre daha kilolu ya da kilo almaya daha fazla eğilimli olacaktır.

Falınızda ne yazılı?

2011 yılında bilim insanları Avrupalı çocukların mikrobiyotası ile Afrika'nın kırsallarında, Burkina Faso isimli bir köyde ya-

94 *Meta-analyses of human gut microbes associated with obesity and IBD, FBES, Federation of European Biochemical Societies William A. Walters, Zech Xu, Rob Knight, Volume 588, Issue 22, 17 November 2014, Pages 4223–4233.*

95 *Intestinal Epithelial Cell Toll-like Receptor 5 Regulates the Intestinal Microbiota to Prevent Low-Grade Inflammation and Metabolic Syndrome in Mice, Gastroenterology, Benoit Chassaing, Ruth E.Ley, Andrew T. Gewirtz, December 2014, Volume 147, Issue 6, Pages: 1363-1377.*

şayan çocukların mikrobiyotasını karşılaştırıyor.[96] Diyetlerinin neredeyse tamamı bitkisel besinlerden oluşan Afrikalı çocukların bağırsak florasında *Bacteroidetes* bakterisinin çoğunlukta, *Firmicutes* bakterisinin ise azınlıkta olduğu görülüyor. Avrupalı çocuklarda ise baskın olan, obezite ve kilo problemi ile ilişkilendirilen *Firmicutes.* Dikkatinizi çekerim, araştırmaya katılan Batılı çocukların herhangi bir kilo problemi yok. Ancak besleyici değeri olmayan, katkı maddeleri ile dolu endüstriyel gıdalar ve şekerle dolu diyetleri bağırsak floralarında öyle bir değişikliğe neden oluyor ki, obezite ve birlikte gelen tüm hastalıklara karşı olan eğilimleri artıyor.

Âdeta sağlıklarının kaderi bağırsak floralarında yazılıyor.

Ama her zaman altını çizdiğim gibi, mikrobiyom statik bir şey değildir. Gerçek besinlerden oluşan bir diyetle birlikte bağırsak floranız da lehinize yönelik bir dönüşüm geçirecektir.

Rejim yapmadan kilo vermek için

Başka bir çalışma[97] ise *Lactobacillus rhamnosus* adında başka bir probiyotiğin kilo vermeye yardımcı olduğunu gösteriyor. 12 hafta boyunca önerilen diyeti uygulayan kadınların bir kısmına besin takviyesi olarak *Lactobacillus rhamnosus* takviyesi veriliyor. 12 hafta sonra diyetleri takviye ile desteklenen kadınların diğer gruba kıyasla daha fazla kilo verdikleri gözleniyor.

---

96 *"Impact of diet in shaping gut microbiata revealed by a comparative study in children from europe and rural Africa" C. Filippo, D.Cvalieri, Proceedings of the National Academy of Sciences of the United States, 101, no. 44, 2010; 14691-96.*

97 *"Effect of Lactobacillus rhamnosus CGMCC1.3724 supplementation on weight loss and maintenance in obese men and women" Marina Sanchez, Christian Darimont, Vicky Drapeau, Shahram Emady-Azar, British Journal of Nutrition, 2013; 1 DOI: 10.1017/S0007114513003875.*

Üç ayın sonunda ise araştırma çok daha çarpıcı bir boyuta taşınıyor. Bu defa kadınların diyetlerindeki tüm kısıtlamalar kalkıyor. Ama probiyotik takviyesi kullanan kadınlar, bunları almaya devam ediyorlar. *Lactobacillus rhamnosus* takviyesi alan kadınların rejim yapmasalar da kilo vermeye devam ettikleri; takviye almayan kadınların ise diyeti bıraktıklarında kilo almaya başladıkları görülüyor.

Özetlemek gerekirse, rejim yaparken kilo vermeyi hızlandıran dost bakteriler siz normal beslenme düzeninize döndüğünüzde de kilo vermeye devam etmenizi sağlıyor!

İştah kontrolünde probiyotikler

Bu da başka bir mekanizmaya dikkat çeken bir bulgu: Probiyotik almaya devam ettiğinizde canınızın istediğini yeseniz de kilo almıyorsunuz. Zaten canınız da kurabiye, şeker falan çekmiyor. Neden? Çünkü dost bakteriler iştahınızı da kontrol altında tutuyor. Aslında bunun arkasında çok basit bir mantık yatıyor. Probiyotikler onları hayatta tutan, onları besleyen yiyecekler istiyorlar. Onların bu hayatta kalma dürtüsü ise beslenme düzeninizi etkiliyor. Yani bağırsaklarınızda bol miktarda probiyotik bulunduğunda canınız gofret, şeker, poğaça falan istemiyor. Çünkü bu yiyecekler faydalı bakterileri yok ediyor. Tahmin edeceğiniz gibi bunun tam tersi de geçerli: Yaşamak için şekere ihtiyaç duyan zararlı bakteriler ve mantarlar ise canınızın şeker istemesine neden oluyor.

Gördüğünüz gibi bağırsaklardaki bakterilerin niteliği iştahınız ve yedikleriniz üstünde önemli bir kontrole sahip. Ama unutmayın siz de bağırsaklarınızdaki floranın niteliğini kontrol etme gücüne sahipsiniz...

Posa deyip geçmeyin!

Sebze ve meyvelerin fitobesinler, mineral, vitamin ve antioksidanlar açısından nasıl değerli bir kaynak olduğunu biliyorsunuz. Doğanın bize sunduğu bu yiyeceklerden, doğanın bize sunduğu mevsimde bol bol faydalanmanız gerektiğini de biliyor olmalısınız. Ancak söz konusu bu besinlerin içindeki liflerin önemi genelde göz ardı edilir. Sadece bağırsakların iyi çalışması için gerekli olduğu düşünülen lifler, bağırsaklardaki ekosistem için son derece önemlidir. Sağlık için de kilo kontrolü için de bağırsaklarınızdaki probiyotik kolonilerini korumanın yolu sebze ve meyvelerin posalarından geçiyor.

Bir not: İnsanlar lifleri parçalayarak onları şekere dönüştürmek için gerekli olan enzimlere sahip değildir. Ama birçok bakteri bunu yapabilir. Üstelik lifi bir enerji kaynağı olarak kullanamasak da sindirilebilir karbonhidratların emiliminde rol oynadıklarını da unutmamak gerekir.

Probiyotiklerin besin kaynağı

Biraz önce besinlerde bulunan sindiremediğimiz liflerin ya da posanın bağırsaklardaki ekosistem için önemli olduğunu belirttim. Şimdi bunu biraz açalım dilerseniz. Hani hep vücuttaki faydalı bakterilere yani probiyotiklere gözümüz gibi bakmalıyız diyorum ya, işte dost bakterilerin temel besin kaynaklarından biri sebze ve meyvelerin posasıdır. Dahası dost bakteriler posayı bir besin olarak parçalarken sağlık için faydalı yan ürünler üretiyorlar.

Mesela *Lactobacillus acidophilus*'u ele alalım. Bu dost bakteri brokoli ya da yeşil yapraklı sebzeleri parçalarken bütirik asit diye bir yağ asidi üretir. Bütirik asit bağırsak duvarındaki

hücrelerin ve dolayısıyla bağırsakların sağlığı için son derece önemli maddedir. Öyle ki dışkıdaki bütirik asit seviyesinin az olması kolon kanseri ve kolitle ilişkilendirilir.

'Juice' modasından hayır gelmez

Son yıllarda pek moda olan 'juice' modası bu anlamda sınıfta kalıyor. Juice nedir? Bir meyvenin ya da sebzenin katı meyve sıkacağı ile sıkılması ile elde edilen meyve, sebze suları. Kilo vermek için de başvurulan bu 'sağlıklı beslenme' anlayışının çıkış noktası şu: Meyve ve sebzelerin posası zaten hiçbir vitamin, mineral içermediği için çok da gerekli değildir. Vücudu sindirim süreciyle uğraştırmak yerine, sebzelerin, meyvelerin sularını çıkararak konsantre besleyici özellikleri olan içeceklerden faydalanmak daha akılcıdır.

Bu anlayışın ardındaki sorunları madde madde inceleyelim dilerseniz:

- Eğer bir meyvenin posasını atar suyunu içerseniz, kan şekeriniz fırlar. Neden? Çünkü meyve şekeri, meyvenin içindeki lif sayesinde kana yavaş karışır ve insülin seviyesinde ani yükselmelere neden olmaz. Bu yüzden aklı başında hiçbir diyetisyen ya da hiçbir doktor meyve suyunu önermez. **Eğer meyvenin içindeki vitaminden, mineralden faydalanmak istiyorsanız onu bütün bütün yiyeceksiniz. Meyve suları faydadan çok zarar verirler.** Çocuğunuzu da şeker bombası portakal suyu içermek yerine bir portakal yedirin lütfen.
- Katı meyve sıkacağından temizleyip çöpe attığınız o posa faydalı bakterilerin ana besin kaynaklarından biridir. Depresyondan diyabete kilo kontrolünden kansere kadar birçok sağlık sorununa karşı vücudun en güçlü savunma sistemi olan probiyotikleri başlıca besin kaynaklarından mahrum bırakmak hiç de akılcı bir beslenme stratejisi değildir.

- Sebze sularının kan şekerini yükseltmek gibi bir etkileri olmadığı için meyve sularına göre nispeten daha sağlıklı olduklarını söylemek mümkün. Ama gördüğünüz üzere sebze suyunda da dost bakterileri besleyen posa eksik. Ama diyetiniz zaten sebze ve meyve açısından zenginse onu sebze suyuyla takviye edebilirsiniz. Buna itirazım yok. Ancak "Ben sebze de, meyve de yemem. Sularını sıkıp içiyorum. Böylece tüm besinimi alıyorum" derseniz, işte bu noktada yanlış yolda olduğunuzu söyleyebilirim. Posanın sağlık faydalarını görmezden gelen bazı beslenme modellerine karşı çıkmamın nedeni bu. Siz gidip detoks yapsın diye bir insana haftalarca bu suları içirirseniz, probiyotikleri de açlıktan ölüme mahkûm etmiş olursunuz. Bu yüzden kulağa havalı gelen, dönem dönem moda olan böyle beslenme modellerine lütfen prim vermeyin.

Zayıflamak için geleneksel yöntemleri kucaklayın

Tekrar ediyorum: Paketlenmiş gıdalar katkı maddeleriyle, lezzet artırıcı kimyasal maddelerle doludur. Sağlıklı olmak ve fazla kilolarınızı vermek istiyorsanız bunlardan uzak durmalısınız.

Mevsiminde taze sebze, meyve yiyin. Otlaklarda dolaşan dananın, koyunun, toprağı eşeleyip solucan yiyen tavuğun eti diyetinizin başköşesinde yer alsın. Kefir için, salatalarınızı kendi yaptığınız sirkeyle çeşnilendirin. Sofranızdan ev yapımı turşu, ev yapımı yoğurt eksik olmasın. Geleneksel yöntemlerle, yani şirden mayası ile yapılmış peyniri tercih edin. Sağlıklı yağları bol bol tüketin.

Babadan kalma yöntemlere sırt dönüldüğünden beri peynir üretiminde hazır maya kullanılır oldu. Maalesef şirden mayası da unutuldu gitti. Köylü bile bugün artık peynirini şişe mayasıyla yani, hazır mayayla mayalıyor. Oysaki peynirin faydalı bir probiyotik kaynağı olabilmesi için şirden mayasıyla mayalanması gerekir. Bazı yörelerde kursak mayası da denen bu yöntemi kısaca anlatmak istiyorum. Şirden hayvanın sindirim organlarından bir bölümdür, probiyotik bakteriler içerir. Eskiden, oğlak ya da dana kesilir, şirdeni kurutulur, suya yatırılır, maya haline getirilir ve o mayayla da peynir mayalanırdı. Maalesef artık şirden mayası yapmayı bilen köylü kalmadı.

Oysa dünyanın her yerinde, İngiltere'de, İspanya'da geleneksel şirden mayasıyla mayalanmış peynirler vardır. Ama bizde yok. Niye? Efendim hijyenik değilmiş. Zaten başımıza ne geliyorsa bu hijyen takıntısından geliyor. Size tavsiyem internette biraz araştırma yaparak şirden mayası kullanan peynir üreticilerine ulaşarak bu probiyotik zengini peynirlerden tüketmeniz.

Her derde deva yoğurt

Yoğurt demişken, kitabın ilk bölümünde size ilk yoğurt mayasının tarifini verdim. Dilerseniz şimdi de o mayayla nasıl yoğurt yapacağınızı anlatmak istiyorum. Sakın gözünüzde büyütmeyin, gerçekten çok kolay.

Evde probiyotik yoğurt tarifi: Birinci bölümde nohut mayası tarifi ile nasıl kıvamlı gerçek bir yoğurt elde edeceğinizi anlattım. İşte, bundan sonraki tüm yoğurtlarınızda bu mayayı kullanabilirsiniz. Eğer bulabiliyorsanız pastörize edilmemiş taze süt alın. Taze süt, insan sağlığına zararlı mikroplar içerebileceği için muhakkak 15 dakika boyunca kaynatın. Taze süt bulamıyorsanız, marketlerde satılan günlük sütleri kullanabilirsiniz. Bunları 15 dakika kaynatmanıza gerek yok, ısıtmanız yeterlidir. UHT işlemine maruz kalmış çok uzun ömürlü sütleri boşuna kullanmayın, yoğurdunuz tutmaz. Hep söylüyorum, bunlar süt bile değildir!

Annenizin, büyükannenizin yoğurt mayasını nereden bulduğunu hatırlıyor musunuz? Evet, doğru: Bir önceki mayaladığı yoğurttan 1 kaşık ayırırdı. İşte siz de nohut mayasıyla yaptığınız ilk yoğurdu devam yoğurtlarınızı mayalamak için kullanacaksınız.

Nerede kalmıştık? 1 litre sütü ısıttınız. Kaynamış sütü kapaklı bir cam kavanoz ya da kâseye doldurun, soğumaya bırakın. Dışarıdan kavanoza dokunarak kontrol edin, elinizin yanmayacağı ısıya gelince mayalayabilirsiniz. Hazırda bulunan yoğurt mayanızdan bir kaşık alın. Aman sakın metal kaşık kullanmayın. Tahta kaşıkla aldığınız yoğurdu sütün içine daldırın, dipten hafifçe sütün içine yayın. Fazla çalkalamadan kavanozu kapağı açık olarak fırınınızın içine koyun. Fırının kapağını kapatın. Fırını sakın çalıştırmayın; yoğurdunuz çalışmayan fırın içerisinde kendi yaydığı ısı ve nem ile mayalanacaktır. Akşamdan mayaladığınız yoğurdunuzu sabah fırından çıkartın, kavanozun kapağını kapatın ve buzdolabına koyun. Akşama mis gibi probiyotik yoğurdunuz hazır. Artık bundan sonra yoğurtlarınızı bu yoğurttan elde ettiğiniz mayayla mayalayabilirsiniz.

Zengin turşu kültürümüze methiye

Sağlık açısından harika bir mutfak kültürümüz var. Kıymetini bilelim. Bu mutfak kültürünün unutulmaya yüz tutmuş değerlerinden biri de probiyotik zengini turşulardır. Lütfen endüstriyel olarak üretilmiş turşulara rağbet etmeyin. Turşunuzu kendiniz kurun. Sizinle annem Nermin Aktaş'ın turşu tarifini paylaşmak istiyorum. Yaptığı turşular akrabalar, eş, dost arasında çok meşhurdur. Gerçekten şahane turşu kurar. Bizim çocukluğumuzda evimizde her sene 200 kilonun üzerinde turşu kurulurdu.

Malzemeler

- 3 kg. patlıcan
- 3 kg. domates (yarısı kırmızı, yarısı olgunlaşmamış yeşil domates)
- 1,5 kg. tatlı biber
- 100 gr. acı cin biberi (damak tadınıza göre, acı severseniz daha fazla koyabilirsiniz)
- 1 kg. taze yeşil fasulye
- 1 kg. salatalık
- 1 bağ maydanoz
- 250 gr. sarımsak
- 500 cc. ev yapımı üzüm sirkesi
- 200 gr. kaya tuzu (damak tadınıza göre azaltıp çoğaltabilirsiniz)
- 400 cc. içme suyu

Malzemeler hazır, artık turşu kurmaya hazırsınız.

Büyük bir tencerede bol miktarda su kaynatılır. Kaynamakta olan suya patlıcanlar atılır. Patlıcanların sap kısmını kesmeyin, turşu olgunlaştıktan sonra en lezzetli kısmı burası olacaktır. Patlıcanlar hamurdan biraz daha sert kıvama gelince dışarıya alınır, soğuk suyun içinde soğumaya bırakılır. Soğuduktan sonra tıpkı karnıyarık yapar gibi patlıcanlar ortadan keserek açılır.

Aynı şekilde fasulyeler de kaynar suda haşlanır. Bu sefer yumuşamaları beklenmez, rengi dönünce hemen alınır, soğuk suda soğumaya bırakılır.

Turşu suyunu hazırlamak için bir kabın içinde 500 cc. sirke ve 400 cc. içme suyunun içine tuz eklenir, iyice eriyene kadar karıştırılır. Tadına bakarak, damak tadınıza göre tuz miktarını ayarlayabilirsiniz. Bir başka yöntem de yumurta ile ölçmektir. Hazırladığınız karışıma taptaze bir çiğ yumurta koyduğunuzda, yumurta turşu suyunun üzerinde yüzmelidir. Eğer dibe batıyorsa, yeteri kadar tuz koymadınız demektir. Yumurta suyun üzerinde yüzene kadar tuz ekleyip eritiniz.

Turşu içini hazırlamak için 1 kg. kırmızı domatesi minik minik doğrayın. Damak tadınıza göre acı biber ve çeyrek demet maydanozu ince ince doğrayarak domatesle karıştırın. 20 diş sarımsağı irice döverek, karışıma ekleyin.

Haşlanmış ve içi açılmış olan patlıcanlar, bu turşu içiyle doldurulur. Üzerlerine 1-2 adet fasulye kapatılır.

Domates, salatalık, biber gibi haşlanmayan tüm malzemeye iğneyle 2-3 delik açın.

Turşu küpünün en dibine içi doldurulmuş patlıcanlar, üzerine de kalan yeşil ve kırmızı domatesler yerleştirilir. Onların da üstüne salatalık ve biberler, en üste ise fasulyeler yerleştirilir. Aralara sarımsaklar diş diş serpiştirilir. Annem her turşuya tespih dizer gibi birkaç tane sarımsak dizisi koyar, ben de buna bayılırım. En üst kısma da saplarıyla birlikte maydanozlar yayılır.

Tüm malzemeler küpe konduktan sonra, önceden hazırlanmış turşu suyu eklenir. Turşu suyu tüm malzemelerin üzerine kadar çıkmalıdır. Eğer malzemelerin üzerini kapatmamışsa, biraz daha turşu suyu hazırlayıp ekleyin. Küpünüzün kapağını sıkı sıkı kapatın. Turşu kurma işleminiz tamamlandı. Şimdi küpünüzü serin ve loş bir yere alacaksınız. Ara ara kontrol etmeniz gerek: Suyu azalabilir, bu durumda biraz daha turşu suyu hazırlayıp ekleyeceksiniz. Veya kabarıp taşma görülebilir, turşunuza ilgi gösterin, altına bir başka kap koyun, ortalık batmasın.

İç Anadolu'nun karasal ikliminde, annemin yaz turşuları 1 haftada olgunlaşır. Ama sonbaharda kurduğu turşuların olgunlaşması 1 ayı bulur. Turşunuz olgunlaştıktan sonra küpünüzü buzdolabınıza kaldırırsanız, turşunuzun daha uzun ömürlü olmasını sağlarsınız.

Şifa olsun.

Önemli bir not: Maalesef artık toprak küplere pek rastlanmıyor. Turşu küpünüz toprak ya da cam olmalıdır. Hiçbir zaman plastik bidon kullanmayın, sağlığınız için zararlıdır.

İşleyen demir ışıldar

Çocukluğumu hatırlıyorum da, hareket yaşamın gereğiydi. Arabamız olmadığından kısa mesafelere yürür, uzak mesafelere otobüsle giderdik. O zaman da durağa yürümemiz gerekirdi. Hep yapacak bir iş vardı. Odun kömür aldığımızda hepsini ailece depoya taşırdık. Kışın sobayı yakar bu defa da odunu, kömürü depodan eve getirmemiz gerekirdi. Tabii sobaya odun kömür atmak da bizim işimizdi. Tüm bunlar hareket etmek, hareket ederken de enerji yakmak anlamına geliyor. O dönemler klima falan da yoktu. Terlemenin bile enerji yakmanıza neden olduğunu biliyor musunuz? Bugünkü yaşam tarzımızdan ne kadar farklı değil mi? Tüm günü bilgisayar başında geçirir, her yere arabalarımızla gider olduk, insanların tek bir kat çıkmaya bile üşenip asansör beklediklerine şahit oluyorum.

Kötü besleniyoruz ve hareketsiz bir hayat sürüyoruz. Bu iki yanlış bir araya geldiğinde ortaya çok iç karartıcı bir tablo çıkıyor: Kilolar, obezite, kalp ve damar hastalıkları, hareketsizlikten vücudun ağırlığını taşımaktan bile aciz ağrıyan eklemler... Eğer sağlıklı bir yaşam sürmek istiyorsanız hareket etmelisiniz. Ama sakın börekler, çörekler yiyip, sonra da yürüyerek zayıflayacağınızı düşünmeyin. Kalori saymanın saçmalık olduğunu, her kalorinin aynı olmadığını ben söyledim. Spor salonları kalori sayan insanlarla dolu. "Dün 600 kalori fazla kaçırdım, bugün en az 600 kalori yakmalıyım" diyerek bir aletten diğerine koşuyorlar. İnsan vücudu kalori matematiği ile açıklanamaz. Yanlış beslenmenin yanına doğru egzersizi koyduğunuz zaman, bir yanlış bir doğruyu götürüyor, yaptığınız sporun size bir faydası olmadığı gibi, bir de üzerine yanlış beslenmenin yorduğu kalbinizi daha çok zorluyor. Mutlaka doğru beslenin ve hareket edin.

Spor hocası mı, diyetisyen mi?

Daha önce söylemiştim, egzersiz dendiğinde aklınıza hemen spor salonuna üye olmak gelmemelidir. Birçok insanı hareketli bir yaşam sürmekten alıkoyan işte bu düşünce biçimidir. Egzersiz yapmak için spor salonuna ihtiyacınız yok. Ama eğer sizi mutlu eden buysa, spor salonunda egzersiz yapmayı tercih ediyorsanız, siz bilirsiniz. Yeter ki kendinizi zorlamayın ve yeter ki egzersizi bir yaşam biçimi olarak algılayıp, rutininize sadık kalın.

Sırası gelmişken, spor hocalarının yaklaşımları hakkında da bir şeyler yazmak gerek: Spor salonunda çalışan spor hocaları, sadece kişilere ağır egzersiz programları yazmakla kalmıyorlar, bir de üzerine sanki bir doktor ya da diyetisyen gibi davranıp, beslenme önerileri veriyorlar. Spor akademilerinde öğrendikleri bilgiler ne kadar yetkin olmalı ki, fizyolojik yapısı hakkında hiçbir şey bilmedikleri insanlara son derece yanlış beslenme tavsiyeleri veriyorlar.

Hepsi bir yanlışlık üzerinde gayet ısrarcı: "Spor yapıyorsunuz, vücudunuzun enerjiye ihtiyacı var, bol bol karbonhidrat almalısınız." Bakın bu son derece tehlikeli ve yanlış bir beslenme önerisidir. İnsan sağlığı için zararlıdır. Üstelik sadece amatör sporculara değil, profesyonel sporculara da aynı önerilerin verildiğini görüyorum. Maraton koşan sporculara antrenman ve yarışma öncesi bol bol karbonhidrat yediriliyor. Bu sporcular da, daha yarışmanın ortasına gelmeden kan şekerleri düştüğü için performanslarında ciddi kayıplar meydana geliyor ve tekrar karbonhidrat alma ihtiyacı hissediyorlar. Sonuç ortada: Son derece yoğun spor yapmasına rağmen vücuttaki yağ oranı son derece yüksek ve mutsuz sporcular!

Bu yanlıştan vazgeçilmelidir. Spor yapan insanların enerji kaynağı asla karbonhidrat olamaz. Makarna yiyip de spor yapmak yanlıştır. Sporcular, bol bol yağ ve protein tüketmelidir. Çünkü yağ ve protein vücut için vazgeçilmez yapı taşlarıdır ve glisemik indeksleri sıfırdır. Kan şekerinde ani fırlamalara sebep olmazlar ve uzun süreli yüksek enerji verirler. Spor hocaları, asli görevlerini yaparak, doktor ya da diyetisyen gibi hareket etmekten vazgeçmelidir.

Önemli bir not: Bir de lütfen protein tozu tuzağına düşmeyin. Spor hocaları neredeyse herkesi bu tozlardan, içlerinde ne olduğu belirsiz takviyelerden, protein barlarından kullanmaya teşvik ediyor. Bu ürünlerin reklamlarıyla ayakta duran dergileri okuyup, sonra da diyetisyen kesiliyorlar. Protein takviyeleri işlenmiş ürünlerdir, doğal değildir ve içerdikleri çeşitli katkı maddeleri karaciğerin, böbreklerin iflasına neden oluyor. "Bu toz tamamen doğal" masallarına da sakın ola kanmayın.

METABOLİZMAYI HIZLANDIRAN ÇAY

- 1 tatlı kaşığı yeşil çay
- 1 tatlı kaşığı mate
- 1 parça turunç kabuğu
- 2 adet kırmızı biber
- 1 büyük bardak kaynar su

Malzemeleri porselen ya da cam bir bardağa koyun. Üstüne kaynar su eklendikten sonra ağzını kapayın ve 5-10 dakika demleyin. Günde 3-4 bardak içebilirsiniz.

8 maddede kilo kontrolü

1. Paketlenmiş, işlenmiş, endüstriyel olarak üretilmiş gıdalardan uzak durun

Her şeyin doğalını yemeye çalışın. Yediğiniz yumurta, kırmızı et, tavuğu ya da herhangi bir sebze veya meyveyi fıtratına en uygun haliyle tüketmeye çalışın. Hatta diyet kelimesini de unutun. Siz gerçek yiyecekler yedikçe kilonuz da aslını bulacaktır. Yemeklerinize zerdeçal, kimyon, zencefil, biberiye, kekik, nane, karabiber gibi baharatlarla lezzet katın. Bunlar sağlık açısından hem son derece değerli maddeler içerirler hem de yiyecekleri bir şölene dönüştürmek konusunda çok ustadırlar.

2. Yoğurdunuzu, kefirinizi evde yapın

Fermente edilmiş gıdaların sağlığınızın garantisi olduğunu unutmayın. Bağırsak floranız ne kadar sağlıklıysa formunuzu da o kadar kolay korursunuz. Dost bakterilerin sayısı kefirle, yoğurtla artar, sebze, sirke, turşu gibi gıdalarla da beslenirler. Zararlı bakteriler ise şekerle ve vücutta şekere dönüşen yiyeceklerle büyür, gelişirler. Unutmayın, bakteriler iştahınızı da kontrol ederek faydalı ya da tam tersi zararlı yiyeceklere yönelmenize neden olurlar.

3. Protein ve yağ kombinasyonu uzun süre tok tutar

Her öğünde bu ikilinin yanına tercih ettiğiniz sebzeleri de ekleyerek kan şekerinizi dengeleyebilir, iştahınızı kontrol altına alabilirsiniz. Protein ve yağ kombinasyonuna örnek vermek gerekirse: Ceviz ve yoğurt; yumurta ve tereyağı; derisi alınmamış bir parça tavuk ya da her ikisini de kendisinde barındıran kırmızı et gibi.

4. Şekerden ve şekere dönüşen karbonhidratlardan uzak durun

Bundan 100 yıl önce günde sadece bir kaç gram şeker tüketiyorduk. Bu şeker de sebze ve meyve gibi sağlıklı kaynaklardan geliyordu. Bugün ise şeker tüketimimiz ortalama 75 grama çıktı. Vücudumuz bu kadar şekeri tolere edemiyor! Sadece tek bir kutu gazlı içeceğin içinde 8 çay kaşığı şeker bulunduğunu biliyor musunuz? Ayrıca paketlenmiş gıdaların çoğunda şeker olduğunu da unutmayın. Kanda ne kadar çok insülin hormonu dolaşırsa iştah da o kadar açık olur. Sadece şeker değil, sisteme girdiğinde şekere dönüşen ekmek, pilav, börek, çörek gibi yiyeceklerden de uzak durmalısınız. Bunları yedikten yaklaşık iki saat sonra yine acıkır ve yine kan şekerini fırlatan yiyeceklere yönelirsiniz.

5. Kahvaltılık gevreklere el sürmeyin

Her şeyden önce çok sağlıklı olarak lanse edilen bu yiyeceklerin içi şekerle doludur. Sabah çocuğa onca şekeri yedirip sonra okula göndermek vicdansızlıktır. İki saat sonra kan şekeri düştüğü için ne dinlediği dersten hayır gelir ne de girdiği imtihandan. Hem çocuğunuz hem de kendiniz için Amerika'dan ithal edilmiş bu zararlı gelenek yerine yumurta, peynir, zeytin, kavurma gibi harika besinlerden oluşan yerel kahvaltımıza sahip çıkın. Geleneksel yöntemlerle hazırlanmış, içinde katkı maddesi bulunmayan ev usulü sucuklu yumurta da harika bir seçenektir.

6. Genetiğiyle oynanmış buğday ve tahıllar şişmanlatır

Ders kitaplarınızdan beslenme piramidini hatırlarsınız. Beslenme piramidi der ki, "Yağlar tehlikeli, çok az tüket, günlük enerjinin

%60'ını tam tahıl ürünleri yiyerek al!" Bu vahim hata nedeniyle dünyada obezite ve diyabet patladı, salgın hastalık haline dönüştü. Glisemik indeksi şekerden daha yüksek olan bu "tam tahıllar" sizi şişmanlatır, diyabete gitmenizi sağlar. Kısacası, senelerdir sağlıklı olarak empoze edilen bu beslenme modeli yanlıştır. Tam tahıllar sağlığınız için zararlıdır, sağlıklı yağlar kilo kontrolünde de vücut fonksiyonlarının düzgün bir şekilde çalışmasında da en büyük yardımcınızdır.

7. Kilo kontrolü ve sağlıklı yaşam için hayatınıza hareket katın

Yürüyüş en güzel egzersizdir. Dinç yaşlanmak, diyabet ve diyabetle beraber gelen kalp damar hastalıkları, kanser gibi sağlık sorunlarından korunmak için hareketli bir yaşam sürün. Ancak beslenme düzeninizde radikal bir değişiklik yapmadan sadece egzersiz yaparak zayıflamanın mümkün olmadığını unutmayın. Hedefinize ancak sağlıklı bir diyet ve hareketli bir yaşamla ulaşabilirsiniz.

8. Uyumadan üç saat önce yemek yemeyi kesin

Modern yaşamın temposunda uygulaması çok kolay bir öneri olmasa da, inanın fark yaratacak bir tavsiye bu. Neden kolay değil? Çünkü aile efradının akşamları işlerinden, okullarından, kurslarından eve gelmesi zaten belli bir saati buluyor. Sonra yemeğin hazırlanması derken son öğün geç bir saate kalıyor. Bu saati geriye çekmekte zorlanabilirsiniz ama en azından yatmadan en az üç saat önce yemek yemeyi bırakın. Çünkü uyku sırasında vücudunuz sindirimle uğraşmak yerine gün içinde vücudunuzun maruz kaldığı serbest radikal hasarını onarmaya odaklanmalı. Ayrıca gece geç saatte yenen yiyecekler kilo vermenizi zorlaştıracaktır.

KEÇİBOYNUZU KÜRÜ

Önerdiğim beslenme modeli kan şekerinizi dengeleyecektir. Dilerseniz bu sürece destek olmak için aşağıdaki kürden yardım alabilirsiniz.

- Keçiboynuzu küründe, keçiboynuzu tozu kullanılması gerekiyor. Organik ürün satan dükkânlarda keçiboynuzu tozu bulabilirsiniz. Eğer katkı maddesi içerdiğinden şüphelenerek toz olarak almak istemezseniz, o zaman kendi keçiboynuzu tozunuzu evde hazırlayabilirsiniz. İyice kurumuş olan keçiboynuzlarını küçük parçalara ayırıp (çekirdekleriyle birlikte) bir kahve değirmeninde öğütün. Kolayca toz haline gelecektir.
- 1 bardak sıcak keçi sütünün içine 2 tatlı kaşığı keçiboynuzu tozu karıştırıp eritin. Her gün kahvaltıda ve akşam yatmadan 1 saat önce sıcak olarak için. Kan şekerinizin dengelenmesine gelmesine yardımcı olacaktır.
- Eğer laktoz intoleransınız, yani süte karşı tahammülsüzlüğünüz varsa, bu kürü süt yerine sıcak su kullanarak hazırlayabilirsiniz.

Zayıflamak için omega-3 yardımı

Dr. Barry Sears yaşamını omega-3 yağ asitlerinin faydalarını keşfetmeye adamış, bu uğurda araştırmalar yapmış, kitaplar yazmış bir bilim insanı. Sears'a göre insan zekâsının evrimleşerek bugünkü halini alması, ilk insanın Afrika'nın içlerinden çıkarak balık kaynaklarına yakın yerlere göç etmesi sayesinde olmuştur. İlginç bir hipotez.

Şimdi, sağlıklı yaşamın en önemli ögelerinden biri olan omega-3 yağ asitlerinin kilo kontrolü ve kilo verme üstündeki etkisine odaklanmak istiyorum. Omega-3 değerleriniz arttıkça kilolu olma riskinizin de azaldığını gösteren birçok çalışma[98] mevcut. Üç hafta

98 *"Trends in obesity and abdominal obesity among adults in the United States from 1999-2008" Ford, E.S Int J Obes (Lond), 2011. 35(5): p. 736-43.*

süren bir araştırmada[99] katılımcılar iki gruba ayrılıyor. Bir gruba 2.8 gram omega-3 takviyesi verilirken, diğer grup plasebo alıyor. İki grup da egzersiz ve diyet yapsa da, omega-3 takviyesi alan grup diğer gruba kıyasla üç haftada 2 kg. daha fazla kilo veriyor.

Bir başka araştırma[100] için, hipertansiyon ve kalp damar hastalıkları açısından yüksek risk taşıyan kilolu ve obez 75 katılımcı iki gruba ayrılıyor.

Birinci gruba içinde omega-3 yağ asitleri bulunan balık yağı takviyesi, ikinci gruba ise aynı miktarda çiçek yağı kapsülü (plasebo) veriliyor.

Sonra her iki grup da ikiye bölünerek yarısına günde 45 dakika hafif egzersiz yaptırılıyor. Üç hafta sonra bu dört gruptan sadece hem egzersiz yapıp hem de omega-3 alan grubun kilo verdiği gözleniyor. Üstelik ortalama 2.5 kilo kadar.

Dikkatinizi çekerim araştırmaya katılanların hiçbiri diyetinde bir değişiklik yapmıyor. Sadece egzersiz yapan grubun da kilosunda herhangi bir değişiklik olmuyor. Zaten yukarıda sadece egzersiz yapmanın kilo vermek için yeterli olmadığını belirtmiştim. Araştırmayı yürüten bilim insanları bu etkinin, omega-3 yağ asitlerinin egzersiz sırasında kaslara kan akışını artırdığı ve yağı gereken yerlerde kullanılmak üzere enerjiye dönüştüren enzimleri uyarması ile oluştuğu sonucuna varıyorlar. Egzersiz ve omega yağ asitleri arasındaki ilişki tam olarak bilinmese de bence keşfettikçe ilginç bulgularla karşılaşacağımız bir alan.

---

99 *" The influence of n-3 polyunsaturated fatty acids and very low calorie diet during a short-term weight reducing regimen on weight loss and serum fatty acid composition in severely obese women" Kunesova, Physiol Res, 2006. 55(1): p. 63-72.*

100 *"Long-chain omega-3 PUFAs and their role in healthy ageing" Patch, C. S. & Brown, I. L, Chemistry in Australia, 2008, vol. 75, no. 10, pp. 14-16.*

Her omega-3 takviyesi aynı değildir!

Başka bir çalışma[101] ise Alaska'nın güney batısından, Yukon Kuskokwim bölgesinden geliyor. Bu bölgede yaşayan 330 kişilik bir topluluk olan Yup'ik Eskimoları ile yapılan araştırmanın sonuçları da son derece ilginç. Öncelikle söz konusu topluluğun diyetinde normalden 20 kat daha fazla omega-3 yağ asidi bulunduğuna dikkat çekmek istiyorum.

Gelelim çalışmadan elde edilen ilginç bulguya: Topluluktaki kilolu Eskimolarda, kiloyla ilişkilendirilen yüksek tansiyon, kalp ve damar problemleri ve diyabet gibi sağlık sorunlarına rastlanmıyor. Yani, yüksek miktarlarda omega-3 tüketimi sayesinde kilolu Eskimolar bile son derece sağlıklıydı! Tabii ki fazla kiloların bir sağlık riski olmadığını söylemiyorum. Amacım omega-3 yağ asitlerinin nelere kadir olduğunu ve neden diyetinize mutlaka eklemeniz gerektiğinin altını çizmek.

Omega-3 takviyesi alırken dikkat etmeniz gereken şeylere de kısaca değinmek istiyorum. Öncelikle kullandığınız takviyenin içinde EPA ve DHA bulunduğundan emin olmalısınız. Bitkisel orjinli omega-3 takviyeleri bu değerli maddeleri içermez. Bu maddelerin varlığından emin olduktan sonra dikkat etmeniz gereken bir diğer unsur ise miktarlarıdır. Takviyenin etiketini dikkatlice inceleyin. Sağlık üstündeki olumlu etkilerinden faydalanabilmek için günde almanız gereken EPA ve DHA miktarının toplamda 1.000 mg. civarında olması gerekiyor. Ve unutmayın, bu miktarı almak için genelde üreticinin önerdiği dozun üstüne çıkmanız gerekir.

---

101 *"Associations of very high intakes of eicosapentaenoic and docosahexaenoic acids with biomarkers of chronic disease risk among Yup'ik Eskimos" Zeina Makhoul, Alan R Kristal, Roman Gulati, Bret Luick, Andrea Bersamin, Bert Boyer, European Journal of Clinical Nutrition, 2010 doi: 10.3945/ajcn.2009.28820.*

Omega-3 takviyesi seçmenin 7 kuralı

1. EPA/DHA oranı 3/2 ve katları olmalıdır. Bu oran ne kadar yüksekse, omega-3 takviyesinin kalitesi o kadar yüksektir.
2. Trigliserit formunda olmalıdır. Etil Ester formunda olan omega-3 ürünleri, insan sağlığında kullanmak için uygun değildir, kullanmayınız.
3. Omega-3 yağları, hava ile temas edince okside olurlar ve yapıları bozulur. Dolayısıyla, bu yağların içine konulduğu kapsüller, hava sızdırmazlık garantisi olan kapsüller olmalıdır.
4. Soft Jel kapsüller (İki parmağınızın arasında sıktığınız zaman yumuşak olan kapsüller) hava sızdıran kapsüllerdir ve bu tür kapsüllere konulan omega-3 yağları okside olarak bozulur. Bu tarz ürünleri tercih etmeyiniz.
5. Bazı üreticiler, omega-3 kapsüllerinin okside olarak bozulmasını engellemek için kapsülün içine bir Azot gazı (Nitrojen) kabarcığı koyarlar. Bu uygulama yüksek teknoloji ile gerçekleştirilir ve omega-3 yağlarının bozulmasını engeller. Azot gazı insan sağlığı için zararsızdır (Soluduğumuz havanın çoğunluğu azot gazından oluşur) ve bu tarz ürünler doğru omega-3 ürünleridir. Bulursanız eğer, böyle ürünleri tercih edin.
6. GDO ve ağır metal içermediği üretici tarafından garanti altına alınmış ürünleri kullanınız. Bu garantiyi vermeyen üreticilerin ürünlerini kullanmayınız.
7. Kullandığınız takviyeler, bizim ülkemizin mevzuatı gereğince, T.C. Gıda, Tarım ve Hayvancılık Bakanlığı tarafından ruhsatlandırılır. Bakanlık, her ürün için ayrı bir "Takviye Edici Gıda Onay Numarası" verir. Aldığınız her ürünün etiketinde bu "Takviye Edici Gıda Onay Numarası"nı arayınız. Bu numaraya sahip olmayan ürünleri kullanmayınız.

Önemli bir not: Balık yağı omega-3 demek değildir. Mesela satın aldığınız takviyenin üstünde 1.200 miligram balık yağı yazıyor olabilir. Ama bu balık yağının miktarıdır, içindeki faydalı aktif maddelerin değil. Yani, 1.200 miligram balık yağının içindeki EPA ve DHA'nın toplamı 100 miligram olabilir. Eğer durum böyleyse bu takviyeyi rafa geri bırakın derim!

Altın kural: Yeterli uyku

Uykusuz olmak bir dilim pastaya ya da böreğe hayır demeyi zorlaştıran önemli bir faktördür. Gece geç saatlere kadar çalışan ya da televizyon seyreden birinin açlık hissettiğinde bir elma yediği ya da biraz peynir gibi sağlıklı bir şeyler atıştırdığı nerede görülmüş? Yorgunluk, uykusuzluk âdeta sarhoşluk gibi bir etki yaratır ve kan şekerini fırlatan karbonhidratlara yönelmenize neden olur. *American Journal of Clinical Nutrition*'da yayınlanan bir çalışma[102] uykusuzluğun bu tür yiyeceklere karşı iştahı artırdığını gösteriyor.

Sağlık ve stres kontrolü için vücudun günde 8 saat uykuya ihtiyaç duyduğunu unutmayın. Kilo kontrolünü belirleyen en önemli faktörlerden bir tanesi yeterli uyku uyumak. Geceleri yeteri kadar uyku uyumayan insanlar gündüzleri daha büyük porsiyonlar yiyor, genelde basit karbonhidratlara yöneliyor ve kilo almaya daha eğilimli oluyorlar.

Dilerseniz kilo kontrolü ve uyku arasındaki ilişkiye bir göz atalım:

Uykusuzluk iştah açar: Uykusuzluğun açlığı kontrol eden hormonları etkilediğini gösteren birçok çalışma[103] mevcut. Bu

---

102 *"Sleep restriction leads to increased activation of brain regions sensitive to food stimuli" McReynolds Trivedi ZB, Roberts AL Hirsch J, Am J Clin Nutr 2012;95:818–24.*
103 *"Short sleep duration and weight gain: a systematic review" Patel SR, Hu FB. Obesity (Silver Spring). 2008; 16:643-53.*

ilişkiyi doğrulayan araştırmalardan[104] birinde, katılımcılar uykusuz bırakılmış. Kan değerleri incelendiğinde ise iştahın artmasına neden olan ghrelin hormonunun artarken leptin hormonunun azaldığı görülmüş. Leptin hormonu size tok olduğunuzu söyleyen, beyninize tokluk sinyali gönderen bir hormondur.

Uykusuzluk daha kötü seçimler yapmanıza neden olur: Geceleri uyuyamadığınızda daha çok yemek yemenizin bir nedeni de atıştırmak için daha fazla boş vaktinizin olmasıdır. Üstelik biraz önce de belirttiğim gibi yorgunluk ve uykusuzluk, sizin anında enerjiye dönüşecek abur cubur yeme isteğinizin de artması anlamına geliyor. Dikkat etmişsinizdir gündüzleri hiç düşünmeden geri çevirdiğiniz o bir dilim pastaya gecenin ikisinde karşı koymak neredeyse imkânsızdır. Bir çalışma[105] için fabrikada çalışan ve görevleri gereği gecede en fazla 5-6 saat uyuyabilen işçilerin beslenme alışkanlıkları inceleniyor. Araştırma sonunda, işçilerin yeterli uyku uyuyanlara kıyasla beslenme konusunda çok daha kötü seçimler yaptıklarını, çok daha fazla şeker ve karbonhidrat tükettikleri görülüyor.

Enerjiniz olmadığı için daha az aktif olursunuz: Geceleri az uyumak, gündüzleri kendinizi yorgun ve bitkin hissetmenize neden olur. Bu da hareketli bir yaşam sürmeyi zorlaştırır. Uykusuzluk çeken insanların televizyon karşısında vakit geçirmeye daha eğilimli olduklarını, daha hareketsiz bir yaşamları olduğunu gösteren araştırmalar[105] var.

---

104 *"Short sleep duration is associated with reduced leptin, elevated ghrelin, and increased body mass index" Taheri S, Lin L, Austin D, Young T, Mignot E. PLoS Med. 2004; 1:e62.*
105 *"An epidemiological study on relationship between the hours of sleep and life style factors in Japanese factory workers" Imaki M, Hatanaka Y, Ogawa Y, Yoshida Y, Tanada S. J Physiol Anthropol Appl Human Sci. 2002; 21:115-20.*

Formda kalmak için alışveriş listesi

Brokoli

Anti-kanser etkilerini sık sık duyduğumuz brokoli, kilo vermek isteyenlerin de mutlaka diyetlerinde yer alması gereken bir besindir. Karnabaharla aynı aileden gelen bu sebze zayıflatma gücünü hem yüksek miktarda lif içermesine hem de bağırsak florasındaki faydalı bakterileri beslemesine borçludur. Aynı zamanda içeriğindeki glukosinalatlar sayesinde hücresel fonksiyonları ve metabolizmayı düzenleyerek kilo kontrolüne yardımcı olur.[106] Brokoli yerken bilmeniz gereken en önemli şey bu yeşil sebzenin ısıyla arasının hiç iyi olmadığıdır. Çünkü, ısıya maruz bırakmak, içeriğinde bulunan etken maddelerin yok olmasına sebep oluyor. Hiç su değdirmeden buharda sadece birkaç dakika kadar pişirin. Ben bu değerli sebzeyi çiğ tüketmenizi öneriyorum. Dilerseniz üstüne biraz zeytinyağı gezdirip limon sıkabilirsiniz.

Karabuğday

Adı sizi yanıltmasın. Karabuğdayın buğdayla hiçbir alakası yoktur. Hatta aynı aileye bile mensup değildir. Aslen bir bitki tohumu olan karabuğdayla seneler önce annesi Rus olan bir arkadaşım sayesinde tanıştım. Gelelim greçkanın faydalarına: Kan şekerini dengeler, içinde gluten yoktur, bitkisel proteinler açısından zengin, bol lifli ve güçlü antioksidan özelliklere sahiptir. Pirinç pilavını yüksek glisemik indeksi yüzünden tavsiye etmiyorum, ama

---

106 *"A diet rich in high glucoraphanin broccoli interacts with genotype to reduce discordance in plasma metabolite profiles through modulating mitochondrial disfunction" American Journal of Clinical Nutrition Charlotte N. Armah Am J Clinical Nutrition 2013 98: 712-722 doi: 10.3945/ajcn.113.0652.*

bu tohumla pirinç pilavından çok daha lezzetli bir pilav yapabilirsiniz. İçine zeytinyağı, dilerseniz ev salçası koyduğunuz suda haşlayın. Suyunu çekene kadar kaynatın, taneler hâlâ sertse içine biraz daha sıcak su katın. Pilav kıvamına gelince isteyenler üstüne dereotu ekleyebilir. Yoğurtla da çok yakışıyor. İşte size besleyici, doyurucu ve lezzetli bir öğün.

Avokado

Kilo vermek için sağlıklı yağların ne kadar önemli olduğunu artık biliyorsunuz. Bu anlamda avokado tam anlamıyla harika bir besindir. Çocukluğumda bu egzotik meyve Anadolu'da tanınmazdı. Bu yüzden de maalesef birçok kişi, bol miktarda sağlıklı yağ ve çok az miktarda fruktoz içeren avokadoyu fazla benimseyemedi. Hâlbuki bu meyvenin kan şekerini dengelediğini ve kilo vermeye yardımcı olduğunu gösteren çalışmalar[107] mevcut. Diyetinize eklemek için küçük parçalar halinde keserek salatalara katabilirsiniz veya bol limon ve bir diş sarımsak ile ezerek hazırlayabilirsiniz (Ben bu halini daha çok seviyorum). Yalnız koyu yeşil kabuğunu mümkün olduğunca ince soyun, çünkü en değerli besin maddeleri burada bulunuyor.

Somon balığı

Omega-3 açısından son derece değerli bir kaynak olan somon balığı zayıflamak isteyenler kadar, normal kiloda olanların da diyetlerinde bulunması gereken harika bir besindir. Somon balığı gibi yağlı balıklar hem uzun süre tok tutar hem de kilo verme hızını

107 *"The effect of avocado intake on post-ingestive satiety, glucose and insulin levels, and subsequent energy intake in overweight adults" Michele Wien, Ella Haddad. Joan sabate, Nutrition Journal, 2013 12:155 DOI: 10.1186/1475-2891-12-155.*

artırırlar. Ülkemiz balıklarından sardalye ve hamsi de aynı şekilde omega-3 açısından zengin balıklardır. Dikkat: Çiftlikte üretilmiş balıklardan uzak durun, doğal deniz somonu yemelisiniz. Beslenme düzeninizi mutlaka doğru oranlarda EPA ve DHA içeren omega-3 takviyeleri ile desteklemenizi öneriyorum.

Yumurta

Tok tutmak söz konusu olduğunda yumurtanın eline hiçbir yiyecek su dökemez. Tüm hayvansal proteinler gibi glisemik indeksi sıfır olan yumurta sadece kilo vermek isteyenlerin değil herkesin diyetinde yer alması gereken harika bir besindir. Her zaman özgür gezen tavukların yumurtalarını yemenizi öneriyorum. Omega-3 ve D vitamini açısından zengin bir kaynak olan bu yumurtaların lezzeti de inanılmazdır. Yalnız pişirirken sarısının biraz yumuşak kalmasına özen gösterin, yumurtayı çok pişirmek içindeki besin maddelerinin azalmasına neden olur.

Badem

Yağ içerikleri yüksek olduğundan diyetlerde hak ettikleri yeri bulamayan badem, ceviz, fıstık, fındık gibi kuruyemişler düşünülenin aksine zayıflamanıza yardımcı olurlar. Omega-3 zengini, glisemik indeksi düşük bu değerli besinlere diyetinizde mutlaka yer verin. Bilimsel araştırmalar da[108] uzun süre tok tutma özellikleri ve mükemmel protein-yağ oranları ile zayıflamaya yardımcı olduklarını gösteriyor. Kavrulmuş, tuzlanmış olanlarından hayır gelmez, çünkü ısıya maruz kalınca içerdikleri yağlar bozulur,

108 *Almonds vs complex carbohydrates in a weight reduction program" Clinical Trial, Comparative Study, Journal Article, Randomized Controlled Trial, Research Support, U.S. Gov't, P.H.S.] Int J Obes Relat Metab Disord 2003 Nov; 27(11):1365-72.*

özelliklerini kaybederler. Kuruyemişlerin besleyici özelliklerinden faydalanabilmek için mutlaka çiğ tüketilmeleri gerekiyor. Hatta ceviz, badem, fıstık, fındığı evde kabuklu olarak saklamanızı ve ancak yiyeceğiniz kadarını kırmanızı öneriyorum.

Yeşil çay

Hiç kuşkusuz içebileceğiniz en sağlıklı içecek yeşil çaydır. İçinde yok yok! A, E, C, B5, H ve K vitaminleri, manganez, çinko, krom ve selenyum gibi faydalı minerallerle kanserle savaşan, kalp sağlığını koruyan yeşil çay metabolizmayı da hızlandırıyor. Bu değerli içeceğin insülin direncini kırmaya ve kilo vermeye yardımcı olduğunu gösteren birçok araştırma mevcut. Bir çalışma[109] günde 6 ya da daha fazla bardak yeşil çay içenlerde, haftada yalnızca bir bardak içenlere kıyasla diyabet riskinin %33 azaldığını gösteriyor. Kilo vermek söz konusu olduğunda ise yeşil çayın içindeki kateşinler ve kafein devreye giriyor. Bir çeşit antioksidan olan bu maddeler bir yandan yağ hücrelerinin parçalanmasına yardımcı olurken diğer yandan metabolizmayı hızlandırarak vücut ısısını artırıyorlar. Hatta sadece yeşil çay içerek günde yaklaşık 100 kalori yakılabileceğini gösteren bir araştırma[110] bile var. Tabii şekersiz olmak kaydıyla! Kateşinler aynı zamanda çok kuvvetli antikanser etkinlik de gösteriyor. Ancak yeşil çayın geldiği yere dikkat edilmesi gerekiyor. Dünyadaki yeşil çayın %70'i Çin'den geliyor ve genellikle endüstriyel bölgelerde yetiştirildiği için kurşun gibi ağır

109 *"Effectiveness of Green Tea in a Randomized Human Cohort: Relevance to Diabetes and Its Complication" Diana Daus,8 Joseph Indelicato,8 Philippe Rondeau,9 Emmanuel Bourdon,9 and Theeshan Bahorun, BioMed Research International Volume 2013 (2013), Article ID 412379.*

110 *"Effects of capsaicin, green tea and CH-19 sweet pepper on appetite and energy intake in humans in negative and positive energy balance" Reinbach HC, Smeets A, Martinussen T, Møller P, Clin Nutr. 2009 Jun;28(3):260-5.*

metaller içerme olasılığı yüksek. Japonya kökenli yeşil çaylar daha güvenli. Tavsiyem yeşil çayın koruyu etkisinden maksimum bir şekilde faydalanmak için günde birkaç bardak içmekle yetinmeyerek, besin takviyesi olarak da almanız. Dikkat: Yüksek tansiyon ve kalp hastalığı olanlar, yeşil çayı dikkatli tüketmeli. Yeşil çay, tansiyonu yükseltebilir ve kalp atım hızını arttırabilir.

Tarçın

Antik Yunan'da tanrılara adak olarak sunulan, M.Ö. 2000'li yıllara ait Mısır hiyerogliflerinde bahsi geçen bu odunsu baharat, mucizevi özelliklere sahiptir. En önemli özelliği kandaki insülin seviyesini düzenlemesidir. Bu özelliği sayesinde tarçın, hem iştah kontrolünde önemli bir rol oynar hem de kandaki şekerin yağ olarak depolanmasını önler. Hatta tarçının beraber tüketildiği yiyeceklerin glisemik indeksini %18 ile %30 oranında düşürdüğünü gösteren bir araştırma[111] var. Bu değerli baharata diyetinizde mutlaka yer vermenizi tavsiye ediyorum. Meyvelerle, özellikle de elma ve muzla çok yakışır. Dilerseniz tarçın kabuklarını demleyip çayını içebilir, ev yoğurdunun içine katabilirsiniz.

Bahanelere veda edin!

Sık sık şu soruyla karşılaşıyorum. "Her şey zararlı, peki biz ne yiyeceğiz?" Çok basit: Öncelikle, doğanın bize sunduğu besinleri, doğada oldukları gibi yiyeceğiz. İşlenmiş her türlü yiyecekten

111 "Effect of cinnamon on postprandial blood glucose, gastric emptying, and satiety in healthy subjects" Joanna Hlebowicz, Gassan Darwiche, Ola Björgell, Lars-Olof Almér, 2007 American Society for Clinical Nutrition ajcn.nutrition.org/content/85/6/1552.

mümkün olduğunca uzak duracağız. Yiyeceğiniz ilacınız, ilacınız yiyeceğiniz olacak.

Rafları katkı maddeleri, lezzet artırıcı aromalar, kimyasallarla dolu marketlerden uzak durarak hem fiziksel hem ruhsal sağlığınızı korumak adına önemli bir adım atın. Neyse ki insana ve doğaya saygılı gıdalar bulmak giderek kolaylaşmaya başladı.

Dersinizi çalışın, iyi ürünün izini sürün. Etinizi, yumurtanızı alırken sorun soruşturun. Üşenmeyin köylere gidin, köylülerden alışveriş yapın. Köylü doğal tohumla, doğal gübreyle ürün yetiştirdiğinde size satabileceğini bilsin.

Böylece, siz fıtratına uygun meyve, sebze, yumurta yiyin. Tonlarca domates yetiştirip, aracılar yüzünden eline beş kuruş kalan köylü de para kazansın ve tarlasından daha az ama daha sağlıklı ürün almak konusunda motive olsun.

BEŞİNCİ BÖLÜM

ENERJİNİ ARTIR

"Cahil hekim ölümün sağ koludur."
İbn-i Sina

Vücudunuzu dinleyin

Sadece hastalarımdan değil çevremdeki birçok insandan da, hep ne kadar halsiz, ne kadar bitkin olduklarına dair serzenişler duyuyorum. Sabahları yataktan kalkmakta bile zorlandıklarını, günü zor bitirdiklerini ve ne kadar dinlenirlerse dinlensinler kendilerini hep yorgun hissettiklerini söylüyorlar. Bu, yaşam kalitesini olumsuz etkileyen son derece can sıkıcı bir durumdur.

Bu bölümde, halsizliğinizin arkasında yatan faktörlerin neler olabileceğine bir göz atacağız. Enerjinizi yok eden seçimleri, beslenme yanlışlarını masaya yatırdıktan sonra, kendinizi daha dinç, daha enerjik hissetmenizi sağlayacak basit ama etkili değişiklerden söz edeceğim.

Kronik yorgunluk sendromu gerçek!

Bunun medikal bir durum olduğu 1988 yılında kabul edildi. Tıbbın bir sağlık sorunu olarak tanımasının üstünden 28 yıl geçmiş olmasına rağmen kronik yorgunluk sendromu (KYS) hâlâ birçok doktorun ilgi alanına girmeyi başaramadı. Yani, halsizlik şikâyetiyle bir uzmana başvurduğunuzda sağlığınızın iyi olduğu, sorunun kafanızda olduğu şeklinde bir yorumla karşılaşma olasılığınız yüksek.

Aslında bu hiç şaşırtıcı değil çünkü kronik yorgunluk sendromu teşhisi kolay olmayan bir problemdir. Teşhis için de, tedavi için de ilgili ve bilgili bir doktor gerekir. Dilerseniz önce semptomlara bir göz atalım:

- Halsizlik
- Kas ve eklemlerde ağrı
- Uykusuzluk
- Stresle baş etmede zorlanma

- Kronik baş ağrısı
- Kaslarda güçsüzlük
- Karıncalanma hissi
- Zihinsel fonksiyonlarda bozukluk
- Bazı yiyecek, koku ve kimyasallara karşı hassasiyet
- Depresyona eğilim
- Ruh halinde ani değişimler

Kronik yorgunluk sendromu teşhisi konması için bu belirtilerden tümü ya da bazılarından muzdarip olmanız yeterli. Tabii öncelikle söz konusu semptomların ardında başka bir sağlık probleminin yatmadığından emin olunması gerekiyor. Peki, tedavi için neler yapılabilir? Maalesef bu sendromun kesin bir tedavisi henüz bilinmiyor: Yani, bu sendromu tedavi edecek bir ilaç henüz geliştiremediler.

Peki, gerçekten tedavisi yok mu? Bu mümkün mü?

Dünyada bulunan her türlü hastalık tedavi edilebilir. Ancak, her hasta tedavi edilemez. Doğru beslenme ve bağışıklık sisteminin doğru çalışması, her türlü hastalığı tedavi edebilir. Hastaya ilaç yazmaktan başka bir şey düşünmeyen kimyasal tıp ekolünün bu felsefeyi anlayabilmesi mümkün değil. 'Modern' tıpçılara göre, bir hastalığın tedavi edilebilmesi demek, o hastalığa yazılacak bir ilaç olması demek. Onlar ilacı yazsınlar da, ondan sonra hasta iyileşmiş, iyileşmemiş önemli değil. Bu kadar diyabet ilacı yazılıyor ve diyabet hastalarının hiçbirisi iyileşmiyor, umurlarında mı sanki?

Bilim insanları milyonlarca insanı etkileyen kronik yorgunluk sendromuna neden olan mekanizmaları anlamaya çalışırken, sorunun arkasında bağışıklık sistemi ve hücrelerin enerji üretiminden sorumlu olan mitokondrilerin fonksiyonlarındaki bir problem olduğu düşünüyor.

Doğru, henüz tam olarak anlayamadığımız bir sorunla cebelleşiyoruz. Ancak tüm kitapta bahsettiğim genel sağlığınızda büyük fark yaratacak öneriler, kronik yorgunluk sendromu söz konusu olduğunda da işe yarıyor. Ayrıca aşağıda tavsiye edeceğim bazı yiyecekler hem kendisini bitkin hissedenlerin hem de bu sendromdan muzdarip olanların enerji seviyesini yükseltmek konusunda büyük bir fark yaratacaktır.

Gluten hassasiyeti yine sahnede

Genetiği ile oynanmış buğdayın hayatımıza girmesi ile çölyak hastalığının ortaya çıkması aynı zamanlara rastlar. Genetik mühendisliği ile yaratılan buğdayın atalarımızın tükettiği buğday ile herhangi bir alakası yok! En basitinden bugün bizim yediğimiz buğday, atalarımızın tükettiğinden tamamen farklı bir gluten içeriyor. Bu bile tek başına gluten hassasiyetini tetiklemekte yeterli.

Hazımsızlık, iştahsızlık, halsizlik, depresyon, baş ağrısı, kas spazmları, anemi, sebebi bilinmeyen vücut ağrıları, kısırlık, romatizmal hastalıklar, otoimmün hastalıklar, vitamin yetersizlikleri, vücut döküntüleri gibi semptomlarla kendini gösteren bu klinik tablonun kronik yorgunluk sendromu ile örtüşen bazı semptomlar gösterdiğini fark etmiş olmalısınız!

Genlerimizin tanımadığı bu yeni buğdayın içindeki gluten, birçok sağlık probleminin arkasındaki asıl nedendir. Glutenin sağlığınızı tehdit etmesi için illa ki çölyak hastası olmanız gerekmiyor. Her ne kadar istatistiklere göre nüfusun sadece %1,5-2'sine çölyak teşhisi konmuş olsa da, daha hafif derecelerdeki gluten intoleransı probleminden muzdarip olan ve tanı konmamış çok sayıda insan var. Yapılan son çalışmalar,[112, 113] Batı toplumlarında gluten has-

112 *"Non-Celiac Gluten Sensitivity: The New Frontier of Gluten Related Disorders" Carlo Catassi, Julio C. Bai, Bruno Bonaz, Nutrients. 2013 Oct; 5(10): 3839–3853.*

113 *"Non-celiac wheat sensitivity diagnosed by double-blind placebo-controlled challenge: Exploring a new clinical entity" Carroccio A, Mansueto P, Iacono G, Soresi M, Am J Gastroenterol. 2012 Dec;107(12):1898-906; doi: 10.1038/ajg.2012.236.*

sasiyetinin %30'lara kadar çıktığını gösteriyor. Yani, toplumun neredeyse üçte birinde glutene karşı tahammülsüzlük var. Ancak bu hassasiyet birçok farklı semptomla ortaya çıktığı için genelde suçlunun o olduğu anlaşılmıyor.

Düşünün senelerce romatizma ağrıları çekiyor, ölümcül yan etkileri olan ilaçlar alıyorsunuz ama aslında romatizma hastası falan değilsiniz. Sadece glutene karşı hassasiyetiniz var. Buğdaydan yapılmış her şeyi hayatınızdan çıkarsanız aslında hiçbir şeyiniz kalmayacak!

Gluten yorar

Şimdi gelelim zanlının konumuzla ilgili marifetlerinden birine: Gluten hassasiyeti yorar! Kendinizi devamlı bitkin, yorgun hissediyorsanız suçlunun buğday ve içindeki gluten olma ihtimali yüksektir. Bana farklı nedenlerle gelen hastalarıma reçete ettiğim ilk şeylerden biri buğdayı kesmeleridir. Hepsinden de hayatlarından ekmeği, böreği, pastayı, makarnayı çıkardıklarında enerji seviyelerinin artığına, halsizlik şikâyetlerinin azaldığına dair geri dönüşler alıyorum.

Latince kökenli gluten kelimesi yapışkan ya da yapıştıran anlamına gelir. Hamurun tutmasını sağlayan işte bu proteindir. Ancak yine aynı protein, yiyeceklerin ve besin maddelerinin parçalanmasını ve vücut tarafından emilimini zorlaştırır. Yapışkan özelliği yüzünden kendisi de sindirilemeyerek ince bağırsak duvarına yapışan glutenin, bağışıklık sistemi tarafından bir düşman olarak algılanması kaçınılmazdır. Savunma ateşi düşmanın olduğu yere yani ince bağırsaklara doğru yönelir. Zaman içinde ince bağırsaklar iyice zarar görecek ve besinlerin sindirimi iyiden iyiye zorlaşacaktır. Bu süreç birçok hastalığa zemin hazırlamakla kalmaz hayati besin maddelerinden mahrum kalmanıza da yol açar.

Testler güvenilir değil

"Bir test yaptırırım. Sorun yoksa unu, ekmeği falan kesmem" diye düşünenlere bir hatırlatma yapmak istiyorum. Gluten hassasiyeti ile ilgili sorunlardan biri de maalesef bu problemi ortaya koyacak sağlam bir testin olmamasıdır. Yani bu testler hiç güvenilir değildir. En akılcı yaklaşım birçok sağlık sorununu tetikleyen buğdayı hayatınızdan tamamen çıkarmaktan geçiyor. Buna inanmakta zorlananlar olabilir. Test etmek çok kolay. Sadece on gün buğdaydan, hatta gluten içeren tüm tahıllardan uzak durun ve vücudunuzu dinleyin. Kendinizi ne kadar kadar dinç ve enerjik hissettiğinize şaşıracaksınız.

Genetiğine müdahale edilmiş buğday 60 seneden fazladır hayatımızda. Yeri gelmişken önemli bir noktanın altını çizmek istiyorum. Modern buğdayın genetik yapısı değiştirilmiş ve bunun adına "ıslah etmek" denilmiştir. Bu, lisan ile oynamaktır. Son derece zararlı bir müdahale iken, iyi ve faydalı bir algı yaratması için "ıslah" kelimesi kullanılmıştır. Bunu yapanlarla, kimyasal tarım ilaçlarına "Yeşil Devrim" diyenler, aynı insanlardır. Kimyasal tarım ilaçları ve suni gübrelerin zararlı olduğu gibi, modern buğday da insan sağlığı için son derece zararlıdır.

İstemeden parçası olduğumuz bu deneyin tehlikelerine dair ilk yüksek sesli uyarılardan biri 2009 yılında *American Academy of Environmental Medicine*'dan (AAEM) geldi. AAEM, ekolojik ve çevresel faktörlerin insan sağlığı üstündeki klinik etkileri ile ilgilenen uzmanlar tarafından oluşturulmuş bir kuruluştur. 1965'ten bugüne ekolojik hastalıkların tanınması ve teşhis yöntemleri geliştirilmesi üzerine önemli çalışmalara imza atmış olan AAEM'nin açıklaması şöyle: "Hayvanlar üstünde yapılan birçok çalışma genetik olarak değiştirilmiş gıdaların kısırlıktan, bağışıklık problemlerine, hızlı yaşlanmaya, insülin seviyesindeki düzensizliklere ve önemli organlar ile sindirim sistemini etkileyen sorunlara kadar birçok ciddi sağlık riski taşıdığını gösteriyor." Sağlık üstünde böyle etkileri olan bir besinin halsizliğe, bitkinliğe neden olması hiç şaşırtıcı değil!

Bir not düşmek istiyorum: Buğday ve tahıl ürünleri gluten intoleransı olmayanlar için de zararlıdır. Neden? Çünkü devamlı altını çizdiğim gibi, hepsi de kan şekerini bir anda fırlatarak vücuda hiç de dost olmayan mekanizmaları tetiklerler. Ayrıca, buğdaya maruziyet süresi ve miktarı arttıkça, gluten intoleransı gelişmesi riski de artıyor.

Halsizliğinizin nedeni tiroid mi?

Enerji seviyesini artırmak için yapılabilecek birçok şey var, ancak her şeyden önce halsizliğin arkasında bir sağlık sorununun olup olmadığının araştırılması ve olasılıkların elenmesi akılcı bir stratejidir. Mesela, anemi, idrar yolu enfeksiyonları, vücutta ağır metal birikimi, kalp ve damar hastalıkları, karaciğer yetmezliği ve diyabet gibi sağlık problemlerinin en önemli belirtilerinden biri bitkinlik ve halsizliktir. Bu bölümde tiroid fonksiyonlarındaki sorunlara özellikle dikkat çekme ihtiyacı duyuyorum. Neden? Çünkü kendini, elinizi kolunuzu bile kaldıramayacak derecede bir halsizlikle gösteren bu sağlık sorunu, son derece yaygındır ve benim sık sık altını çizdiğim gluten hassasiyeti de söz konusu problemi tetikler.

Boynun ön bölümünde yer alan kelebek şeklindeki bu bezin küçük boyutundan beklenmeyecek derecede önemli görevleri vardır. Tiroid bezinden salgılanan hormonlar metabolizmayı düzenler, çocuklarda büyüme, gelişme için hayati önem taşır ve insülin, kortizol, östrojen, testosteron gibi tüm hormonlarla etkileşim içindedir. Kısacası, eğer tiroid fonksiyonlarında herhangi bir sorun varsa ya da tiroid hormonlarında bir dengesizlik söz konusu ise tüm sistemin dengesi bozulur. Tüm bu hormonların birbirleriyle devamlı etkileşim içinde olması da tiroid fonksiyonlarındaki sorunların son derece farklı semptomlar ve hastalıklarla kendini göstermesi anlamına geliyor.

Ancak bu belirtilerin içinde en tipik olanı enerjisizlik ve bitkinliktir. Depresyonun da söz konusu problem ile yakından ilişkili olduğunu hatırlatmakta fayda var. Zaten hep altını çizdiğim gibi depresyon bir hastalık değil bir semptomdur. Bu arada tiroid bezi kaynaklı bir halsizlik ve bitkinliği ayırt etmenin en kolay yolu, enerji seviyenizde eskisine kıyasla belirgin bir farklılık olmasıdır. Eskiden kolayca yaptığınız şeyleri yapmakta zorlanır olduysanız, akla ilk gelmesi gereken tiroid fonksiyonlarında bir problem olma olasılığıdır.

Dilerseniz semptomlara bir göz atalım.

Hipotiroidi (tiroid bezinin az çalışması) belirtileri

- Yürümekte bile zorlanacak kadar bitkin ve halsiz hissetme
- Özellikle akşamüstleri yoklayan bir ağırlık hissi
- Oturduğunuz yerde uyuyakalmak
- Sıkı bir diyete rağmen kilo verememek
- Nedeni açıklanamayan saç kaybı –özellikle de kadınlarda
- Soğuğa karşı hassasiyet

Hipertiroidi (tiroid bezinin fazla çalışması) belirtileri

- Huzursuzluk
- Sinirlilik
- Çarpıntı
- Kilo kaybı
- Ellerde titreme
- Aşırı terleme

Haşimato neden artıyor?

Tiroid hormonlarıyla ilgili bir bağışıklık sistemi hastalığından bahsetmek istiyorum. Bu sağlık sorunu ile gluten hassasiyeti arasında bir ilişki olduğunu işaret eden bulgular var.[114, 115] Yine tiroid bezinin az çalışmasını andıran bitkinlik, kilo problemi, soğuğa hassasiyet gibi semptomlarla kendisini gösteren bu hastalığa Haşimato deniyor.

İsmini, böyle bir hastalığın varlığını ilk teşhis eden Japon bir doktordan alan Haşimato, aslında bir bağışıklık sistemi problemidir, otoimmün bir hastalıktır. Bağışıklık sistemi tiroid bezini bir düşman olarak algılayarak saldırıya geçer ve bunun sonucunda tiroid dokusunda bir hasar (enflamasyon) meydana gelir.

Haşimato hastalığı, tiroid fonksiyonlarında bozulmaya yol açar. Hastalarda kimi zaman hipotiroidi, kimi zaman hipertiroidi meydana gelir. Hatta hipotiroidi olan hastanın zamanla hipertiroidiye döndüğü veya tiroid fonksiyonlarının normale geldiği bile görülebilir.

Vücudun, hayati fonksiyonlara sahip olan tiroid bezine saldırmaya başlamasının ardında yatan nedenler tam olarak bilinmiyor. Ancak biraz önce de belirttiğim gibi, bu ciddi sağlık sorununu tetikleyen faktörlerden birinin gluten hassasiyeti olduğu düşünülüyor.

Bu durumun arkasında ilginç bir mekanizma var: Glutenin protein bölümü olan glidain, moleküler yapı anlamında troid bezini andırıyor. Glidain bağırsak duvarından geçerek kana karıştığında ise bağışıklık sistemi hücuma geçiyor. Tabii, moleküler benzerliği yüzünden tiroid bezi de bu saldırıdan nasibini alıyor. Kısacası gluten içeren her yiyecekle birlikte tiroid bezi de saldırıya uğruyor.

Haşimato hastalığı ve gluten hassasiyeti arasındaki bu ilişki son de-

114 *"Autoimmune thyroid disorders and coeliac disease" Pekka Collin, Jorma Salmi, Olavi Hällström, Timo Reunala, Amos Pasternack, Eur J Endocrinol 1994;130:137–140.*

115 *"Mechanisms of Disease: the role of intestinal barrier function in the pathogenesis of gastrointestinal autoimmune diseases" Alessio Fasano and Terez Shea-Donohue, Nature Clinical Practice Gastroenterology & Hepatology (2005) 2, 416-422.*

rece çarpıcı. Gerek yüksek miktarda gluten içeren 'ıslah edilmiş' buğday gerekse tüm tahılları bol bol yediren beslenme modeli yüzünden tiroid bezi tam anlamıyla bir tehdit altında! Tabii, Haşimato hastalığının tedavisinde ilk yapılması gereken, hastaların glutensiz beslenmeye geçmeleri. Yoksa öyle sentetik tiroid hormonları vererek hiçbir tedavi gerçekleştiremezsiniz. Doktorların ilaç kökenli tedavilerden uzaklaşıp doğal beslenmeyi öğrenmelerinin vakti geldi de geçiyor.

Batılı beslenme modeli ve genetiğine müdahale edilmiş buğday sayesinde bakalım daha ne gibi hastalıklarla tanışacağız?

Şeker enerjinizi emer!

Öncelikle, halsizlik ve bitkinlikten şikâyetçiyseniz şekerden vazgeçmeniz gerekiyor. Şekerin enerji verdiğine dair yanlış bir inanış vardır. Bırakın enerji vermeyi şeker enerjinizi emer. Sporculara yarışlardan ya da maçlardan önce bol karbonhidratlı yiyecekler verilmesi de hep bu yanlış bilgiden kaynaklanır. Sporcuya performansını artırmak için, vücutta şeker olarak metabolize edilen makarna, pilav yedirilir. Karbonhidratları yedikten bir süre sonra atletin kan şekeri fırlar, ardından da fırladığı hızla bir anda düşüverir. Elleri, ayakları kesilen ve güçten düşen sporcu o maçı ya da yarışı zor bitirir. Hele bir de maraton falan koşuyorsa bitiş çizgisine zar zor varır.

Benim bisiklet yarışlarına katılan, maraton koşan hastalarım var. Onlara önce gluteni, basit karbonhidratları bıraktırıyorum. Tek başına bu bile enerji seviyelerinin artmasını sağlıyor. Yani, antrenörlerin yaptığının tam tersini uyguluyorum. Yarışlardan önce de küçük bir bardak sızma zeytinyağı içmelerini öneriyorum. Bu benim de uyguladığım bir yöntemdir, her sabah bir miktar sızma zeytinyağı içerek güne başlarım.

Sözün özü; enerji istiyorsanız şekerden uzak duracak, şekeri ve basit karbonhidratları hayatınızdan çıkaracaksınız. Nedir bu basit karbonhidratlar? Ekmek, un, kurabiye, pasta, çörek, makarna, pilav gibi yiyecekler ile tahıl ürünlerinin hepsi bu gruba girer.

Bu yiyecekleri hayatınızdan çıkardığınızda kendinizi nasıl hissettiğinizi hatırlayın. Zayıflamak için bir süreliğine de olsa şekeri, böreği, çöreği kesenler enerjilerinin artığını, güne zinde başladıklarını, konsantrasyonlarının artığını, zihinlerinin açıldığını fark etmişlerdir. Ben bu beslenme modelini kilo vermekle ilişkilendirmek yerine tüm yaşamınıza uygulamanızı öneriyorum.

Şekerin bin bir hali

Şekeri hayatınızdan çıkarmak öyle düşünüldüğü kadar kolay değil. Çayınıza şeker koymasanız, baklava, kurabiye yemeseniz bile akla hayale bile gelmeyen öyle çok yiyeceğin içinde şeker var ki! Tabii burada söz konusu olan endüstriyel olarak üretilmiş, market raflarına özenle dizilmiş yiyecekler. Mesela ketçapta, salata soslarında bile şeker var. Özellikle de diyet salata soslarında. Aklınızda olsun, eğer bir ürünün yağı azaltılmışsa, o ürüne tat vermek için devreye şeker ve aroma artırıcılar girer.

Peki, beklenmedik yiyeceklerde karşımıza çıkan şekeri nasıl tanıyacağız? Tabii ki etiketleri okuyarak. Ama etiketleri deşifre etmek de öyle kolay iş değil. Hatta satın aldığınız ürünün şeker içerdiğini anlayabilmek için neredeyse bir kimyager olmanız gerekiyor. Abartmıyorum!

Aşağıdaki listeyi şifreleri çözebilmeniz için hazırladım. Her iki şekilde de karşınıza çıkma olasılığına karşı İngilizcelerini karşılarına da Türkçelerini yazdım.

İşlenmiş gıdalarda bulunan şeker formları:

Treacle ya da **melas:** Kamış ve pancar şekeri fabrikalarında yapılan işlemlerin en sonunda geride kalan ve genelde meşrubat üretiminde kullanılan şurup kıvamında madde.

Muscovado ya da **esmer şeker:** Her ne kadar senelerdir beyaz şeker gibi zararlı olmadığı iddiasıyla el üstünde tutulsa da bütün şekerler kadar zararlıdır.

Invert sugar ya da **invert şeker:** Laboratuvar ortamında şeker molekülünün parçalanması ile yaratılmıştır. Küçük kristal yapısıyla reçel, jöle gibi daha akışkan ürünlerde kullanılır.

Coconut sugar ya da **Hindistancevizi şekeri:** İşin içine bir meyve girince, daha sağlıklıdır algısı yaratıyor olabilir, ama Hindistan cevizinden elde edilen bu şeker de yine tüm şekerler kadar zararlıdır.

Dextrose ya da **dekstroz:** Üzüm şekeri olarak da bilinir, pastane ürünlerinde, unlu mamullerde, reçel ve jölelerde kullanılır.

Sucrose ya da **sakkaroz:** Sükroz olarak da rastlayabilirsiniz. Aşina olmadığınız isimleri bir kenara bırakalım. Karşınızdaki çay şekerinden başka bir şey değil.

HFCS (High fructose corn syrup) ya da **yüksek früktozlu mısır şurubu:** Mısırdan elde edilen ve kan şekerini ışık hızıyla fırlatan bu şeker, kahvaltılık gevreklerden kolalara, gazozlara, pastalardan kurabiyelere, şekerlemelere kadar her yerde karşınıza çıkar. En tehlikeli şeker formudur. Kanser hücrelerini beslediği ispatlanmıştır.

Fructose ya da **früktoz:** Genelde şeker kamışı, şeker pancar ya da mısırdan elde edilen meyve şekeri früktoz, endüstriyel olarak üretilmiş birçok boş kalorili abur cuburda karşımıza çıkar. "Meyve şekeridir masumdur" diye düşünmeyin sakın. Bu şekeri sadece meyvelerle hayatınıza sokun. Bir portakalı bütün olarak değil de suyunu sıkarak içtiğinizde bile kan şekeriniz anında fırlar. Karaciğer yağlanması ve damar tıkanıklığına sebep olur.

Glucose ya da **glikoz:** "Vücudun şekere de ihtiyacı vardır" diye düşünenlere bir not: Merak etmeyin mercimek ya da sebze yediğinizde de vücut ihtiyacı olan glikozu üretir. Ama yiyeceklerin içindeyken masum olan bu şekerin ismi bir etikette yazılı olduğunda hemen uzaklaşın.

High maltose corn syrup ya da **yüksek maltozlu mısır şurubu:** Karşınıza **HMCS** olarak da çıkabilir.

Artık şifreleri okumayı biliyorsunuz. Tamamen doğal olduğu, şeker ilave edilmediği iddia edilen kahvaltılık gevreklerde bile rastlayabilirsiniz. Şaşırmayın. Bu şeker formlarının her biri, insan sağlığı için zehirdir. Bunlardan uzak durun, bu maddeleri içeren işlenmiş gıdaları ağzınıza sokmayın.

Büyük bir yalan: Enerji içecekleri

Bu içecekler son derece tehlikelidir. Ne siz için ne de çocuğunuza içirin! İçi kimyasallar ve yüksek miktarda kafeinle dolu bu içeceklerin bir moda haline gelmesi, havalı bir şeymiş gibi görünmesi de çok düşündürücü. Genç nüfusa hitap eden reklam kampanyaları yüzünden, ders çalışmak, gece uyanık kalmak isteyen gençler enerji içeceklerinden medet umuyor. Bu da yetmezmiş gibi enerji içecekleri içkilerin içine katılarak alkollü kokteyller yapılıyor, zehir etkisi katlanarak arttırılıyor.

Enerji içeceklerinin içindeki kafein yüzünden kısa bir süre için kendinizi daha enerjik ve uyanık hissedebilirsiniz. Ama hemen ardından yorgun, bitkin ve tüm enerjiniz tükenmiş hissetmeniz kaçınılmazdır. Ama keşke sorun bu kadar basit olsa!

2013 yılında yayınlanan ve bu konuda yapılmış araştırmalardan elde edilen verilerin ışığında kaleme alınan bir çalışma[116] enerji içeceklerinin karanlık yüzünü ortaya koyuyor: Sadece bir kutu enerji içeceği bile kalp ritmini ve tansiyonu artırmaya yeterli. Yani, enerji içecekleri yüzünden taşikardi hatta kalp krizi geçirme riskiniz var!

Bu yayında gözden geçirilen yedi araştırmanın sonuçlarına bir göz atalım dilerseniz: Yaşları 18 ile 45 arasında değişen katılımcıların enerji içeceği tükettikten sonra kalp ritimlerinin %4 oranında değiştiği görülmüş. Üstelik tansiyonları da ortalama 3.5 değer fırlamış. Bu değişimler kalp problemi ya da genetik olarak kalp hastalığı riski bulunanlar için ölümcül olabilir. Yine 2013 yılında yayınlanan bir rapor[117] tehlikenin boyutlarına dikkat çekiyor. Bu rapora göre Amerika Birleşik Devletleri'nde 2011 yılında tam 20.783 kişi enerji içecekleri yüzünden hastanelik olmuş. Daha da ürkütücü olan ise bu rakamın 2007 yılından beri tam iki katına çıkmış olması.

Tekrar ediyorum: İçleri kimyasallar ve kalp sağlığını riske atacak kadar kafeinle dolu enerji içeceklerinden sakın içmeyin, çocuklarınıza da içirmeyin. Elinize bir bardak tarım ilacı versem, bile bile çocuğunuza içirir misiniz? Enerji içeceklerini neden içiriyorsunuz?

---

116 *"Impact of Energy Drinks on Electrocardiographic and Blood Pressure Parameters: A Meta-Analysis of Clinical Studies" Sachin A Shah, 1Carolyn S Lacey, Ian C Riddock, Circulation, Volume 127, Issue 12 Supplement; March 26, 2013.*

117 *"Update on Emergency Department Visits Involving Energy Drinks: A Continuing Public Health Concern" The Drug Abuse Warning Network, January 10 2013.*

Sorun B12 eksikliği olabilir

B12 vitamini eksikliğinin en önemli belirtilerinden biri halsizliktir. Yani, bir türlü geçmeyen bir bitkinlik ve özellikle de bu bitkinliğe eşlik eden konsantrasyon bozukluğu, unutkanlık söz konusu olduğunda sorunun kaynağında B12 eksikliği olup olmadığı mutlaka kontrol edilmeli. Besin maddelerinin emilimi, kan hücrelerinin yapımı, sağlıklı sinir sistemi fonksiyonları, bağışıklık sisteminin etkin bir şekilde çalışması için elzem olan bu vitaminin eksikliğine neden olan faktörlere bir göz atalım:

- Risk grubundakilerin başında yeterince hayvansal gıda tüketmeyenler, özellikle de vejetaryenler geliyor.
- Yaşlılarda B12 eksikliğine daha sık rastlanıyor. Bunun nedeni de yaş ilerledikçe yiyeceklerde bulunan B12 vitaminini ayrıştırmak için ihtiyaç duyulan mide enzimlerinin azalması.
- Gelişigüzel kullanılan, hatta tabiri yerindeyse leblebi gibi yutulan mide ilaçları da B12 eksikliğine neden olur. Neden? Çünkü mide asidine müdahale eden bu ilaçlar B12 emilimini azaltıyor. Yani ne kadar çok et yerseniz yiyin, eğer mide ilacı kullanıyorsanız, etin içinde bulunan bu değerli vitaminden faydalanamazsınız.
- Zayıflamak için yapılan mide ameliyatlarının ne kadar tehlikeli olduğunu sık sık dile getiriyorum. İşte, bu ameliyatların yan etkilerinden biri de B12 eksikliğidir. Mide ameliyatı geçirenler sadece bu vitamin değil vücut için elzem olan birçok besin maddesinden mahrum kalırlar. Eğer kalp krizi geçirip ölmezlerse besinsiz kaldıkları için sağlıklarını, hatta hayatlarını kaybederler.
- Tip 2 diyabet, yani doğuştan değil beslenme yanlışları yüzünden ortaya çıkan diyabet, doğru bir diyet ve egzersizle tedavi edilebilen bir hastalıktır. Hastalarımdan biliyorum! Sorunu çözmek yerine maskeleyen, uzun vadede de kötüleştiren diyabet ilaçlarının yan etkilerinden biri de B12 vitamini eksikliğine neden olmalarıdır.

- Eğer çok kahve içiyorsanız, sadece kafeinin stres hormonlarını tetiklemesi yüzünden değil B12 vitamini eksikliğinden de kendinizi halsiz hissediyor olabilirsiniz. Dünya denge üzerine kuruludur, dengeyi bozduğunuzda su bile sağlığınıza zarar verebilir. Kahve içmeyi abartmayın.

Enerjinizi tüketen 9 seçim

1. Kafein kısırdöngüsü

Kafein bir uyarıcıdır. Bol miktarda kafein içeren bir enerji içeceği ya da çok fazla kahve içtiğinizde sisteme stres hormonlarını üretmesini söyleyen bir mesaj gider. Böylece, kafein vücudunuzda fiziksel bir tehlike karşısında oluşan bir mekanizmanın tetiklenmesine neden olur. Kısa bir süre için kendinizi enerjik ve tetikte hissedebilirsiniz. Ama kafeinin etkisi geçip de hormonlar geri çekildiğinde başlangıç noktanızdan çok daha geriye düşersiniz. Daha bitkin ve daha halsiz hissetmek elinizin biraz daha kafeine doğru uzanması anlamına gelir. Bu kısırdöngünün tam bir enerji düşmanı olduğunu unutmayın.

2. Tabağınızdaki düşmanlar

Bize senelerdir doğru belletilen yanlışlardan biri de enerji için basit karbonhidratlara ihtiyacınız olduğudur. Hâlbuki gerçek tam tersidir: Bize enerji verdiği söylenen yiyecekler aslında enerjimizi çalar. Neymiş efendim? Pilav, ekmek, makarna, çikolata bize enerji verirmiş. Vücutta şeker olarak metabolize olan bu yiyecekler önce kan şekerinin fırlamasına ardından da aniden düşmesine neden olur. Kan şekerindeki dengesizlikler kadar insanı halsiz, bitkin bırakan, birçok hastalığı tetikleyen başka bir şey daha yoktur.

3. Uykusuzluk

Modern yaşamın temposu, yeterli uykuya zaman bırakmıyor. Her ne kadar çoğu insan beş-altı saat uykunun bile kendilerine yettiğini söylese de gerçekte vücudun ihtiyaç duyduğu sekiz saat civarında. Tüm sistemin kendini yenilemek için ihtiyaç duyduğu değerli uyku zamanından çalmak halsizliğe ve hastalıklara zemin hazırlar.

4. Yetersiz protein ve yağ

Bitkinliğinizin nedeni yeterince protein ve sağlıklı yağ tüketmemenizden kaynaklanıyor olabilir. Eğer uzun süreli enerji istiyorsanız onlarca yıldır öcü gibi gösterilen kırmızı ete, ciğere, paça çorbasına, yumurtaya, tereyağına, kavurmaya ihtiyacınız var. Bunlar, şeker, ekmek, pilav ve makarna gibi yiyeceklerin aksine daha uzun süre tok tutar ve daha uzun süre enerji sağlarlar. Koca bir tabak makarna, hatta bir tepsi börek yiyin iki saat sonra kendinizi yine kurt gibi acıkmış bulursunuz Ama iki yumurta ya da bir dilim biftek saatler boyu tok ve zinde hissetmenizi sağlar.

5. Gece atıştırmaları

İyi bir uyku için de, daha enerjik bir yaşam için de gece yatağa girmeden birkaç saat önce yemek yemeyi kesin. Hücrelerin enerji kaynağı olan mitokondrilerin tam randımanlı çalışabilmesi için sisteme ihtiyaç duyduğu molayı vermeniz gerekiyor. Sindirim sırasında vücudun serbest radikal ürettiği unutulmamalı. Nasıl araba her çalıştığında egzoz dumanı çıkarsa, vücut sindirimle uğraşırken de atıklar oluşur. Sistemin devamlı bu atıklar ya da serbest radikallerle uğraşması ise mitokondrilere zarar verir. Maksimum enerji için yatağa girmeden en az üç saat önce yemek yemeyi kesmenizi öneriyorum.

6. Başarısız stres yönetimi

Kronik stresin bağışıklık sistemini çökerttiğini, birçok hastalığa zemin hazırladığını artık biliyorsunuz. Tüm sistemi olumsuz etkileyen bir faktörün enerjinizi yok etmesi sürpriz olmasa da, söz konusu etkileşimin ardında ilginç bir mekanizma olduğunu söyleyebilirim. Stres hücresel enerji üretiminizin anahtarı olan glutatyon üretiminizi baskılar. Vücutta ne kadar az glutatyon varsa hücrelerde o kadar az enerji üretilir. Denklem çok basit: Ne kadar çok kronik strese maruz kalırsanız o kadar halsiz olursunuz.

7. Tembel bir yaşam

Tüm bildiklerinizi unutun. Dinlendikçe yorulursunuz! İş yerinde stresle baş başasınız. Yorgunluk için önemli bir neden. Bitkin bir şekilde eve geldiniz ve dinlenmek için tüm geceyi koltuktan kalkmadan televizyon seyrederek geçirdiniz. Kendinizi daha da yorgun hissediyorsunuz, çünkü hareketsizlik enerji depolarınızın iyice boşalmasına sebep oldu. Hani ancak kolunuzu hareket ettirdiğinizde dolan saatler vardır ya, aynı o misal sadece hareket ederek daha enerjik olabilirsiniz.

8. Katkı maddeleriyle dolu yiyecekler

Market rafları gerçek olmayan yiyeceklerle dolu. Dilerseniz bunu biraz açalım. Endüstriyel olarak üretilmiş gıdaların içi lezzet artırıcı aromalar, renk vermek, raf ömrünü uzatmak için kullanılan kimyasal maddelerle doludur. Sağlık mucizesi yoğurdun içine bile koruyucu maddeleri bastığınızda bir sağlık tehdidi haline dönüşüverir. Peki, bunun enerji seviyenizle ilgisi nedir? Çünkü ne kadar çok toksik maddeye maruz kalınırsa hücreler de o kadar çok zarar görür. Hücresel fonksiyonlar sekteye uğradığında mitokondrilerin enerji üretiminin de olumsuz etkilenmesi kaçınılmazdır.

9. Çok yemek yemek

Hani sofradan biraz aç kalkın denir ya. Çok doğru! Yemeği azaltmak ömrünüze ömür katar. Daha az yiyerek sadece daha uzun değil daha sağlıklı da yaşarsınız. Az yemenin bir diğer etkisi de enerji seviyenizin artmasıdır. Tabii ne yediğiniz de önemli. Paketlerde satılan, içi katkı maddeleriyle dolu yiyecekler yerine içleri vitamin, mineral dolu sebze ve meyveler, merada otlayan hayvanların eti, sağlıklı yağlar, yani gerçek besinler tüketmelisiniz. Fıtratına uygun yiyeceklerden kararında yediğinizde yaşam kalitenizin, enerjinizin artığını fark edeceksiniz.

Enerji santralleri mitokondriler

Eğer enerji seviyenizi artırmak istiyorsanız, mitokondrilerinize iyi bakmalısınız. Hücrelerin içindeki enerji santralleri, yani mitokondriler enerji üreten enzimlerle dolu küçük baloncukları andırır. Mitokondriyal fonksiyonlar binlerce gen tarafından düzenlenir ve bu genlerin büyük çoğunluğu yaşam seçimleri, diyet ve çevresel faktörlerin etkisi altındadır. Gençlik yıllarında bütün olumsuz koşullara rağmen enerji üretmeyi başarsalar bile kötü seçimler er ya da geç sistemin randımanını etkileyecektir.

Yeni bir araba aldığınızı düşünün, bakımını yaptırmasanız, hoyrat kullansanız bile hiç teklemeden çalışır. Ama arabanız yeniyken onu hoyrat kullanmanın bedelini hemen olmasa da zaman içinde ödersiniz. Bakımı yapılmayan ve kötü kullanılan motor, bir yerde arıza yapmaya başlar. İşte aynı araba örneğinde olduğu gibi, gençlik yıllarınızda kötü beslenme, sigara, alkol tüketimi, hareketsiz bir hayat tarzı ile bir şekilde başa çıkan enerji santralleri, bir gün gelir teklemeye başlar. Unutmayın: Enerji seviyemizi belirleyen yaşam seçimlerimiz ile genlerimiz arasındaki etkileşimdir ve bu etkileşim siz yaş aldıkça daha da önem kazanmaya başlar.

Enerji açığı

Mitokondrilerin enerji üretimi sırasında atık madde olarak başıboş oksijen molekülleri (serbest oksijen radikalleri) oluşur. Eğer bu başıboş moleküller anında etkisiz hale getirilmezlerse, mitokondrilerin başı dertte demektir. Serbest oksijen radikalleri, mitokondrinin zarına hasar vermeye, hatta zarda deliklerin oluşmasına ve içeriklerin dışarı sızmasına neden olur. Sonuç olarak, mitokondri enerji üretimi için ihtiyaç duyduğu değerli kimyasal ve enzimleri kaybetmeye başlar.

Bu gerçekleştiğinde mitokondriler kendilerini onarma telaşına düşerler ki bu onarım için de enerji gerekir. Sonuçta hasarı onarmak için gereken enerjiyi vücudun yaşamsal fonksiyonlarını yerine getirmek için ihtiyaç duyduğu enerjiden çalarak yapmaya çalışırlar. Bu süreç, halsizlik, bitkinlik ve eklem ağrıları gibi semptomlarla ilk sinyallerini vermeye başlasa da, aslında kronik hastalıklara doğru giden yolculuk çoktan başlamıştır.

Çok ama boş yemek

Adını sık sık duyduğumuz serbest oksijen radikalleri işte bu başıboş oksijen molekülleridir. Vücutta serbest oksijen radikalleri oluşumuna neden olan en önemli şey nedir biliyor musunuz? Yemek yemek. Yukarıda kısaca bahsi geçti ama dilerseniz bu sürecin arkasındaki mekanizmaya da kısaca bir göz atalım.

Yemeği sindirmek, sindirdiğiniz yiyecekten enerji üretmek hepsi hücrelerde paslanma benzeri bir etkiye neden olan başıboş oksijen molekülleri oluşmasına neden olur.

Peki, ne yapacaksınız? Yemek mi yemeyeceksiniz? Tabii ki hayır.

Esas sorun çok ve boş yemekten kaynaklanır. Diyelim ki yemeği abartıyorsunuz, üstelik yedikleriniz hiçbir besleyici özelliği olmayan, hatta daha da kötüsü içlerindeki kimyasallar, koruyucularla sisteme ekstra yük bindiren sözde 'yiyecekler'. Endüstriyel olarak üretilmiş bu sözde gıdaların içinde ne antioksidan ne fitobesin ne de vitamin bulabilirsiniz. Trans yağ derseniz bol bol, boya mı ararsınız o da var, kimya laboratuvarlarında yaratılmış aromalar keza. Kısacası bu yiyecekler gıdanın raf ömrünü uzatırken sizin ömrünüzü kısaltan katkı maddeleriyle doludur.

Hedefiniz terazinin dengede durması olmalı. Yediklerinizin içi antioksidanlar, mineraller, değerli fitobesinlerle dolu olmalı ki, sindirim ve enerji üretimi sırasında ortaya çıkan serbest radikalleri anında etkisiz hale getirsinler. O yiyecekleri market raflarında bulamayacağınız ise gün gibi aşikâr.

Süper güç glutatyon

Şimdi de sahneye vücudun en güçlü antioksidanı glutatyonu çağırıyoruz. Kendisine antioksidanların piri dersem abartmış olmam. Her ne kadar adı hak ettiği kadar çok duyulmamış olsa da bu güçlü antioksidan, hücreleri mahveden serbest radikallere karşı son derece etkili bir savunma mekanizmasıdır.

Ne demiştik, modern yaşamda ister istemez maruz kaldığımız toksinler serbest radikaller üretir. Sadece onlar değil sindirim gibi vücudun sıradan metabolik faaliyetleri sırasında bile hücrelere zarar veren bu başıboş moleküller oluşur, hatta vücuttaki antioksidan güç, yani vitaminler, mineraller ve bazı özel kimyasallardan oluşan birlik ne kadar fazlaysa hücreler de o kadar güven altındadır.

Son yıllarda yaşlanmaya karşı en etkili savunma mekanizması olarak haklı bir şöhret kazanan glutatyon maddesinin en önemli özelliği hücre içinde bulunması ve mitokondriyi serbest radikal hasarına karşı koruması, dolayısıyla da enerji üretimini desteklemesidir.

Takım ruhu

Yani vücutta ne kadar çok glutatyon varsa, enerji seviyesi de o kadar yüksek olur. Bu değerli maddenin son derece önemli bir meziyeti daha vardır: C ve E vitaminlerinin antioksidan özelliklerini korumasına yardımcı olur. Yani diyetinizde bol miktarda C ve E vitamini bulunsa bile eğer vücudunuzda yeterli miktarda glutatyon yoksa onlardan etkin bir şekilde faydalanamazsınız.

Ama tabii takım ruhu gibisi yok. Yani hem glutatyon hem de C ve E vitaminlerinin varlığında maksimum antioksidan güç elde etmiş olursunuz. Bu takımın içine B1, B2 ve B3 vitaminleri ile mitokondrilerin antioksidan enzimleri aktive etmek için kullandığı selenyum, magnezyum gibi mineralleri eklediğinizde takım tamamlanmış olur.

"Bir glutatyon takviyesi alırım, olur biter" diyerek işin kolayına kaçmak isteyenlere duyurulur: Evet, bu takviyeler mevcut ama pek işe yaramıyorlar. Çünkü söz konusu antioksidan dışarıdan alındığında vücut ondan faydalanamıyor. Yapılabilecek tek şey var o da vücudun daha fazla glutatyon üretebilmesi için ona gereken besinleri, vitaminleri vermek. Vücut dışarıdan alınan takviyeden faydalanamıyor ama ona glutatyon üretebilmesi için verebileceğiniz besinler var.

Glutatyon zengini süper besinler

Vücudun enerji santrallerinden tam randıman almak ve bol glutatyon için süper besinlerden destek alın:

Sülfür zengini yiyecekler

Soğan ve sarımsak en zengin sülfür kaynaklarıdır. Brokoli, lahana, karnabahar ve su teresi de bol miktarda sülfür içerir. Diyetiniz bu değerli besinlerden bol miktarda içeriyorsa, glutatyon üretimi için gerekli olan önemli bir yapıtaşlarından birine sahipsiniz demektir. Ama bu sebzeleri tüketirken ısının içlerindeki değerli bileşenlere zarar verdiğini sakın unutmayın. Buharda ve en çok birkaç dakika kadar pişirin. Daha da iyisi çiğ tüketmeye çalışın.

Taze meyve ve sebzeler

Diyetinizde ne kadar çok sebze ve meyve varsa enerji seviyeniz de o kadar yüksek olur. Çünkü sadece sülfür zengini olanlar değil mevsiminde tüketilen tüm sebze ve meyveler hücrelerin enerji üretimini artırır. Eğer listenin başına sülfür kaynaklarını yerleştirecek olursak, hemen ardından ıspanak, ceviz, kuşkonmaz ve domates ekleyebiliriz.

Bamya

Bamyanın özel bir yeri olduğunu belirtmekte fayda var. Genelde burun kıvrılan bu sebze, enerji üretiminde önemli bir rol oynayan glutatyon içerir. Her sebze için söylediğim şey bamya için de geçerli: İçindeki değerli maddelerden maksimum bir şekilde faydalanmak için az pişirin.

Avokado

Omega-3 açısından zengin olan avokado, aynı zamanda bir glutatyon deposudur. Bol bol yemelisiniz.

Peynir altı suyu

Türkçemize bu anlaşılır şekliyle değil de her nedense İngilizce ismiyle, yani whey protein olarak girmiştir. Bunda kuşkusuz sporculara yönelik üretilen yabancı menşeli whey protein tozlarının katkısı büyük. Ama ben kesinlikle içinde ne olduğu belirsiz bu tozlar yerine gerçek peynir altı suyunu öneriyorum. Kendi peynir altı suyunuzu hazırlamak çok kolay. Bir kilo günlük sütü kaynatın. İçine dörtte bir çay bardağı limon ekleyin. Süt kesildiğinde tülbentten geçirerek süzün. Elde ettiğiniz su peynir altı suyu, tülbendin üstünde kalan ise lor peyniridir. Afiyet şifa olsun.

Zerdeçal *(Curcuma longa)*

Bu kök bitkiye sarı rengini veren kurkumin maddesinin glutatyon değerlerini artırmakta etkili olduğu düşünülüyor. Birçok sağlık faydası olan zerdeçalı çorbalara, yemeklere eklemek için bir neden daha. Ama zerdeçalın vücuta çok az emildiğini unutmayın, en iyisi bol miktarda kurkumin içeren zerdeçal ekstrelerinden faydalanmak. Ayrıca böğürtlen, çilek, yeşil çay, üzüm, biberiye, kekik ve fesleğen de mitokondriye zarar veren oksidasyonu önlemek konusunda maharetli besinler.

Ciğer

Kırmızı ette, ama kimyasallarla, genetiği ile oynanmış buğdayla, soyayla dolu yemlerle beslenen değil, merada otlayan hayvanların etinde bol miktarda alfa lipoik asit bulunur. Vücudun glutatyon üretimini artıran bu antioksidan söz konusu olduğunda açık ara kazananın ciğer olduğunu belirtmekte fayda var. Boşuna bol bol sakatat yiyin, ciğer yiyin demiyorum. Daha enerjik bir yaşam sürmek için de bu değerli besinlere ihtiyaç var.

Meryemana Dikeni *(Silybum marianum-Milk thistle)*

Bazı yörelerde peygamber dikeni ya da deve dikeni olarak bilinen bu şifalı bitki, karaciğer fonksiyonları üstündeki harika etkileri ile tanınıyor. Bazılarınız onu İngilizce adıyla milk thistle olarak da biliyor olabilir. Antik Yunan'dan beri bitkisel tedavilerde kullanılan deve dikeninin önemli bir özelliği de glutatyon üretimini tetikleyen aktif maddeler içermesi.

Halsizliğe karşı egzersiz

İşte egzersizin az bilinen bir etkisi daha: Egzersiz vücudun daha fazla glutatyon üretmesini sağlıyor. Hareketli bir yaşam sürenlerin enerji seviyelerinin yüksek olmasının ardındaki sırlardan biri bu işte! Egzersiz yaptıkça enerjiniz bitmez, aksine artar. Çünkü sistemde daha fazla glutatyon bulunduğu için hücrelerin enerji santralleri de tam randımanlı bir şekilde çalışırlar.

Hep söylüyorum: Egzersizi sadece kilo vermeyle ilişkilendirmek büyük bir hatadır! Maalesef birçok insan egzersiz yaparak elde edebileceği sağlık mucizelerini farkında bile değil. Hayattan keyif almak için enerjinizin olması gerekir. Halsiz, bitkin birinin mutlu olabilmesi mümkün değil. Sabah yataktan kalkmak bile zül geldiğinde her şey bir mecburiyetler silsilesine dönüşür.

Egzersiz hem enerji depolarınızı doldurur hem de sizi birçok hastalıktan korur. Neden? Çünkü araştırmalar glutatyon maddesinin güçlü bir bağışıklık sisteminin de kilit noktası olduğunu gösteriyor. Yani egzersiz yaparak kanser, Alzheimer gibi hastalıklara karşı da etkin bir savunma sistemi geliştirmiş oluyorsunuz.

Gençlik iksiri

Neden glutatyon adındaki bu süper gücü baş tacı ediyoruz? Çünkü hücrenin enerji üretiminden sorumlu mitokondriyi koruma altına alıyor. Bunu yukarıda uzun uzun anlattım. Ancak egzersiz sadece korumakla kalmaz sisteme daha fazla enerji santrali kazandırır. Yani, egzersiz yapmak sadece hücresel fonksiyonların mükemmel bir şekilde çalışmasını sağlamaz aynı zamanda mitokondrilerin sayısını da artırır. Bu sürecin ardındaki mekanizmayı basit bir şekilde anlatmak istiyorum. Egzersiz mitokondrinin daha fazla çalışmasına neden olur, çünkü hareket eden vücut daha fazla enerjiye ihtiyaç duyar. Tam güç çalışan mitokondri aynı zamanda daha fazla mitokondri üretilmesi için de sinyal gönderir. Vücudun enerji tüketimini karşılamak için de daha fazla enerji kaynağı, yani daha fazla mitokondri üretilir.

Yaş aldıkça insanların kendilerini daha halsiz, daha enerjisiz hissetmelerinin en önemli nedeni mitokondri sayılarının azalmasıdır. Gördüğünüz gibi yaşlılıkla savaşmanın en etkili yollarından biri de hareket etmek ve azalan mitokondrilerin sayısını artırmaktan geçiyor. Yaşlanmayı tamamen durdurmak mümkün olmasa da yavaşlatmanın mümkün olduğunu gösteren sayısız araştırma[118] var. Bunlardan biri konumuzla yakından ilgili. 2009 yılında yapılan bir çalışma[119] için 60 yaş üstü katılımcılardan haftada minimum dört, maksimum altı defa düzenli olarak egzersiz yapmaları istenmiş. Dört ay sonunda katılımcıların kas dokuları incelendiğinde mitokondri fonksiyonlarında düzelme, mitokondri sayılarında ise artma olduğu gözlenmiş. **Eğer bir gençlik iksiri varsa o hiç kuşkusuz egzersizdir!**

Üstelik öyle sistemi mahveden bir egzersiz rutininden de bahsetmiyorum. Ne kadar çok o kadar iyi mantığı burada işlemiyor. Dozunda egzersiz enerji depolarınızı doldurup hastalıklardan korurken, çok fazlası bağışıklık sistemini mahvederek sizi halsiz ve bitkin bırakıyor. Neden? Çünkü egzersizi abarttığınızda vücut çok fazla serbest radikal üretmeye başlar. Önlerine gelen her hücreye zarar veren serbest radikallerin sayısı arttıkça, vücuttaki antioksidan deposu zararı bertaraf etmede yetersiz kalır. Eğer bu ağır egzersiz temposu devam ederse bitkinlik, halsizlik gibi semptomlar zaman içinde bağışıklık sisteminin çökmesine kadar gidebilir.

Evet, hareketsizlik ömrünüzden, enerjinizden çalar; ama ağır spor da erken yaşlandırır, hatta öldürür! En önemli kuralımızı unutmayın: Hayat denge üzerine kuruludur. Dengeyi bozan her şey, sağlığınıza zarar verir.

---

118 *"Muscle mitochondrial changes with aging and exercise" Ian R Lanza, K Sreekumaran Nair, The American Journal of Clinical Nutrition, 2009 vol. 89 no. 1 467S-471S.*
119 *"Effects of exercise on mitochondrial content and function in aging human skeletal muscle" Menshikova EV, Ritov VB, Fairfull L, Ferrell RE, Kelley DE, J Gerontol A Biol Sci Med Sci 2006; 61: 534– 40.*

DOST BAKTERİNİN EVRİMİ

Bağırsak problemleri ile halsizlik arasında bir ilişki olduğu senelerdir bilinse de, yapbozun parçaları yeni yeni bir araya geliyor. Bağırsaklardaki kötü bakteriler iyi bakterilerden daha fazla olduğunda bu durumun genel sağlığı olumsuz etkilediğini artık biliyorsunuz. Halsizlik, bitkinlik gibi yaşam kalitesini son derece olumsuz etkileyen faktörlerin de bağırsak florası ile yakından ilişkili olduğu düşünülüyor. Hatta bilim insanları kronik yorgunluk sendromunun arkasında yatan başlıca faktörlerden birinin mikrobiyom olduğu konusunda hemfikir.

Probiyotiklerin sağlıklı bir yaşamın sırrı olduğu düşünülecek olursa bu hiç de şaşırtıcı değil. Faydalı bakterilerle kurulmuş olan bu ortak yaşamın en çarpıcı örneğinin mitokondriler olduğunu biliyor muydunuz? Hücrelerin enerji santralleri olan bu organellerin aslında bakterilerden evrimleştiği düşünülüyor.

Kendine ait bir DNA'sı olan mitokondrinin genetik yapısı incelendiğinde Protoebakteri adlı bir dost bakteriyle benzerlikler olduğu görülmüş ve bundan yola çıkarak endosimbiyotik kuramı ortaya atılmış. Bu teoriye göre mitokondriler eskiden bizim dışımızda yaşayan bakteriler iken evrimleşerek hücrenin bir parçası haline gelmişler. Ama kendi ayrı DNA'ları olan özerk bir parçası!

Düşünün tüm yaşamsal fonksiyonlar için gerekli enerjinin kaynağında dost bir bakteri var. Tabii bu bir teori, ama vücudumuzdaki büyüleyici ekosistem düşünüldüğünde son derece sağlam bir teori.

Antioksidan güç: Probiyotikler

Dilerseniz hem kronik yorgunluk sendromu hem de bitkinlik ve halsizliğin bağırsak florası ile ilişkisine bir göz atalım.

Serbest radikallerin hücreye ve hücrenin enerji santrali olan mitokondriye nasıl zarar verdiğini yukarıda detaylı bir şekilde inceledik. Tekrar özetlersek, maruz kaldığımız toksinler, katkı maddeleri, hatta sindirim gibi vücudun sıradan metabolik faaliyetleri sırasında serbest radikaller yani hücrelere zarar veren başıboş moleküller oluşur. Vücutta bu başıboş moleküllere bağlanarak onları etkisiz hale getiren ne kadar çok antioksidan varsa hücreler ve hücrenin enerji kaynağı mitokondriler o kadar güvence altındadır.

İşte dost bakteriler bu noktada devreye giriyor: Sağlıklı bir bağırsak florası aynı zamanda etkili bir antioksidan güçtür de. Eğer bağırsaklarda yeterli miktarda dost bakteri varsa bunlar farklı mekanizmalarla sistemin üstündeki serbest radikal yükünü azaltır. Şöyle ifade edeyim. Hani glutatyon için antioksidanların piri dedik ya, devreye probiyotikler girince sistem mükemmel çalışmış oluyor.

Sağlıklı bir bağırsak florasının vücudun öncü güçleri olduğu bir süredir biliniyor. Bağırsaklarda ne kadar çok faydalı bakteri varsa sisteme toksinlerin ve ağır metallerin sızması da o kadar zorlaşıyor. Böylece vücut daha az serbest radikale maruz kalmış oluyor. Ama yeni bulgular bağırsakların antioksidan gücünün düşünülenden çok daha fazla olduğunu işaret ediyor.

2012 yılında yapılan bir araştırma[120] için fareler iki gruba ayrılarak birinci gruba probiyotik takviyesi veriliyor. 18 gün sonra iki gruba da vücutta ciddi anlamda serbest radikal oluşumuna neden olan bir kemoterapi ilacı veriliyor. Bir süre sonra yapılan ölçümlerde probiyotik takviyesi alan farelerin glutatyon değerlerinin, takviye verilmeyen farelere kıyasla çok daha yüksek olduğu görülüyor. Bu sonuçlar dost bakterilerin ve sağlıklı bir bağırsak florasının antioksidan gücünü kanıtlar nitelikte. Daha da heyecan verici olan ise 2015 yılında İsveçli bilim insanları

---

120 *"The gut microbiota modulates host amino acid and glutathione metabolism in mice" S. Shoaie, M. Bergentall, P. Ghaffari, C. Zhang, E. Larsson, F. Backhed, J. Nielsen, Molecular Systems Biology, 2015; 11 (10): 834 DOI: 10.15252/msb.20156487.*

tarafından yürütülen bir çalışmadan[121] elde edilen bulgular. Bu araştırmaya göre probiyotik takviyeleri sadece glutatyon rezervini korumuyor, bu değerli molekülün bizzat yapımında da rol alıyor! Probiyotikleri diyetinize eklemek için bir neden daha. Konumuz gereği glutatyonun enerji üretimini koruma altına almasına odaklansak da, vücudunuzda ne kadar çok glutatyon olursa kanserden diyabete ve Alzheimer'a kadar birçok hastalığa karşı dirençli olacağınızı unutmayın!

Doğru seçim: Enterik takviyeler

Sık sık tekrar ediyorum, çünkü bu önemli: Dost bakterileri öyle market raflarındaki yoğurttan, endüstriyel olarak imal edilmiş turşudan falan alamazsınız! Nesilden nesile aktarılan tarifleri kullanın. Yoğurdunuzu, kefirinizi evde yapın, turşu kurun. Bir kaşık turşu suyunda milyarlarca probiyotik bulunduğunu biliyor musunuz?

Mevsiminde yenen sebzeler, meyveler de bağırsaklardaki dost bakterileri besler. Özellikle de soğanın tam bir probiyotik dostu olduğunu unutmayın. Ama öyle pişirip falan değil çiğ çiğ yemeniz gerekiyor. Diyetinizi probiyotik takviyeleri ile desteklemek de son derece akılcı bir strateji. Ama bu takviyelerin çoğu midede çözüldüğü için pek işe yaramıyor.

Probiyotikler mide asidine dayanıksızdır. Peki, durum böyleyse yediklerimizden nasıl fayda sağlıyoruz? Çünkü trilyonlarca dost bakteriden bize yeterli kısmı bağırsaklara ulaşmayı başarıyor, ama besin takviyeleri o kadar çok bakteri içermediği için tamamı midede yok olup gidiveriyor.

121 *"Antioxidant properties of potentially probiotic bacteria: In vitro and in vivo activities" Alberto Amaretti, Anna Pompei, Mattia Di Nunzio, Applied Microbiology and Biotechnology 97(2) · July 2012 DOI: 10.1007/s00253-012-4241-7.*

Probiyotik takviyesi seçerken dikkat etmeniz gereken en önemli şey kapsülünün enterik olması, yani midede değil bağırsaklarda çözülmesi gerekiyor.

Daha çok yağ: Daha çok enerji

Vücudun kullanabileceği iki enerji kaynağı vardır: Şeker ve yağ. Şekerden alınan enerjinin gelip geçiciliği ve sistemi nasıl olumsuz etkilediğini artık biliyorsunuz. Kötü seçimlerden oluşan bir öğlen yemeğinden bir-iki saat sonra gelen halsizlik atağı, bol şekerli bir kahvaltıdan sonra okulda kafası bulanan öğrenciler bunun en çarpıcı örnekleridir.

Eski nesillerin ana enerji kaynağı yağ iken maalesef modern insan enerjisini şeker alıyor. Daha da kötüsü %99'umuz böyle bir adaptasyon geliştirdi. Tek bir öğün atladığınızda bile başınız ağrıyor, kendinizi sinirli hissediyorsanız bu sizin de çoğunluk gibi enerji için şeker yaktığınızı gösteriyor.

Eski zamanları düşünün. Genelde günde doğru dürüst tek öğün yiyen atalarımızın etrafta baş ağrılarıyla dolaşmadıklarını tahayyül edersiniz. Bırakın tek öğünü günlerce yemek yemeseler bile kondisyonlarında bir azalma olmadığından emin olabilirsiniz. Neden? Çünkü sistemleri enerji için yağ yakıyordu.

Sisteme format atın

Fazla kiloları olan birini düşünün, mantıken açlığa daha dayanıklı olması düşünülür değil mi? Çünkü yakacak daha fazla deposu vardır. Ama yukarıda bahsettiğim bu adaptasyon yüzünden sistem kolaya kaçmaya meyilli bir hâl almıştır. Kan şekerini bir anda yükseltecek ekmek, börek, tatlı gibi kaynaklar varken vücut neden enerjisini yağdan alsın? Bu adaptasyonu kırmak öyle zor değil. Kötü karbonhidratlar gidecek yerine sağlıklı karbonhidratlar, protein ve sağlıklı yağlar gelecek. Yani ekmek yerine sebze yiyecek, zeytinyağı ve kaliteli protein kaynaklarından aldığınız hayvansal yağları artıracaksınız. **Vücut kısa sürede mesajı alacak ve kan şekerini hemen yükselten bir yiyeceğin gelmeyeceğini anladığında mecburen ikinci seçeneğe yani yağa yönelecektir.**

Bu kitap boyunca önerdiğim beslenme modeli ile vücudunuz enerji için yağ yakmaya başladığında, kendinizi daha zinde hissedecek; **enerjinizi emen yiyecekleri hayatınızdan çıkardığınızda enerji dolacaksınız.** Ben buna sisteme format atmak diyorum. Unutmayın, sağlık sorunlarının, hastalıkların kaynağında genetik yapımızın alışık olmadığı bir beslenme modeli yatıyor.

Vücudun şekere, hızla şekere dönüşen yiyeceklere olan bağımlılığı sona erdiğinde, ara öğün saçmalığına da gerek kalmayacaktır. Genel tavsiyelerin aksine her iki-üç saatte bir tıkınmaya ihtiyacınız yok! Vücut enerjisini yağdan aldığında zaten uzun süre kendinizi tok hissettiğinizi, enerji seviyenizin artığını fark edeceksiniz.

Sağlıklı hücreler için omega-3

Sağlıklı yağların enerji seviyesi üstündeki etkisini, şekerin aksine çok daha uzun süreli bir enerji kaynağı olduklarını artık biliyorsunuz. Bu yağların içinde omega-3'ün ayrı bir yeri olduğunu belirtmekte fayda var. Evet, sağlıklı yağlar enerji veriyor ama hücresel bir boyuta inildiğinde omega-3 yağ asitlerinin marifetlerinin bununla sınırlı olmadığını belirtmekte fayda var. Bu değerli yağ asitlerinin hem hücre zarının hem de mitokondri zarlarının yapıtaşı olduğunu biliyor musunuz? Balık yağı takviyelerinde aramanız gereken iki yağ asidi, EPA ve DHA burada da ön plana çıkıyor.

Stres kontrolünden depresyonu önlemeye, kalp ve damar sağlığından kilo vermeye kadar, söz konusu omega-3 yağ asitlerinin sağlık üstündeki faydaları biliniyor. Bu kitabın her bölümünde karşımıza çıkmaları hiç şaşırtıcı değil. Ancak EPA ve DHA'nın hücre zarı ve mitokondri fonksiyonlarında da son derece önemli bir rol oynadığı yeni yeni anlaşılıyor.

Hücrelerin ve hücrelerin içindeki mitokondri zarlarının başlıca görevi besin maddelerini içeri alarak onları kullanılabilir enerjiye çevirmeleridir. Yani, bu zarlar ne kadar sağlıklı olursa, hücresel fonksiyonlar ve enerji üretimi de o kadar iyi olur. Bu değerli yağ asitlerinin sağlık faydalarından mahrum kalmamak için hem yağlı balıklar tüketmenizi hem de diyetinizi omega-3 takviyeleri ile desteklemenizi öneriyorum. Ama tekrar ediyorum: Her omega-3 takviyesi aynı değildir. İçeriğindeki toplam EPA ve DHA oranının 3/2 ve katları olması gerektiğini unutmayın.

Güneş şifadır!

Özlü söz nedir? Yüzlerce, hatta binlerce yıllık gözlemler ve deneyimlerin bilgeliğidir. Nesillerden nesillere aktarılan bu bilgeliğe sırt çevirmemelisiniz. Güneş girmeyen eve doktor girer, demiş atalarımız. Gerçekten de uzmanlar güneşten sakınılması gerektiğini buyurduklarından beri özellikle kanser vakalarında büyük bir artış gözlendi. Maalesef cilt kanserini önlemek için yola çıkan doktorların, özellikle de dermatologların, güneşi karalama kampanyasının bedeli çok ağır olmuştur. D vitaminin hayati önemini göz ardı etmenin sonuçları bunlar!

D vitamini zengini gıdalar ve güneş ışınlarının ekip çalışması ile yaratılan bu değerli madde aslında bir vitamin değil hormondur. Yaklaşık 3.000 geni etkileyen, bu hormonun bağışıklık sistemini aktive ettiği ilk olarak 2010 yılında Kopenhag Üniversitesi tarafından rapor edildi. *Nature Immunology* dergisinde yayınlanan çalışma[122] bağışıklık sisteminin en güçlü savunma mekanizması olan T hücrelerinin harekete geçmesi için D vitaminine ihtiyaç duyduğunu gösteriyordu. Bu ne anlama geliyor? Bu vitamin olmadığında savaşçı T hücreleri faaliyete geçemiyor. Yani, güneşten bucak bucak kaçınmak vücudun bağışıklık sistemini kalbinden vurmaktır!

D vitamini hücrelerin enerji üretiminde de hayati bir rol oynuyor. Yani, halsizlik bitkinlik gibi şikâyetlerde ilk araştırılması gerekenlerden biri D vitamini değerleri olmalıdır. Özellikle de bu belirtilere kas ağrıları eşlik ediyorsa. Bu vitaminin enerji üretiminde önemli bir rol oynadığını net bir şekilde ortaya koyan bir çalışmadan[123] bahsetmek istiyorum. İngiltere'de yapılan bu araştırma için D vitamini eksikliği olan ve halsizlikten şikâyetçi katılımcılar seçilmiş. Katılımcılardan 20 dakika kondisyon bisikletine binmeleri istenmiş. Ardından katılımcılar iki gruba ayrılarak bir gruba D vitamini takviyesi diğer gruba plasebo (yalancı ilaç) verilmiş. 12 hafta sonra yine bisiklete binen katılımcılardan D vitamini alan grubun kondisyonlarında belirgin bir artış olduğu gözlenmiş. Çalışma öncesi ve sonrasında katılımcıların baldır kaslarından alınan doku örneklerinde ise mitokondrinin enerji depolarını doldurma süresinin azaldığı görülmüş. *Burada hemen bir not düşelim:* Mitokondri, kas hücresi tarafından harcanan enerjiyi ne kadar çabuk yerine koyarsa o kadar iyi çalışıyor demektir. D vitamini sayesinde daha etkin bir şekilde çalışan enerji kaynakları,

---

122 *"Vitamin D controls T cell antigen receptor signaling and activation of human T cells" Marina Rode von Essen, Martin Kongsbak, Peter Schjerling, Klaus Olgaard, Niels Ødum, Carsten Geisler, Nature Immunology.*

123 *"Improving the vitamin D status of vitamin D deficient adults is associated with improved mitochondrial oxidative function in skeletal muscle." Akash Sinha, Kieren Hollingsworth, Steve Ball, Tim Cheetham. Endocrine Abstracts, 2013; DOI: 10.1530/endo-abs.31.OC1.6.*

dolayısıyla daha fazla enerji üretmeye başlıyorlar. Bu, D vitamini ile hücresel enerji üretimi arasında bir ilişki olduğunu kanıtlayan ilk bilimsel araştırma olmasıyla da ayrı bir öneme sahip.

O zaman ne yapacaksınız? Daha fazla enerji istiyorsanız, hem D vitamininden zengin beslenecek hem de güneş tam tepedeyken 20 dakika kadar güneşlenmeye özen göstereceksiniz. Tabii özgür dolaşan tavukların yumurtalarını, merada otlayan hayvanların etlerini yiyecek, yağlı balıklar tüketecek ve sakatattan korkmayacaksınız da.

Güneşle ilgili yeni bulgular

Güneşle ilgili pek bilinmeyen bir şeyden daha bahsetmek istiyorum. 2013 yılında yapılan bir araştırmaya[124] göre, güneş ışınları cilde değdiğinde vücut sadece D vitamini sentezlemiyor aynı zamanda sisteme nitrik oksit de salınıyor. Bu önemli molekülün marifetlerinden biri damarların gevşemesini ve kan akışının sorunsuz bir şekilde gerçekleşmesini sağlamaktır. Yani vücutta yeterli miktarda nitrik oksit varsa yüksek tansiyon probleminiz olmaz, dolayısıyla da kalp krizi geçirme riskiniz önemli oranda azalır. D vitamini seviyeniz düşükse ve güneşten etkin bir şekilde faydalanamıyorsanız, D vitamini takviyesi almak, diyetinizde D vitamini zengini gıdalara yer vermek son derece akılcı bir yaklaşım. Ancak güneşle temasın daha önce bilinmeyen faydaları ortaya çıktıkça, hiçbir takviyenin güneşin yerini tutamayacağı daha da iyi anlaşılıyor. Bu araştırmanın bir dermatoloji dergisinde yayınlanmış olması da son derece manidar.

---

124 *"UVA lowers blood pressure and vasodilates the systemic arterial vasculature by mobilisation of cutaneous nitric oxide stores" D Liu, BO Fernandez, NN Lang, JM Gallagher, DE Newby, M Feelisch and RB Weller; Journal of Investigative Dermatology on (2013) 133, S209–S221, abstract no 1247.*

ALTINCI BÖLÜM

UYKUNUN ŞİFALI GÜCÜNÜ KEŞFET

"Sağlık ve sağduyu, yaşamın bize sunabileceği en değerli nimetlerdir."
Publilius Syrus

Sağlıklı yaşamın sırrı

Uyku konusunda yapılmış en sıra dışı araştırmalardan biri 1964 yılında Randy Gardner adında bir genç tarafından gerçekleştirilmiş. Tabii söz konusu olan tamamen bireysel bir deney. Hiçbir aklı başında bilim insanı sizi 11 gün boyunca uyanık tutmaya kalkışmaz. Evet, doğru duydunuz. Bu genç tam 11 gün boyunca uykuya direnmiş. *Guinness Rekorlar Kitabı*'na girmek için yaptığı bu deney sırasında halüsinasyonlar görmeye başlamış, ciddi hafıza kaybı ve konuşma zorluğu yaşamış. Yine ucuz kurtulmuş, ölebilirdi de! Bu gerçekten tehlikeli bir deney ve hayati riski var.

Hep doğru beslenmenin öneminden bahsediliyor. Evet, beslenme gerçekten çok önemli. Bu yüzden, fıtratına uygun şekilde yetiştirilmiş yiyecekler tüketin, içi kimyasallar, aroma artırıcılarla sözde besinlerden kaçının, yediğiniz etin hangi hayvandan geldiğini sorun soruşturun. Sağlığın diğer sigortası ise hareketli bir hayattır, bu yüzden egzersizi de ihmal etmeyin. Bunlardan hep söz ediyoruz ve hepsi çok önemli, ama sağlıklı yaşamın nedense hep göz ardı bir unsuru daha var: Uyku.

Pek bahsedilmeyen, önemsenmeyen bu şifalı güç olmadan sağlık olmaz. Eğer düzgün uyuyamıyorsanız ya da işler yoğunlaştığında uykunuzdan çalıyorsanız istediğiniz kadar iyi beslenin, dilediğiniz kadar spor yapın nafile.

Şimdi, tehlikeli tuzaklara düşmeden, kaliteli bir uykunun sırrını keşfe çıkıyoruz.

Uyurken vücudunuzda neler oluyor?

İnsan vücudundaki tüm yaşamsal fonksiyonların düzgün bir şekilde çalışması için, uyku elzemdir. Hani halk arasında özellikle çocuklar için kullanılan bir söz vardır: "Uyusun da büyüsün" derler. Ne kadar yerinde bir tespit. Gerçekten de büyüme hormonu uykuda salgılanır. Gençlik yıllarından sonra giderek düşmeye başlayan bu değerli hormonu korumanın en etkin iki yolu vardır: Spor yapmak ve uyku uyumak. Sakın ismine aldanmayın. Büyüme hormonu çocukken büyümenizi, gençlik yıllarında güçlü olmanızı, yaşınız ilerledikçe de genç kalmanızı sağlar. Özellikle orta yaşlarla birlikte artık bir tamir hormonu olarak çalışmaya başlar, enerjik olabilmek ve sağlıklı bir cinsel yaşam için büyüme hormonu gerekir. Siz uyursunuz, vücudunuz ise salgıladığınız büyüme hormonu sayesinde kendini onarır. Eğer uykusuz kalırsanız, daha da kötüsü bu kronik bir hâl alırsa ne büyüme hormonunun onarıcı özelliğinden ne de anti-aging gücünden faydalanabilirsiniz, üstelik cinsel problemler baş gösterir.

Uyku özen ister

Ama öyle "Beş saat uyurum yeter" diyemezsiniz. Vücudun kendini hücresel anlamda yenileyebilmesi, zararlı istilacılarla etkin bir şekilde savaşması, beyin fonksiyonlarının düzgün bir şekilde çalışması için yaklaşık 8–8.5 saat uyumanız gerekiyor. Ortalama bu olsa da, size yeten uyku zamanını keşfetmek için yapmanız gereken çok basit: Vücudunuzu dinleyeceksiniz, her organizmanın uyku ihtiyacı farklıdır. Güne zinde ve dinç bir şekilde başlıyor, yine tüm günü şekerleme yapmaya ihtiyaç duymadan dinç bir şekilde geçiriyorsanız ihtiyacınız olan uykuyu alıyorsunuz demektir. Bu zaman kimilerinde 6 saat olabilir kimilerinde 9 saat. Dediğim gibi bu süreyi vücudunuzu dinleyip siz tespit edeceksiniz.

Uyku ilacıyla uyumak da uykunun nimetlerinden faydalanamamanız anlamına geliyor. Yatmadan önce ağır bir yemek mi yediniz? Yine geçmiş olsun. Vücut bütün gece o yemeği sindirmekle uğraşacak, normalde kendini tamir etmeye ayırdığı zaman ve enerjiyi sindirime harcayacaktır.

Şarj olmak için uyku şart

Her ne kadar uyku problemi modern yaşamla özdeşleştirilse de Antik Mısır'da bile uykusuzluk çekenler olduğunu biliyoruz. Günümüze ulaşmış bir papirüs, o dönemlerde uykusuzluğa karşı haşhaş tohumlarının kullanıldığını belgeliyor. Uykunun fizyolojik bir çerçeveden incelenmesi ise Fransız bilim insanı Henri Pieron'la başlıyor. Pieron'un 1913 yılında yayınladığı bir makale modern uyku araştırmalarının başlangıç noktasını temsil etmesi açısından son derece önemlidir. Günümüzde uykuyu, uykunun farklı bölümlerini ve bunun beyin ve vücut kimyası üstündeki etkilerini araştıran onca bilim insanı olması boşa değil. Çünkü sağlık ve uzun yaşamın sırrı kaliteli bir uykudan geçer. Biraz önce de belirttiğim gibi, uyku sırasında vücut tam bir yenilenme sürecindedir. Hücre yapımı uykuda gerçekleşir, hafızanız, öğrenme yeteneğiniz gece siz uyurken yenilenir. Ertesi gün zihinsel ve fiziksel performansınızın tam olmasını istiyorsanız uykunuzu alacaksınız.

Uyku vücudun ve zihnin kendini şarj etme yöntemidir. Şarj olmazsanız ne olur? Piliniz biter. Hatta uykusuzluğun beyni aynı sarhoşluk gibi etkilediği biliniyor. Direksiyona uykusuz geçmekle sarhoş geçmek arasında hiçbir fark yok. Amerika Birleşik Devletleri'nde 2013 yılında gerçekleşen kazalara bakmışlar ve 72.000 tanesinin uykusuz sürücüler tarafından yapıldığını görmüşler.

Öğrencilik yıllarınızdan çok iyi hatırlarsınız. Ertesi gün bir imtihanınız vardır ve yatana kadar ders çalışmışsınızdır. Başınızı yastığa koyduğunuzda bütün bilgiler karmakarışıktır, bildiğiniz her şeyi unutmuş gibi hissedersiniz. Uyuyup da uyandığınızda öğrendiğiniz bütün bilgiler yerli yerine oturmuş, âdeta zihniniz yenilenmiştir. Doğal olarak imtihanınız da çok iyi geçer. Aynı imtihana bütün gece uyumayıp, onun yerine ders çalışarak girseydiniz daha düşük bir not alır, hatta büyük ihtimalle o dersten kalırdınız. Neden? Çünkü uyku zihninizin, öğrenme yeteneğinizin tazelenmesini, şarj olmasını sağlar da ondan.

En faydalı uyku derin uyku

Uykunun farklı bölümleri olduğundan bahsetmiştim. Uykunun tek ve bütün bir süreçten ziyade farklı evreleri olduğu düşüncesi ilk olarak 1953 yılında Amerikalı bilim insanı Alfred Lee Loomis tarafından ortaya atıldı. Yıllar içinde yapılan bilimsel çalışmalar sayesinde söz konusu evreler hakkında bugün artık çok daha fazla bilgiye sahibiz. Çok detaya girmek istemiyorum. Bilmeniz gereken en önemli şey, uykuda geçirilen sürenin sağlık üstündeki en etkili ve en faydalı olduğu zamanın, derin uykuda geçirilen evre olduğudur. Uyku esnasında büyüme hormonunun en çok salgılandığı ve bu hormonun da yardımıyla hücre yapımının gerçekleştiği zaman dilimi yine bu evredir. Tabii, derin uyku için mutlaka karanlıkta ve gece uyumanız gerektiğini unutmayın.

Uykusuzluk şişmanlatıyor

Eğer uykunuzu alamıyorsanız, kilo almaya eğiliminiz de artacaktır. Hatta iş güç derken bir süredir uykunuzdan çalıyorsanız ve tartı üstündeki rakamlar giderek artıyorsa, sorumlunun uykusuzluk olduğunu rahatça söyleyebilirim. Bunun ardında ilginç bir mekanizma var. Uykusuz kalarak, yemeğe, özellikle de bol karbonhidratlı, bol şekerli abur cuburlara yönelmenize neden olan bir sistemi aktive ediyorsunuz. Bu sistemi aktive ettiğinizde ise vücutta bir kimyasal salgılanıyor. Bu kimyasalın ismi: 2-Arachidonoylglycerol ya da kısaca 2-AG.

Klinik bir araştırma[125] için katılımcılar iki gruba ayrılmış. Dört gün süren çalışma için ilk grup her gece 8.5 saat uyurken, ikinci grubun sadece 4.5 saat uyumasına izin verilmiş. Dört günün sonunda katılımcıların kan değerleri incelendiğinde, uykusuz kalanlarda biraz önce bahsettiğim 2-AG adlı bu kimyasalın daha fazla olduğu görülmüş.

Araştırmanın diğer bulgularına da göz atalım dilerseniz. 8.5 saat uyuyan grubun gece boyunca düşük olan 2-AG değerlerinin yavaş yavaş artarak akşamüstü gibi zirve noktasına ulaştığı gözlenmiş. Uykusunu alamayan grupta ise söz konusu kimyasal gün boyu en yüksek değerlerde seyretmiş. Bu da gün boyu basit karbonhidratlara yönelmeleri anlamına geliyor.

Sözün özü: Uykusuz kaldıkça börek, çörek, kurabiye, poğaça ve pastaya doğru âdeta mıknatıs gibi çekilirsiniz.

Açlık hormonu yükselince

Uykusuzluk ve şişmanlık arasındaki ilişki bu kadarla da sınırlı değil. Daha önce yapılmış birçok araştırma uykunun vücuttaki açlık hormonu ghrelin ve tokluk hormonu leptin değerlerini etkilediğini gösteriyor. Uykunuzu almadığınız zaman açlık hormonunuz ghrelin yükseliyor, tokluk hormonunuz leptin ise düşüyor. Adı

125 *"Sleep Restriction Enhances the Daily Rhythm of Circulating Levels of Endocannabinoid 2-Arachidonoylglycerol" Erin C. Hanlon Esra Tasali, Rachel Leproult, 2006, Volume 39, Issue 03 http://dx.doi.org/10.5665/sleep.5546.*

üstünde açlık hormonu, bu hormon yemeklere saldırmanıza neden oluyor. Tokluk hormonu ise sisteme "Ben tokum, artık yemek falan istemiyorum" mesajı gönderiyor. Uykunuzu almadığınızda daha çok yemek yemek istemenizin bir nedeni de vücudunuzda daha çok ghrelin dolaşıyor olması.

İşin kötüsü bu hormon yediğiniz yemeklerin yağ olarak depolanmasında da etkili bir rol oynuyor. Bunu kanıtlayan birçok araştırma olduğunu söyledim, bunun en kapsamlısı 1024 kişinin yer aldığı altı senelik bir çalışma.[103] Bu süre boyunca katılımcılar uyku alışkanlıkları ile ilgili kapsamlı bir günlük tutarken, düzenli olarak kan değerleri inceleniyor. Araştırma sonuçları, gecede maksimum beş saat uyku uyuyanların açlık hormonu seviyelerinin sekiz saat uyuyanlara kıyasla çok daha yüksek seyrettiğini gösteriyordu. Dolayısıyla da diğer gruba kıyasla az uyuyanlar arasında kilo probleminin çok daha fazla olduğu gözleniyor.

6 maddede uykusuzların çilesi

Ara sıra uykunuzu alamadığınız bir-iki gece oluyorsa sorun değil, ama modern yaşam ve artan stres katsayısı birçok insanda kronik uykusuzluk problemine neden oluyor. Bazıları da her şeye yetişmekte zorlanıp çareyi uykuda geçirdikleri saatlerden çalmakta buluyorlar. Ama unutmayın uykusuzluk adamı...

1. Aptallaştırır

Kronik uykusuzluk en zeki insanın bile IQ seviyesini aşağı çeker. Öğrendiklerinizi ancak uykuyla pekiştirebileceğinizi anlattım. Bu doğru, ama daha da fazlası var. Uykusuzluk vücuttaki stres hormonlarının artmasına neden olur, bu da beynin hipokampus bölgesinde daha az beyin hücresi üretilmesi anlamına geliyor. 147 kişinin yer aldığı ve uyku ile beyin hacmi arasındaki ilişkiyi ortaya koymak amacıyla gerçekleştirilen bir araştırma[126] için katılımcıların beyin MR'ı çekildi. Araştırma sonunda uyku problemlerinin ya da az uyumanın beynin küçülmesine neden olduğu anlaşıldı. Özellikle yaşı 60'ın üstünde olanlarda bu etki daha da belirgindi.

2. Şişmanlatır

Her şeyden önce daha çok uyanık kalmak yemek yemek için daha fazla vaktiniz olması demek. Yukarıda detaylı bir şekilde anlattığım bir mekanizma yüzünden de uykusuz kaldıkça bol kalorili, karbonhidrat ve şeker zengini yiyeceklere yönelirsiniz. Daha da çarpıcı bir şey daha var: Diyetinize sadık kalsanız, hatta diyetin yanında düzenli egzersiz yapsanız bile zayıflayamıyorsanız uykunuzu mercek altına almanızı öneriyorum. Çünkü yeterince ve kaliteli uyumamak insülin direncine neden olur ve bu da kilo vermeyi imkânsız bir hale getirir.

3. Şeker hastası yapar

Birkaç gece uykusuz kalmak bile şeker hastalığına doğru bir yolculuğun ilk adımı anlamına geliyor. Eğer durum kronikleşirse bir süre sonra Tip 2 diyabet hastası olmanız büyük olasılık. 2012 yılında yapılan bir araştırma[127] için dört gün boyunca gecede sadece 4.5 saat uyumalarına izin verilen katılımcıların, insülin has-

---

126 "Poor sleep quality is associated with increased cortical atrophy in community-dwelling adults" Claire E. Sexton, DPhil, Andreas B. Storsve, Neurology, September 3, 2014, doi: http://dx.doi.org/10.1212/WNL.0000000000000774.

127 *"Impaired Insulin Signaling in Human Adipocytes After Experimental Sleep Restriction: A Randomized, Crossover Study" Josiane L. Broussard, David A. Ehrmann, Eve Van Cauter, Ann Intern Med, 2012; 157(8):549-55705.*

sasiyetlerinin obezler ve diyabet hastalarıyla aynı seviyede olduğu gözlenmiş. Bu ne demek biliyor musunuz? Sadece dört gecede metabolik olarak 10 sene yaşlanıyorsunuz.

4. Kanser eder

Dünya Sağlık Örgütü WHO 2007 yılında gece vardiyasında çalışmanın vücudun biyoritmini bozduğu bu nedenle kanser riskini artırdığını açıkladı. Bir araştırmaya[128] göre, düzensiz uçuş saatleri ve farklı zaman dilimlerine sahip ülkeler arasında yaptıkları seyahatler yüzünden uyku düzenleri sekteye uğrayan (Türkçeye İngilizceden direkt girmiş haliyle 'jet lag' olan) hosteslerde meme kanseri riski önemli oranda artıyor. Laboratuvar hayvanlarıyla yapılan deneyler de bu bulguyu destekler nitelikte. Uykusuz bırakılan deney hayvanlarında kanserli tümörlerin iki-üç kat daha hızlı büyüdüğüne dair birçok araştırma mevcut.

5. Alzheimer riskini artırır

Uyku beynin mola verdiği, soluklandığı tek zamandır. Eğer beyin hücrelerinize ihtiyaç duydukları bu molayı vermezseniz, tam anlamıyla çökerler. Uykunun şifalı gücüyle ilgili her gün yeni bir şeyler öğreniyoruz. Mesela artık uyku sırasında beynin detoks yaptığı biliniyor.[129] Yani uyku beynin zararlı toksinleri atabileceği tek zaman, bu toksinler arasında Alzheimer hastalığı ile ilişkilendirilen zararlı proteinler de var. Bir araştırma[130] için fare-

---

128 *"Circadian disrupting exposures and breast cancer risk: a meta-analysis, Chunla He · Sonia Mark H. Ebell, John E. Vena, Sara Wagner Robb, Int Arch Occup Environ Health, September 2014 DOI 10.1007/s00420-014-0986-x.*

129 *"Sleep Drives Metabolite Clearance from the Adult Brain" Michael J. Chen, John O'Donnell, Daniel J. Christensen, Science 18 Oct 2013: Vol.342. Issue 6156. 373-377.*

130 *"Sleep deprivation impairs memory, tau metabolism, and synaptic integrity of a mouse model of Alzheimer's disease with plaques and tangles" Antonio Di Meco, Yash B. Joshi, Domenico Praticò, Neurobiology of Aging, August 2014, Volume 35, Issue 8, pages 1813-1820.*

leri günün 20 saati parlak gün ışığına maruz bırakmışlar. Sekiz hafta sonunda daha az uyuyan farelerin öğrenme yeteneklerinde belirgin bir düşüş gözlenmiş. Daha da çarpıcı olan ise farelerin beyninde Alzheimer hastalığının işareti olan amiloid plaklarına rastlanmış olması.

6. Bağışıklık sistemini çökertir

Birkaç gece üst üste uykusuz kaldığınızda grip ya da nezle gibi hastalıklara daha kolay yakalandığınızı fark ettiniz mi? Bunun nedeni uykusuzluğun bağışıklık sistemini çökertmesidir. 2012 yılında yapılan ve 15 kişinin katıldığı bir çalışmada[131] 29 saat boyunca uyanık kalan katılımcıların kan değerleri incelendiğinde beyaz kan hücrelerinde artış olduğu gözleniyor. Bu, normalde hasta ya da yoğun stresli olduğunuz dönemlerde vücudun verdiği tepkinin tıpatıp aynısı. Yani uykusuz kaldığınızda da aynı hasta olduğunuzdaki gibi bağışıklık sistemi tam güç çalışarak, vücudun istilacılara karşı ilk savunma duvarı olan beyaz kan hücreleri üretmeye başlıyor. Neden? Çünkü vücut uykusuzluğu bir hastalık gibi algılayarak alarm durumuna geçiyor.

Uyku ilaçlarına dikkat!

Birçok insan uyumak için küçük bir haptan yardım almakta bir sakınca görmez. Ama bu küçük hap beraberinde büyük riskleri de getiriyor. Her şeyden önce uyku ilacıyla uyumak, uyumak değildir. Hani yukarıda uykunun önemini, faydalarını, vücut fonk-

131 *"Diurnal Rhyhms in Blood Cell Populations and Sleep Deprivation" Katrin Ackermann, Victoria L. Revell, Oscar Lao, Elwin J. Rombouts, Sleep, 2012 Volume 35, Issue 07: 933-940.*

siyonlarının sağlıklı çalışması açısından nasıl önemli olduğunu anlattık ya, uyku ilacı alarak uyuduğunuzda bu faydaları sağlayamazsınız. Üstelik bu ilaçlar son derece tehlikelidir de!

Öncelikle şunu bilmeniz gerekiyor: Bir uyku ilacı alıp, ertesi güne zinde başlamak diye bir şey söz konusu değil. Bu ilaçların etkisi –azalarak devam etse de– yaklaşık 18 saat sürüyor. Yani, zaman zaman uyumak için bu ilaçlardan yardım alanlar, ertesi gün kendilerini sarhoş gibi hisseder, bırakın işlerine konsantre olmayı tüm günü sersem gibi geçirirler.

Söz konusu ilaçların garip yan etkileri olduğunu da hatırlatmak istiyorum. Halüsinasyonlar görenler mi istersiniz uyurgezer şeklinde dolaşanlar mı? Hatta uyurken giyinip direksiyon başına geçen ama sonra hiçbir şey hatırlamayan vakalar bile rapor edilmiş. Ne anladım ben böyle uykudan?

Tehlikeli sularda

Uyku ilacını aldığınız gecenin ertesinde tüm günü sersem gibi geçirmek size basit bir yan etki gibi görünebilir –ki diğer yan etkiler göz önüne alındığında gerçekten de öyle!

Amerika'yla kıyaslandığında ülkemizde uyku ilaçlarına erişim neyse ki daha zor. Piyasada satılan birkaç uyku ilacı dışında hemen hepsi yeşil reçete ile satılıyor. Reçeteli reçetesiz hepsinin tehlikeli yan etkileri var, ama en azından çoğu ilacı elinizi kolunuzu sallayarak girip eczaneden satın alamıyorsunuz. Bu iyi haber. Ancak maalesef bu ilaçlara ulaşmak isteyenlerin bir şekilde ulaşmayı başardıkları da bir gerçek. Üstelik bu ilaçların çoğu aslında uyku ilacı olarak değil psikiyatrik hastalıklar için geliştirilmiş. Bir sürü yan etkileri var, bunlardan biri de uyku.

Tabii panik atak, depresyon gibi nedenlerle doktora gidip, "Bakın bu ilaç uyumanıza da yardımcı olur diyerek" ellerinde son derece tehlikeli ilaçların yazılı olduğu bir reçeteyle çıkanları da unutmamak lâzım. Doktorların en büyük sorumluluklarından biri hastalarını bilgilendirmektir. Nedense ilaçların ciddi yan etkileri söz konusu olduğunda herkes sus pus oluyor. Sanki reçete ettikleri ilaç değil de şeker.

Uyku ilaçları kanser riskini artırıyor

Tehlikeli yan etkiler dedik. Peki, bunlar neler? Lütfen bu bölümü dikkatle okuyun ve bir ilacın uyku gibi şifa dolu bir şeyi nasıl olup da bir ölüm kapanına dönüştürdüğüne şahit olun. Mesela uyku ilacınızın sizi kanser yapabileceğini farkında mısınız?

2012 yılında yapılan bir araştırma[132] uyku ilacı kullananların kullanmayanlara kıyasla daha erken öldüğünü ve kansere yakalanma risklerinin artığını gösteriyor. Bu kapsamlı çalışma için uyku ilacı kullanan yaklaşık 10.000 kişi ile kullanmayan 20.000 kişinin beş yıllık tıbbi raporları incelenmiş. İnceleme sonucunda uyku ilacı kullanmayanlarda ölüm oranı %1.2 iken kullananlarda bu oranın %6.1 olduğu görülmüş. Kanser ve uyku ilaçları arasında da bir ilişki olduğuna dikkat çeken çalışmaya göre, uyku ilacı kullananların kansere yakalanma olasılığı %35. Araştırmayı yürütenler, bu istatistiklerin sigara, yaş faktörü, cinsiyet ve sağlığı olumsuz etkiyebilecek diğer tüm etkenler, yani uyku ilacı dışındaki tüm risk faktörlerinin de göz önüne alınarak elde edildiğini belirtiyorlar.

---

132 *"Hypnotics' association with mortality or cancer: a matched cohort study" Kripke DF, Langer RD, Kline LE. BMJ Open, 2012;2:e000850 DOI: 10.1136/bmjopen-2012-000850.*

Alzheimer'ın perde arkası

Yukarıda kronik uykusuzluğun Alzheimer riskini artırdığını belirttim. Uyku ilaçlarında da benzer bir risk olduğunu biliyor musunuz? İleri yaşlarda kullanılan benzodiazepin grubu ilaçlar ve Alzheimer arasındaki ilişkiye dikkat çeken ilk araştırmalardan[133] birinin sonuçları 2014 yılında *British Medical Journal*'da yayınlandı. (Benzodiazepin ismi yabancı geliyor olabilir, ama aslen onu çok yakından tanıyorsunuz: Xanax, Diazem, Nervium, Ativan, Valium, Librium ve Tranxilene... Bu ilaçların hepsi benzodiazepin ailesinin birer üyesidir.)

Fransız ve Kanadalı bilim insanları tarafından yürütülen bir çalışma için Kanada'nın Québec şehrine ait 6 yıllık veriler incelendiğinde, 1796 Alzheimer vakası ile benzodiazepin grubu ilaç kullanımı arasında önemli bir ilişki olduğu görüldü. Söz konusu ilaçlar Alzheimer riskini %51 artıyordu. Hatta ilaca maruz kalınan süre uzadıkça risk daha da artıyordu. Bu bulguları destekleyen başka çalışmalar da var. Sonuçları 2015 yılında yayınlanan bir araştırma[134] için uyku ilacı kullanan 65 yaş üstü 3434 kişinin sağlık durumları incelendi. Bu süre içinde 637 kişiye Alzheimer teşhisi konarken, 130 kişide de demans, yani bunama belirtileri görüldüğü rapor edildi.

FDA'in bağımlılık yaptıkları gerekçesiyle benzodiazepin grubu ilaçların kullanımının 15 günle sınırlanması gerektiği yolunda uyarıda bulunduğunu da belirtmekte fayda var. Peki, o halde nasıl oluyordu etraf senelerdir bir Xanax ya da bir Diazem almadan uyuyamayanlarla dolu? Uyku ama nasıl bir uyku? İnanın bu, hem hiçbir faydasını göremeyeceğiniz hem de bedeli çok ağır bir uykudur!

Sözün özü: Bunamak istiyorsanız, uyku ilacına devam edin.

---

133 *"Benzodiazepine use and risk of Alzheimer's disease: case-control study" Sophie Billioti de Gage, Yola Moride, Thierry Ducrue, British Medical Journal, BMJ 2014 349:g5205*
134 *"Cumulative Use of Strong Anticholinergics and Incident DementiaA Prospective Cohort Study" Shelly L. Gray, Melissa L. Anderson, Sascha Dublin, JAMA Intern Med. 2015;175(3):401-407. doi:10.1001/jamainternmed.2014.7663.*

ZOMBİ ETKİSİ

Uyku ilaçları ile ilgili rapor edilmiş ürkütücü vakalardan küçük bir derleme...

Amerika'da Ambien uyku ilacı (Türkiye'deki muadili Zolpidem) içip de yaptıklarını ertesi gün hatırlamayanlar için esprili bir tabir bile var: Ambien zombileri. Uyurgezerlik, gece kalkıp garip şeyler yemek ya da bir iş toplantısına girip hiçbir şey hatırlamamak gibi vakalarla ünlü bir ilaç bu. Tabii ilacın söz konusu etkisi trajik sonuçlar da doğurabiliyor. Mesela, bu uyku ilacını alıp uyurgezer bir şekilde direksiyon başına geçip ölümcül kazalara neden olanlar var. Hatta bunlardan biri[135] 2006'da Wisconsin'de gerçekleşmiş.

Başka bir vakanın merkezinde ise Halcion adlı uyku ilacı var. Uyku bozuklukları üstüne yayınlanmış birçok makalesi olan ve Amerika'daki ilk uyku kliniklerinden birinin kurucusu Profesör Daniel F. Kripke'nin *The Dark Side of Sleeping Pills* (Uyku İlaçlarının Karanlık Yanı) adlı kitabından bir alıntı yapmak istiyorum: "2006 senesinde bir avukat beni arayarak, kız kardeşini öldürmekten hapiste olan müvekkiliyle görüşmemi istedi. Çünkü genç kadın bu cinayeti Halcion yüzünden işlediğini düşünüyordu. Tabii ki bunu kesin olarak kanıtlamak mümkün değildi, ama şahsen gerçek katilin bu uyku ilacı olma ihtimalinin yüksek olduğuna inanıyorum."

Ölmeye yatmak

Bu ilaçlarla ilgili başka bir sorun da, vücudun ilaca kısa sürede alışması, yani tolerans geliştirmesi. Bu yüzden aynı etkiyi görmek için devamlı dozu artırmanız gerekiyor. Başlangıçta bir tablet almak yeterliyken, bir süre sonra aynı etkiyi alabilmek için çok

---

135 *"Ambien Drives Like a Dream? Case Studies of Zolpidem-Impaired Drivers in Wisconsin" Liddicoat, Laura J., Harding, Patrick, February 23, 2006.*

daha fazla tablet kullanmak zorunda kalıyorsunuz. Yüksek dozlarda alınan uyku ilacı ise siz uyurken, solunumun durmasına neden olarak ölüme sebebiyet verebilir.

Söz konusu etki, uyku apnesi olarak da bilinen sağlık sorununa başka bir boyut kazandırıyor. Uyku apnesi, uyku kalitesini etkileyen en önemli sorunlardan biridir ve en önemli belirtileri gece boyunca horlama, sabahları da ne kadar uyursanız uyuyun yorgun kalkmaktır. Dilerseniz son derece sık rastlanan ve ciddiye alınması gereken bu sorunu biraz açalım. Uyku sırasında solunum 20 saniye kadar durur ve bu durum gecede yüzlerce kere tekrarlanabilir, hatta bazen ölüme bile neden olabilir. Uyku apnesi olan bir kişi uyku ilacı aldığında solunumun daha uzun süre ve daha sık durması şaşırtıcı değil, çünkü uyku ilaçları solunum depresyonu (solunumun baskılanması) yaparlar. Bu yüzden de uyku uzmanları uyku apnesi olanların uyku ilacı kullanmalarını kesinlikle tavsiye etmiyor.

Ama sorun şu ki, bugün 40 yaşın üstündeki hemen herkeste az da olsa uyku apnesi sorunu bulunduğunu, 65 yaş üstündekilerin çoğunluğunun ise uyku apnesi teşhisi için gerekli tüm kriterlere sahip olduğunu biliyoruz.[136, 137] Yani, nüfusun neredeyse tamamı az ya da çok uyku apnesi sorunundan muzdarip ve uyku ilacı kullanmaları durumlarının kötüleşmesi anlamına geliyor. Neden? Çünkü uyku apnesi sorunu zaten ciddi boyuttaysa uyku ilacı solunumun tamamen durmasına, yani ölüme neden olabilir. Uzun vadede ise uyku apnesini kötüleştiren her şeyin kalp krizi, kalp yetmezliği ve felç riskini artırması kaçınılmaz.

Uyuyor musunuz, ölüyor musunuz?

Uyku ilacı ile uyumak, ölüme yatmaktır.

---

136 *"Prevalence of sleep disordered breathing in ages 40-64 years: A population-based survey" Kripke, Sleep 1997;20:65-76.*

137 *Sleep disordered breathing in community-dwelling elderly", Ancoli-Israel, Sleep, 1991;14(6):486-495.*

BİR UYKUSUZUN GÜNCESİ

Sadece 24 saat uykusuz kalmak bile gerçeklik algınızı etkiliyor ve şizofreniyi andıran psikozlar yaşamanıza neden olabiliyor. Uykusuz geçirdiğiniz zaman artıkça psikoz riskiniz de artıyor.

48 saat uykusuz kaldığınızda vücudun oksijen seviyesi azalıyor, koordinasyon eksikliği yaşamaya başlıyor, konuşurken kelimeleri unutuyorsunuz. Uykusuz her geçen saatle birlikte paranoyaya eğiliminiz fazlalaşıyor.

72 saat uykusuz kaldığınızda konsantrasyon kabiliyetiniz yerlerde geziyor, kalp atışlarınız hızlanıyor. Birçok kişi uzun süren uykusuzluk durumunda halüsinasyonlar gördüğünü bildiriyor. Bu durumda araç kullanmaya kalkışırsanız kaza yapmanız büyük olasılık.

Uykusuzluk olaylar karşısında verdiğiniz tepkileri ve muhakeme yeteneğinizi de olumsuz etkiliyor. Tarih uykusuzluk yüzünden meydana gelmiş trajik kazalarla dolu. Bilmem hatırlar mısınız? 1989'da bir tanker Alaska'da kıyıya oturmuş ve binlerce ton ham petrol denize dökülmüş ve doğal hayat üstündeki etkisi yıllarca sürecek bir felakete yol açmıştı. Kaza olduğunda ekip kesintisiz 22 saat süren petrol yükleme işlemini henüz bitirmişti ve üçüncü kaptan uyuyordu.

Melatonin hormonunun anatomisi

Melatonin vücudun gece ürettiği bir hormondur. Düşünün vücut öyle inanılmaz bir sistem ki, başlıca görevi uykuyu ve biyolojik saatinizi düzenlemek olan bu hormon ancak hava karardığında salgılanıyor. Hatta kış geceleri daha uzun olduğu için kışları vücut daha fazla melatonin üretirken kısa yaz gecelerinde bu miktar düşüyor. Vücudunuzda yeteri kadar melatonin varsa uyku probleminiz olmaz, mışıl mışıl uyur, dinç uyanırsınız. Her ne kadar melatonini sadece uyku ile ilişkili olarak tanısak da, bu hormonun birçok mahareti vardır. Her şeyden önce son derece güçlü antioksidan özellikleri sayesinde vücuttaki enflamasyonla savaşır ve hücreleri serbest radikallere karşı koruma altına alır.

Vücuttaki tüm hücrelerin, hatta kanser hücrelerinin bile melatonin reseptörleri vardır. Şöyle anlatayım. Gece uyuyorsunuz. Yani melatonin üretiminiz zirvede. Diyelim ki vücudunuzda bir meme kanseri hücresi var. Melatonin gidiyor bu hücreye bağlanıyor ve kanserli hücrenin çoğalmasına neden olan östrojen hormonunu etkisizleştiriyor. Bu hormonun prostat, yumurtalık, meme ve testis kanserleri gibi, seks hormonlarıyla ilişkili kanserlerde koruyucu etkisi olduğunu gösteren birçok çalışma var. Mesela hemşirelerle yapılan kapsamlı bir araştırma olan *Nurses' Health Study*[138] genelde gece vardiyasında çalışan kadınlarda meme kanseri riskinin önemli bir ölçüde artığını gösteriyor. Biraz önce melatonin hormonunun sadece gece salgılandığından bahsettim. Ancak söz konusu hormonun etkin bir şekilde salgılanması için sadece gece olması yetmiyor, uyuduğunuz ortamın da karanlık olması lazım. İsrailli bilim insanlarının gerçekleştirdiği ilginç bir çalışmadan[139] bahsetmek istiyorum. Söz konusu araştırma için gece ışıklandırmasının çok fazla olduğu bölgelerde yaşayan kadınlarla, gece karanlığının hâkim olduğu yerlerde yaşayan kadınlar incelenmiş ve karanlıkta uyumayan ilk grupta meme kanserinin daha fazla görüldüğü ortaya çıkmış.

---

138 *"Rotating Night Shifts and Risk of Breast Cancer in Women Participating in the Nurses' Health Study" Eva S. Schernhammer, Francine Laden, Frank E. Speizer, Walter C. Willett, JNCI J Natl Cancer Inst (2001) 93 (20): 1563-1568. doi: 10.1093/jnci/93.20.1563.*
139 *"Artificial light at night: melatonin as a mediator between the environment and epigenome" Abraham Haim, Abed E. Zubidat, The Royal Society, 16 March 2015 DOI: 10.1098/rstb.2014.0121.*

Melatonin seviyenizi artırın

Vücudun daha fazla melatonin üretebilmesi için, gece uyuduğunuz ortamdaki ışık kontrolünden diyetinize ekleyeceğiniz besinlere kadar, pek çok şey yapabilirsiniz.

Sarı tonlarında ampul kullanın

Gece evinizin loş olmasına özen gösterin. Çok aydınlık bir mekân biyoritminizi sekteye uğratır. Yatağa yattığınızda ışığı kapatsanız bile vücudun bir anda melatonin üretimine geçemeyeceğini unutmayın. Bu yüzden geceleri evinizde düşük voltajlı ampuller kullanmaya ve bu ampullerin sarı ya da turuncu tonlarında olmasına özen göstermelisiniz. Binlerce yıl boyunca, yanan ateşin ışığıyla uyuyan atalarımız nedeniyle olsa gerek bu renkteki ampuller melatonin üretimini etkilemiyor. Tabii düşük voltlu ampuller kullanmanız koşuluyla.

Uyurken odanız kapkaranlık olmalı

Gecenin inmesi ile vücudunuz melatonin üretmeye başladı. Artık uyku zamanının yaklaştığını biliyor. Uyuma sürecine geçerken odanızın tamamen karanlık olması da son derece önemli. Bu noktada loş bir gece lambası bile vücudun biyoritmini bozmaya yeterli. Siz uyurken zirveye ulaşacak melatonin üretimini sekteye uğratmamak için karanlıkta uyumaya maksimum özen göstermelisiniz.

Gündüz ışığı gecenin karanlığı kadar önemli

Unutmayın, vücudunuz gündüz ve gece arasındaki kontrast ne kadar fazlaysa o kadar etkin bir şekilde melatonin üretir. Yani, vücudunuzun gece olduğunu algılayabilmesi için gündüzün ışığına da ihtiyacınız var. Bu değerli hormonun üretimini artırmak için tüm günü karanlıkta geçirmeye falan kalkışmayın. Mümkünse sabahları yaklaşık 15 dakika sabah güneşinde dışarı çıkın. Gördüğünüz üzere vücudun biyoritmine sadık kalmak melatonin üretimi için elzem.

Diyetinize melatonin içeren besinler ekleyin

Kaliteli bir uyku ve sağlık için gerekli olan bu değerli hormon az miktarlarda da olsa bazı besinlerde bulunuyor. Eğer uykunun şifalı etkisinden maksimum bir şekilde faydalanmak istiyorsanız işte diyetinize eklemeniz gerekenler: Badem (Tabii tuzlanmamış ve kavrulmamış olmak koşuluyla), kiraz, kişniş ve ay çekirdeği.

UYKUSUZLUK İÇİN ÇAY (Tarif 1)

- 3 ölçü ıhlamur *(Tilia sp.)*
- 1 ölçü nane *(Mentha piperita)*
- 3 ölçü papatya *(Matricaria recutita)*
- 3 ölçü kedi otu *(Valeriana officinalis)*

Yukarıda uyumanıza yardımcı olacak bu bitkisel karışımı hazırlarken kullanacağınız oranlar yazılı. Diyelim ki karışıma 3 tatlı kaşığı papatya koydunuz, o halde aynı miktarda ıhlamur koymalısınız. Dört bitkiden hazırladığınız karışımı ağzı hava almayan bir kavanoza koyun ve dilediğiniz zaman çay yapmak için kullanın. Bir bardağa bir çay kaşığı bitkisel karışımdan koyduktan sonra üstüne sıcak su ekleyin ve yaklaşık 20 dakika bekleyin ve süzerek için. Yatağa girmeden yaklaşık bir saat önce içmeye özen gösterin.

Kaliteli bir uyku için

Kalite kontrol: Her şeyden önce kaliteli uyku kavramını açmakta fayda var. Uykunun kalitesini belirleyen sadece kaç saat uyuduğunuz değildir. Bazen değil 8 saat 14 saat uyusanız bile yorgun uyanırsınız. Bu da siz farkında olmasanız bile horlama ya da özellikle kilolu insanlarda görülen uyku apnesi (Solunumun birkaç saniyeliğine durması) nedeniyle uykunuzun bölündüğü ve uykunun en faydalı bölümü olan derin uykuya geçemediğiniz anlamına geliyor.

Sözün özü: Eğer ne kadar uyursanız uyuyun güne bitkin ve yorgun başlıyorsanız bir uzmana görünüp nedenini araştırmakta fayda var.

Akşam geç saatte yemek yemeyin: Gece geç saatte yemek yiyip, üstüne bir de abur cubur atıştırıp da yatağa girdiğiniz kaç gecenin sabahında zinde, dinç bir şekilde uyandınız? Kaliteli bir uyku için midenin yatağa girmeden en az iki-üç saat önce boşalmış olması lazım. Biz ise tam aksine yatağa tıka basa dolu bir mide ile giriyoruz ve vücudumuz kendini tamir etmek, hücreleri yenilemek için harcayacağı değerli enerjiyi sindirim için heba ediyor.

Biyoritminizi önemseyin: Hepimizin bir biyoritmi vardır. Dilerseniz buna vücut saati diyelim. Vücut saatiniz size ne zaman uyumanız ne zaman uyanmanız gerektiğini söyler. Hatta bu öyle bir sistemdir ki, eğer hep aynı saatte yemek yiyip üç saat sonra da uyuyorsanız, yemeğinizi daha erkene aldığınızda daha erken uykunuz gelir. Siz vücut saatinize uymak yerine, onun size uymasını beklerseniz sorunlar baş gösterir. Bu yüzden düzenli bir uyku ritmi oluşturmak son derece önemlidir. Şifalı bir uyku için gece hep aynı saatlerde yatağa girmeye, yine aynı saatlerde uyanmaya çalışın.

Gece içtiklerinize dikkat: Kahve, çay gibi kafeinli içecekler uykunuzu kaçırır. Aynı şekilde asitli, gazlı içecekler de öyle. Ayrıca gece alkol almaktan da kaçınmaya çalışın. Alkol aldığında daha kolay uyuduğunu düşünenler şunu bilmeliler, bu kesinlikle kaliteli bir uyku olmaz. Neden? Çünkü uykunun en şifalı evresi olan derin uykuda geçen zaman azalır.

Gürültüsüz bir ortam yaratın: Metropol hayatının en zorlayıcı yanlarından biri gürültü kirliliğidir. Eviniz şehrin kalabalık ve dolasıyla da gürültülü bir yerindeyse vücudunuzda daha fazla stres hormonu olması kaçınılmaz.[140] İşin ilginç yanı siz uykudayken bile gürültünün fizyolojinizi etkilemesi. Diyelim ki münasebetsiz bir komşunun açtığı teybin sesine, caddeden geçen arabaların kornalarına rağmen bir şekilde uyumayı başardınız. Ama maalesef bu uyku şifalı olmaktan çok ama çok uzaktır. Bir araştırma[141] için gürültülü bir ortamda uyuyanların kan örnekleri incelendiğinde kortizol ve adrenalin konsantrasyonun normalin çok üstünde olduğu görülmüş. Yani uyurken bile gürültüden etkileniyorsunuz.

Egzersiz yapın: Vücut hareket etmek için tasarlanmıştır. Eğer ona ihtiyacı olan egzersizi verirseniz, deliksiz bir uykunun keyfini çıkarabilirsiniz. Gerçekten de kronik uykusuzluğa egzersiz kadar iyi gelen bir şey yoktur. Bir araştırma[142] için hareketsiz bir yaşam süren ve uykusuzluk problemi olan 55 yaş ve üzere kadınlar, hafif bir egzersiz programına tabi tutulmuşlar. 16 hafta sonunda katı-

---

140 *"Noise Pollution: The Sound Behind Heart Effects" M.Nathaniel Mead, Environ Health Perspect. 2007 Nov; 115(11): A536–A537.*

141 *"Poor sleep quality is associated with increased cortical atrophy in community-dwelling adults" Claire E. Sexton, DPhil, Andreas B. Storsve, Kristine B. Walhovd, Neurology, September 9, 2014 vol.83 no.11 967-973.*

142 *Exercise to Improve Sleep in Insomnia: Exploration of the Bidirectional Effects, Kelly Glazer Baron, Kathryn J. Reid, Phyllis C. Zee, Journal of Clinical Sleep Medicine, 2010, Volume 09 No. 08.*

lımcıların uyku düzenlerinin iyileştiği, daha kolay uyuyup sabahları çok daha dinç uyandıkları gözlenmiş. Egzersizin uyku üstündeki olumlu etkisi için günde 20-30 dakika tempolu yürüyüş yapmanız yeterli. Dikkat etmeniz gereken tek şey, egzersiz yaptığınız saatle uyku zamanınız arasında en az 5-6 saat bulunması.

Uykusuzluğa karşı bitkisel öneriler

Aşağıdaki bitkileri uykusuzluk probleminde güvenle kullanabilirsiniz:

Papatya *(Matricaria recutita)*

Mide ağrılarına, gaz problemine çok iyi gelen papatya çayını, sakinleştirici etkisi nedeniyle uykusuzluk çekenlere de tavsiye ediyorum. Eğer uykuya geçmekte zorlanıyorsanız akşamları bir-iki bardak papatya çayı içmeyi alışkanlık haline getirin. Faydasını göreceksiniz. Ama kullandığınız papatyanın ülkemizde Alman papatyası olarak bilinen tür olduğundan emin olun. Açık papatya almayın, güvenilir markaların ambalajlı çaylarını kullanın.

Şerbetçi otu *(Humulus lupulus)*

Binlerce yıldır şifalı özelliklerinden faydalanılan bir bitkidir. Ağrı kesici, iltihap önleyici, anksiyete ve strese karşı sakinleştirici etkisi ile bilinen şerbetçi otu uykusuzluk tedavisinde de işe yarıyor.

Sarı kantaron *(Hypericum perforatum)*

Karşınıza St. John's Wort ismiyle de çıkan sarı kantaron binlerce yıldır bitkisel tedavilerde kullanılan şifalı bitkilerden biridir.

Ülkemizde ülser tedavisinde ve yaraları iyileştirmek için de faydalanılan sarı kantaron, tüm dünyada kronik uykusuzluk problemine karşı ve depresyon tedavisinde kullanılıyor. Sarı kantaron bitkisinin çiçek ve yapraklarıyla hazırlayabileceğiniz çay uykuya dalmanıza yardımcı olacaktır. Bir fincana üç çay kaşığı sarı kantaron koyun üstüne sıcak su ekleyin ve yaklaşık 10 dakika demlenmesini bekleyin.

Kedi Otu *(Valeriana officinalis)*

Antik Roma'nın önemli hekimlerinden Bergamalı Galen'in uykusuzluk için önerdiği beyaz çiçekli bitkinin kökü, tarih boyunca birçok hastalığın tedavisinde kullanılmıştır. Valerian olarak da tanınan bu bitki, bugün özellikle stres, huzursuzluk ve uykusuzluk gibi problemler için bitkisel bir destek arayanlar tarafından tercih ediliyor.

UYKUSUZLUK İÇİN ÇAY (Tarif 2)

- Papatya *(Matricaria recutita)*
- Melisa *(Melissa officinalis)*
- Lavanta *(Lavandula officinalis)*

Bitkileri porselen ya da cam bir bardağa koyun. Karışımın üstüne 250 cc. kaynar su ekleyin. Ağzını kapatın. Yaklaşık 10 dakika demlensin. Dilerseniz akşamları iki-üç bardak içebilirsiniz.

Önemli bir not: Tabiatta papatyaya benzeyen çok çiçek vardır. Şifa için ülkemizde Alman papatyası (Matricaria recutita) olarak bilinen türü tercih etmelisiniz. Diğer türler hiçbir işe yaramaz, hatta bazıları zehirlidir. Bu nedenle hiçbir zaman açık olarak satılan papatyalardan satın almayın ve ambalajı dikkatlice okuyarak satın aldığınız türün Matricaria recutita olduğundan emin olun.

YEDİNCİ BÖLÜM

SAĞLIKLI VE ZİNDE YAŞAM KILAVUZU

"Şifa sanatı, doktordan değil doğadan gelir. Bu yüzden de doktor açık fikirli olmalı ve tedaviye doğanın sundukları ile başlamalıdır."

Paracelsus

Sağlıklı ve zinde yaşayabilmek için kitap boyunca anlattıklarımı, bu bölümde maddeler halinde özetlemeye çalıştım. Bu bölüm, beslenmenizi ve yaşantınızı düzene sokabilmeniz için bir kılavuz görevi yapacaktır.

Diyetinizi uygun besin takviyeleri ile destekleyin

Omega-3 yağ asitleri: Bu kitapta, hemen her bölümde yer verdiğim omega-3 yağ asidi takviyelerinden herkesin faydalanmasını tavsiye ediyorum. Diyetinizde yağlı balıklar olsa bile, omega-3 yağ asitlerinin depresyon, kanser, diyabete karşı koruyucu etkisinden etkin bir şekilde yararlanmak için düzenli olarak omega-3 yağ asidi takviyesi alın. Omega-3 besin takviyesi satın alırken dikkat etmeniz gereken en önemli şey içindeki EPA ve DHA 3/2 ve katları olması. Ayrıca kapsülüne dikkat etmelisiniz: Hava geçirgen kapsüllerin içine konulmuş olan omega-3 yağları, hava ile temas edince okside olur ve bozulur. Softjel (yumuşak) kapsüllerin hepsi hava geçirgendir. Hava geçirmeyen, sert kapsülleri kullanmanız gerekir.

Probiyotik takviyeleri: Evde yaptığınız kefir, yoğurt, turşu ve sirke gibi probiyotik zengini gıdaları, probiyotik kapsüllerle destekleyin. Bir yudum kefirin içinde milyonlarca faydalı bakteri bulunur. Bu bakterilerin bir kısmı mide asidinde ölseler bile, sayıları çok fazla olduğu için bir kısmı bağırsaklara ulaşmayı başarır. Probiyotikler söz konusu olduğunda felsefeniz, "Ne kadar çok o kadar iyi" olmalıdır. Bu yüzden herkese düzenli olarak kullanmalarını tavsiye ettiğim besin takviyelerinden biri de probiyotik takviyesidir. Ancak probiyotik takviyenizin enterik olmasına dikkat edin. Enterik bağırsakta çözünen demek. Böylece kapsül midede açılmaz ve içindeki probiyotikler mide asidinin şerrine uğramadan bağırsaklara ulaşır.

C vitamini: Özellikle kronik stres altında olanlara C vitamini takviyesi almalarını tavsiye ediyorum. Ama öyle multi-vitaminlerin içinde eser miktarda bulunan C vitamini ile bir yere varamazsınız. C vitamininin stres ve sağlık üstündeki diğer koruyucu etkilerinden faydalanmak için, bu miktarın kat kat fazlasına, en az 2.000 mg. civarında bir doza ihtiyaç var.

D vitamini: Kliniğime gelen hastaların %90'ının D vitamini eksikliğinden muzdarip olduğunu gözlemliyorum. Vücutta birçok önemli fonksiyonda yer alan D vitamini rezervlerinizi dolu tutmaya özen gösterin. Güneşten faydalanarak, D vitamini zengini besinler tüketerek ve D vitamini takviyeleriyle optimum seviyeyi hedeflemelisiniz: D vitamini kan seviyesi 80-150 ng/ml arası olmalıdır. Basit bir test yaptırarak D vitamini rezervinizin durumunu öğrenebilirsiniz.

Destek güçlerden yardım alın: Diyetinizi, kilo kontrolüne yardımcı olan, kansere karşı savunma kalkanı oluşturan kateşin zengini **yeşil çay ekstresi**; güçlü antioksidan etkisi, metabolizmayı dengelemedeki rolü ile **brokoli ekstresi**; kansere karşı bilinen en güçlü koruyuculardan biri olan kurkumin zengini **zerdeçal ekstresi** ile destekleyebilirsiniz.

B12 vitamini: Özellikle depresyona eğilimi olanlar mutlaka B12 değerlerine baktırmalı. Eğer B12 değeri düşükse, beslenme modellerinde gerekli düzenlemeleri yapmayı, gerekiyorsa vitamin takviyesi almayı ihmal etmesinler. B12 vitamini değeri 800-1.000 pg/ml olmalıdır.

Önemli bir not: Kilo vermekte zorlananların **insülin direnci testi** ve **açlık insülin seviyesi** baktırmasını tavsiye ediyorum. Doğru beslenme modeli ile çözülmeyen insülin direnci probleminin diyabetin ilk durağı olduğunu unutmayın. Eğer depresyon, halsizlik gibi şikâyetleriniz varsa **tiroid değerlerinizi** mutlaka kontrol ettirin. Ama sakın şeker yükleme testi (OGTT-Oral Glukoz Tolerans Testi) yaptırmayın.

Alışveriş listenizde olması gerekenler

- Genetiğine müdahale edilmemiş tohumla, geleneksel tarımla üretilmiş sebze ve meyveler.
- Badem, ceviz, fındık, fıstık gibi kuruyemişler.
- Tereyağı, sızma zeytinyağı gibi sağlıklı yağlar.
- Merada otlayan hayvanların eti.
- Özgür dolaşan tavuklar.
- Özgür dolaşan tavukların yumurtaları.
- Omega-3 zengini yağlı balıklar.
- Şirden mayasıyla üretilmiş peynirler.
- Günlük süt ya da daha da iyisi, güvendiğiniz birinden aldığınız açık süt.

Not: Listede yoğurt, kefir, turşu yer almıyor, çünkü probiyotik zengini bu şifalı yiyecekleri evde kendiniz hazırlamalısınız.

Probiyotiklerinize gözünüz gibi bakın

Herkesin bağırsak florası yani mikrobiyomu kendine özeldir. Aynı parmak iziniz gibi. Her birimiz en az 160 farklı bakteri türüne ev sahipliği yaparız. Bu bakteri kolonilerinin çeşitliliği ve sayısını önemli ölçüde belirleyen besinlerdir. Yani, sağlığınızın kontrolü bağırsak floranızda, bağırsak floranızın sağlığı ise tamamen sizin elinizdedir.

Probiyotik zengini beslenin: Bağırsak florasındaki faydalı bakterilerin sayısı kadar çeşitliliğinin de önemli olduğunu belirtmekte fayda var. Yani bağırsaklarınızda ne kadar farklı tür probiyotik yaşıyorsa o kadar iyi. Peki, bunu sağlamak için nasıl bir yol izlemelisiniz? İlk adım, beslenme modelinizde bol miktarda ev yapımı, yoğurt, turşu, kefir, sirke gibi probiyotik zengini gıdalar bulunması ve diyetinizi probiyotik takviyeleriyle desteklemenizdir.

Dost bakterilerinizi öldürmeyin: Ama önemli bir faktör daha var; probiyotiklerinizi hayatta tutmak, gelişmelerini, büyümelerini sağlamak. Siz istediğiniz kadar probiyotik zengini gıda tüketin eğer diyetiniz bol şeker, katkı maddeleriyle dolu yiyecekler, börek, çörek içeriyorsa bağırsaklarınızdaki probiyotikleri katledersiniz. Gelişigüzel alınan antibiyotikler, ilaçlar da benzer bir etki yaratır.

Probiyotiklerinizi besleyin: Bu yüzden probiyotik zengini bir beslenme modelini, probiyotikleri besleyen sebze ve meyvelerle desteklemesiniz. Probiyotiklerin çoğalması için uygun olan zemini hazırlayan gıdaları, yani prebiyotikleri bol bol yemelisiniz. (Prebiyotiklerin başında bebeğiniz için en önemli gıda olan anne sütünün geldiğini unutmayın.) Ne kadar farklı sebze ve meyve tüketirseniz probiyotik kolonileriniz de o kadar çeşitli ve sağlıklı olur. İşte en önemli prebiyotikler: **Rezene**, **enginar**, **pırasa**, **soğan**, **kuşkonmaz, hindiba kökü, elma, muz, sarımsak, lahana, yeşil mercimek.**

Çeşitliliği artırın

Birçok insanın beslenme alışkanlıkları ile ilgili en önemli sorunlardan biri çeşitliliktir. Farkında olmasanız bile hep aynı sebzeleri, hep aynı meyveleri tüketmeye meyilliyizdir. Bu da doğanın bize sunduğu inanılmaz çeşitlilikten yeterince faydalanamamak anlamına geliyor.

Bu hafta hangi sebzeleri yediniz? Şimdi sizden basit bir hesap yapmanızı isteyeceğim. Bir hafta boyunca kaç tane farklı sebze ve meyve yediğinizi hatırlamaya çalışın. Eğer en fazla 5 ya da 6 farklı çeşit sayabildiyseniz, sağlığınızın da bağırsak floranızdaki çeşitliliğin de yediğiniz bitkisel kökenli besinler kadar sınırlı olduğunu söyleyebilirim. Unutmayın: Her sebze ve her meyve bir diğerinde bulunmayan vitamin, mineral ve fitobesinlere sahiptir. Hepsi de sizi kronik hastalıklardan, kanserden korumak için el birliğiyle çalışır.

İlham alın: *American Gut Project*, yani Amerikan Bağırsak Projesi'nin başındaki bilim insanlarından biri olan Jeff Leach verdiği bir röportajda haftada 20-30 farklı sebze ve meyve tüketmeye özen gösterdiğini belirtmiş. Neden? Çünkü kendisi sağlıklı bir bağırsak florasının ne kadar önemli olduğunu, o florayı korumanın, zenginleştirmenin önemini çok iyi biliyor. Yani sadece ne kadar sebze ve meyve yediğiniz değil, çeşitlilik de son derece önemli. Meyve deyince aklınıza hep muz ya da çilek geliyorsa, yediğiniz salatanın içinde hep aynı malzemeler bulunuyorsa, beslenme modelinizde sorun var demektir.

Not edin: Önerim bir defter almanız ve tükettiğiniz sebze ve meyveleri not etmeniz. Hedefiniz en az 20 farklı çeşit olsun, 25 hatta 30 olursa ne âlâ. Bu anlamda salatalar tam bir kurtarıcıdır. Salatanıza kattığınız her farklı sebze ile sağlık hanenize bir artı puan daha eklediğinizi unutmayın. Aklınızda olsun: Ağırlık sebze tüketiminde olmalı. Oturup günde 10 çeşit meyve yemek vücudun tolere edebileceğinden çok daha fazla şeker anlamına geliyor.

Hayatınıza baharat katın: Nedense baharatları sadece yemeklere lezzet katmak için kullanılan çeşniler olarak görürüz. Hâlbuki her biri başlı başına birer şifa kaynağıdır. Kırmızı pul biber, zerdeçal, kimyon, nane, kekik, kimyon, tarçın, zencefil, karanfil, sumak, tarçın... Hepsi de değerli maddeler, güçlü antioksidanlar içerir. Tavsiyem satın alırken küçük paketleri tercih etmeniz. Mümkün olduğu zamanlarda da tohum halinde alıp taze taze hazırlamanız. Mesela kimyonu toz değil tohum olarak satın alabilir, kullanmadan önce havanda döverek toz haline getirebilirsiniz.

Paketlenmiş gıdalardan uzak durun

Marketten aldığınız bir yoğurdun neden günler sonra bile ekşimediğini hiç kendinize sordunuz mu? Çünkü içi katkı maddeleriyle, koruyucularla doludur da ondan. Bu kadar da değil. Yemeklere tat versin diye kullandığınız bulyonlara zehir desem, abartmış olmam. Sosis gibi işlenmiş et ürünlerinde bulunan ve kanserojen bir madde olan nitratı; dondurmaların ve şekerlerin içindeki gıda boyalarını; bisküvilerin, kurabiyelerin içindeki aroma artırıcıları, trans yağları da unutmayalım. Düşünün bu zehirleri gözümüzden bile sakındığımız çocuklarımıza yediriyoruz.

Ama bu kimsenin suçu değil. "Çocuğunuza tereyağı yedirmeyin" diye ortalığı yıkan ama cipsler, boyalı şekerler, küçük yaşta onları diyabet yolcusu yapan gofretler, çikolatalar söz konusu olduğunda çıt çıkarmayan uzmanlar utansın. Elli yıldır "Et zararlıdır, tereyağı korkunçtur" diye ortalığı yakıp yıkmak için harcadıkları enerjinin onda birini içi kimyasallarla, katkı maddeleriyle dolu 'yiyecekleri' topa tutmaya harcasalardı keşke. İnanın ne obezite kalırdı, ne de diyabet ve kanser bir salgına dönüşürdü.

Sözün özü; marketlerden çıkıp yine yerel pazarlara doğru yönelmenin vakti geldi. Doğa bir besini bize nasıl ve ne zaman sunduysa onu öyle yemeye başladığınızda sağlıklı yaşama doğru büyük bir adım atmış olacaksınız.

Ekmekten, şekerden, börekten uzak durun

Mutluluk Kürleri kitabımın sonlarına geldik. Artık depresyon, insülin direnci, kalp ve damar hastalıkları, diyabet, kanser ve daha nice hastalıkların arkasında bu yiyecekler olduğunu biliyorsunuz. Söz konusu yiyeceklerin vücutta tetiklediği mekanizmalar, genetiğine müdahale edilmiş buğdayın içinde bol miktarda bulunan glutenin sağlığınız üstündeki olumsuz etkileri hakkında fikir sahibisiniz.

Bu yiyeceklerin bağırsak florasındaki dost bakterileri mahvettiğini, dost bakterilerin ise sağlığın temel koşulu olduğunu bir kez daha hatırlatmak istiyorum. Ben ekmeksiz, böreksiz yaşayamam, diyorsanız, son bölümde yer alan beslenme modelimi uygulayın. Bu yiyecekleri canınızın giderek daha az çektiğini fark edecek, daha da harikası kendinizi hiç olmadığınız kadar enerjik, dinç hissedeceksiniz.

Etinizi, tavuğunuzu, yumurtanızı tanıyın

Bir kür antibiyotiğin bağırsak floranızda tsunami etkisi yarattığını unutmayın. Sağlığın temeli olan probiyotiklerinizi korumak için gelişigüzel antibiyotik kullanmaktan kaçınmak zorundasınız.

"Et, tavuk, yumurta başlığı altına antibiyotikler de nereden çıktı?" diyeceksiniz... Siz gereksiz ilaç kullanma konusunda son derece temkinli olabilirsiniz. Peki ya buzdolabınızdaki, tabağınızdaki antibiyotikler ne olacak? Hayvan besicileri, tavuk yetiştiricileri sağ olsunlar, en değerli besin kaynaklarımızı ilaçlarla kirletiyorlar. Bugün dünyada kullanılan antibiyotiklerin %90'ı hayvan yetiştiriciliğinde kullanılıyor. Güneşsiz, kalabalık kümeslerde dip dibe yaşayan tavuklara antibiyotik vermeyeceksin de ne yapacaksın? En ufak bir hastalık girdi mi kümese yüzbinlerce tavuk kırılıp gider. Üstelik bazı antibiyotiklerin danayı, tavuğu daha çabuk büyütmesi de başka bir çekici unsur. Hayvan hemen büyüsün ki, kesilip para getirsin. Yani olan yine bize oluyor ve farkında olmadan yediğimiz etle, tavukla bol bol antibiyotik alıyoruz. "Bunlar insana zarar verecek dozlarda değil" gibi savunmalar külliyen saçmalık. Bunlar temel besin maddeleri. Yılda bir defa yenmiyor ki, sürekli et tavuk tüketiyoruz. "Biz ilaç falan kullanmıyoruz" diyenler ise ışık hızıyla büyüyen, iki kat fazla yumurta veren süper tavukların sırrını lütfen halka açıklasınlar.

Merak edenler için aşağıda zararlı hayvancılık yöntemleri ve bunların insan sağlığı üstündeki etkileri üstüne yapılmış onlarca, yüzlerce bilimsel yayından birkaçının[143, 144, 145] referansları yer alıyor.

Sözün özü: Lütfen sağlığınıza saygılı üreticiler tarafından yetiştirilmiş, fıtratına uygun hızla büyümüş, merada otlamış hayvanların, solucan yemiş tavukların etini yemeye, bu tavukların yumurtalarını tüketmeye gösterin.

Sakatatı ve kemik suyunu unutmayın

Hazırladığım beslenme modelinde ciğer, böbrek gibi kolesterolü yükselttikleri iddiasıyla mahrum bırakıldığımız yiyecekleri başköşeye

---

143 *"Antiobiotic Resistance and the Use of Antibiotics in Animal Agriculture" Subcommittee on Health, Energy and Commerce Committee, U.S. House of Representatives, July 12, 2010.*
144 *"Food and animal transport a potential source of community exposure to health hazards from industrial farming" Evans SL and EK Silbergeld, Journal of Infection and Public Health, 2008, 1(1): 33-39.*
145 *"Food animals and antimicrobials: impacts on human health" Marshall BM and SB Levy, Clinical Microbiology Reviews, 2011 24(4): 718-733.*

yerleştirdim. Bu besinler son derece değerli protein kaynakları olmaları yanında önemli mineral ve vitaminler de içerirler. Kemikli etle pişirilmiş yemekler, kemik suyuna yapılmış çorbalar da unutuldu gitti. Kemik iliği öyle değerli bir besin maddesidir ki, ne çocuklarınızı ne de kendinizi ondan mahrum bırakmayın. Sayfa 278'de yemeklerinizde kullanabileceğiniz, içine yumurtanın sarısını ve limon katarak çorba olarak içebileceğiniz lezzetli bir kemik suyu tarif yer alıyor.

Sağlık için pratik çözümler üretin

Türk mutfağında domatessiz yemek yoktur desem yeridir. Kuru fasulyeden menemene her yemeğin içinde domates kullanılır. Domates şifalı sebzelerden biridir, özellikle de pişmiş domates. Diğer sebzelerin aksine domates piştikçe içindeki değerli likopen maddesi vücut tarafından absorbe edilebilir bir hâl alır. Hele bir de yanına zeytinyağı katılırsa daha da faydalı olur. Likopenin çözünebilmesi için yağ ve ısı gerekir. Ama sakın kış mevsiminde taze domates almayın. Onun yerine yazın domates konservesi yapın, kurutun veya derin dondurucuda dondurun. Hiçbir zaman kabuğunu soymayın, çünkü faydalı likopen maddesi kabuğun hemen altında çok fazla bulunuyor. Yerli tohum domates arayın, hibrit tohumdan üretilenlere prim vermeyin. Barbunya, bamya, taze fasulye, enginar gibi şifa kaynağı sebzeleri de mevsiminde alıp derin dondurucuda saklamanızı öneriyorum.

Geleneksele sağlıklı dokunuşlar

Ben bir parça haşlanmış tavuk, kibrit kutusu kadar peynir yemenizi öneren diyetlere her zaman karşı olmuşumdur. Öncelikle böyle bir diyet ancak 10 bilemediniz 15 gün kadar sürdürülebilir. Kitaptaki beslenme modelini hazırlarken, öncelikle bunun yaşam boyu sürdürebileceğiniz bir model olmasına dikkat ettim. Bu ne demek? Öncelikle karnınız doymalı. Ama karnınız doyarken kan şekeriniz de dengeli seyretmeli. Yani glisemik indeksi düşük besinler tüketmelisiniz. Tabii diyetinizde bol sebze, dozunda meyve ve kaliteli protein kaynakları da olmalı. Bu beslenme modelini hazırlarken size yabancı olmayan yiyeceklerden oluşmasına özen gösterdim. Neden? Çünkü sakatat, kefir, yoğurt, sirke gibi Batılı kültürlerin aşina olmadığı harika besinlerle dolu bir mutfak kültürümüz var. Bunun değerini bilmeli. Ama tabii ufak dokunuşlar katarak.

Mesela harika zeytinyağlı yemeklerimiz var ama maalesef sebzeleri çok pişirme alışkanlığımız bu yemeklerin besleyiciliğine gölge düşürüyor. Yapmanız gereken çok basit, zeytinyağlı yemek pişirirken sebzelerin biraz diri kalmasına özen göstereceksiniz ki vitaminleri, mineralleri korunmuş olsun. Sık sık da sebzeleri salata şeklinde çiğ olarak tüketmeyi denemenizi öneriyorum. Mesela rendelenmiş kereviz kökü, havuç ve taze soğandan hazırlayacağınız salata, hem son derece lezzetli hem de vitamin, mineral zengini harika bir yiyecektir.

Kıymalı dolma yemeklerini neden revize edip içlerine karabuğday katarak hazırlamayı denemiyorsunuz? Glisemik indeksi yüksek pirinç yerine dolma harcına zengin besleyici özellikleri olan bir tohum katmak son derece akılcı bir yaklaşım.

Kimyasallar, trans yağlarla dolu hamburgerlere karşılık bizim bol kimyonla, taze maydanoz, soğanla harmanlanmış leziz köftelerimiz var. Değerini bilelim, ama minik bir değişiklikle: Genetiğine müdahale edilmiş buğdayı, yani ekmeği saf dışı bırakarak. Köfte harcının içine ekmek yerine yumurta katmayı deneyin.

Halk olarak pirinç pilavına da çok düşkünüz. Ama biraz önce de belirttiğim gibi pirinç pilavı kan şekerinizi fırlatan, sağlıklı bir beslenme modelinde yeri olmayan bir yiyecek. Bunun yerine karabuğday pilavı hazırlayabilirsiniz. Sayfa 294'te tarifini bulabilirsiniz.

Doğru yağlardan korkmayın

Yağlı balıklar tüketin, etten, etin yağından korkmayın. Tereyağın hasını, zeytinyağının sızmasını baş tacı edin. Hepsi de vücut için değerli besinlerdir, üstelik kilo kontrolünde de doğru yağların yerini hiçbir şey tutamaz.

Esas korkmanız gereken senelerdir sağlıklı oldukları öne sürülen moleküler yapısı değiştirilmiş margarinler, ayçiçek ve mısır özü gibi yağlardır. O margarinlerin içine ister zeytinyağı eklesinler, ister omega-3 ile zenginleştirsinler, sağlıklı olmanın yanına bile yaklaşamazlar! Marketlerden, pastanelerden satın aldığınız bisküviler, kekler, kurabiyeler, pastalarda da hep trans yağların kullanıldığını unutmayın. Trans yağların vücuttaki enflamasyonu artırdığı ve kalp krizinden kansere birçok hastalığa zemin hazırladığı biliniyor.

Nesillerin bu yağlarla büyüdüğü düşünülecek olursa, sinirlenmemek elde değil. Ama zararın neresinden dönülse kârdır. Sıfır noktasına geri dönün ve bu defa sağlıklı olan, yalan yanlış bilgilerle kirlenmemiş yolu seçin.

Bitkisel kürlerden destek alın

Bitkisel içeriklerin birçok hastalığı önleme ve tedavi etmekte etkili olduğu bir sır değil. Peki, ilaç şirketleri yeni bir ilaç geliştirirken neden zararlı kimyasallar yerine bitkisel ekstreleri kullanmıyorlar. Neden onca parayı zararlı yan etkileri olan moleküller yerine insan sağlığına zarar vermediği aşikâr olan bitkisel ekstreleri araştırmaya harcamıyorlar?

Cevap çok basit: Çünkü hiçbir ilaç şirketi zerdeçalın içindeki kurkumin ya da yeşil çayın içindeki bir kateşin üstünden büyük paralar kazanamaz. İlaç endüstrisi, cebini doldurmak için doğada olmayan yeni moleküller geliştirmelidir. O molekülün zararlı, hatta ölümcül yan etkileri mi? Eh o da milyonlarca doların karşılığında ödenmesi gereken 'küçük' bir bedel! Olacak o kadar.

Fitoterapi ise ardına binlerce yıllık insanlık tarihini almakla kalmaz, bir de üstüne bugünün bilimsel gücünü katar. Zencefil bin yıl önce de bitkisel tedavilerde kullanılıyordu, bugün ise bilim sayesinde bu kök bitkinin faydasının hangi moleküller, hangi aktif içeriklerden geldiğini detaylı bir şekilde biliyoruz. Bu değerli bilgi, bitkilerin yeni tedavi alanlarını da keşfetmemize olanak sağlıyor. Herkese fitoterapinin gücünden faydalanmasını öneriyorum. Ama bunun suiistimale açık bir alan olduğunu ve bitkisel tedavilerin ya da kür önerilerinin ancak fitoterapi konusunda uzmanlığı olan hekimlerden gelmesi gerektiğini lütfen unutmayın.

SEKİZİNCİ BÖLÜM

21 GÜNLÜK MUTLULUK KÜRÜ: YENİ NESİL BESLENME PROGRAMI

"Eğer hastayı yiyecekle tedavi edebiliyorsan ilaçları bir kenara bırak."
Hipokrat

Doktor doktor dolaşıp şifa arayan hastaların neredeyse tamamı beslenme yanlışları yüzünden hastalanmıştır. Ancak 'modern tıp' beslenmeyle hiç ama hiç ilgilenmez. Hâlbuki hastalıkların da, şifanın da kaynağı beslenmedir. 'Modern tıp' sorunun kaynağına inerek çözüm sunmak yerine, hastayı daha da hasta eden ilaçlar reçete etmeyi tercih eder. Bu bir kısır döngüdür. İyileşmek için aldığınız ilaçların sizi daha da hasta ettiği bir kısır döngü. Yeni hastalıklar ve yeni ilaçlarla yola devam edersiniz.

Sizi bu kısır döngüyü kırmaya davet ediyorum.

Sadece 21 günde kendinizi daha sağlıklı, daha mutlu ve daha zinde hissedeceksiniz. En önemlisi de en iyi, en etkili ilacın yedikleriniz olduğunu fark edeceksiniz.

Bu beslenme modelini enerji seviyenizi artırmak, formunuzu korumanıza yardımcı olmak, depresyona girmenizi önlemek, bağışıklık sisteminizi güçlendirmek, sizi kanser, diyabet gibi hastalıklardan korumak için tasarladım. Bu, vitamin ve mineral deposu sebzeler, kan şekerinizi dengede tutacak glisemik indeksi düşük yiyecekler, değerli probiyotikler, kaliteli protein kaynakları ve sağlıklı yağlar açısından zengin bir model. Amaç bu beslenme modeline harfiyen uymanızdan ziyade, sizi hastalıklardan koruyacak, kendinizi mutlu ve zinde hissetmenizi sağlayacak bir diyetin nasıl olması gerektiğine dair bir fikir sahibi olmanız.

Tabii beslenme modelinizi oluştururken, sağlık sorunlarınıza yönelik dokunuşlar katmayı unutmayın. Mesela enerji seviyeniz düşükse ya da depresyona eğilimliyseniz, kitapta bu sorunları detaylı bir şekilde ele aldığım bölümlerdeki önerileri de dikkate alarak bazı besin takviyelerinden, bitkisel kürlerden destek alın. Yirmi bir günlük beslenme modelini uygularken lezzetten ödün vermeniz gerekmediğini de fark edeceksiniz. Aşağıda benim keyifle yediğim bazı tarifler de yer alıyor.

Mutluluk kürü beslenme programında yer alan gıdaların porsiyonları

- Çorbalar esnaf lokantası kâsesi büyüklüğünde 1 kâse
- Sebze yemekleri ve kuru baklagiller esnaf lokantası tabağı büyüklüğünde 1 tabak
- Etlerin ve balıkların pişmemiş çiğ hali 250 gr. kadar
- Köfte orta boy 5-6 adet
- Salata ve turşu doyana kadar sınırsız
- Meyve: Büyük meyvelerden 1 orta boy, küçük meyvelerden kendi avucunuzla bir avuç

BU BESLENME MODELİNİ KİMLER UYGULAYABİLİR?

Bu beslenme modeli sağlığınızı korumak, hastalıkları önlemek, kronik hastalıklarla mücadelede vücudunuza ihtiyacı olan tüm desteği vermek için tasarlanmıştır.

- Depresyon hastaları
- Yoğun stres yaşayanlar
- Dikkat eksikliği hiperaktivite hastaları
- Sık sık hastalanan kişiler
- Diyabet hastaları
- Kanser hastaları
- Gluten intoleransı olanlar
- Çölyak hastaları
- İnsülin direnci olanlar
- Tiroid hastaları
- Hipotiroidi hastaları
- Hipertiroidi hastaları
- Haşimato hastaları
- Ağır metal zehirlenmesi yaşayanlar

- Romatoid artrit hastaları
- Otoimmün hastalıklara sahip kişiler
- Hamileler
- Çocuklar

Ve sağlıklı, mutlu yaşamak isteyen herkes bu beslenme modelini uygulayabilir, uygulamalıdır.

Bir not: 21 günlük yeni nesil beslenme programı kan şekeri ve insülin metabolizmasını dengeler. Kan şekeri düşürücü ilaçlar (Oral antidiabetik ilaçlar ve insülin) kullanan diyabet hastaları, bu beslenme programına geçtikten sonra ilaç dozları fazla gelebilir ve ani kan şekeri düşmesi (hipoglisemi) atakları yaşayabilirler. Böyle bir durum gerçekleşmesi halinde, doktorunuza başvurarak ilaç dozlarınızı azaltmanız gerekebilir. Bu beslenme modelinin, kan şekerini düşürerek dengelediğini göreceksiniz.

Birinci Gün

KAHVALTI

- Sızma zeytinyağı ile hazırlanmış iki yumurtalı **menemen.**
- **Siyah** ya da **yeşil zeytin** –*İstediğiniz kadar.*
- **Beyaz** ya da **kaşar peyniri** –*İstediğiniz kadar. Tek koşul şirden mayası ile hazırlanmış olmaları.*
- **Çay** (tercihen yeşil çay. Yüksek tansiyon hastası olanlar için siyah çay)
- **Kür önerisi:** Stres, vücutta sağlığı olumsuz etkileyen mekanizmaları tetikler. Stresli dönemlerde sayfa 98'de tarifi yer alan **Anti-Stres Çay**'dan destek alın.

Besin takviyesi

- Kahvaltıdan 30 dakika önce enterik **probiyotik** kapsülü.
- Kahvaltıdan 30 dakika önce 300.000 IU Devit-3 **D vitamini** ampul (ampul kırılıp, 2 yemek kaşığı sızma zeytinyağı içine dökülerek içilecek)
- Kahvaltıdan 1 saat sonra 1.000 mg. **Omega-3** kapsülü, 100 Mcg. **Selenyum** kapsülü ve 200 mg. **Magnezyum** kapsülü.

ÖĞLEN

- **Mevsim salatası** (Salatalık, kuru ya da taze soğan, maydanoz, nane, domates, lahana, karnabahar vb. mevsim sebzeleri ile hazırlayın ve bol sızma zeytinyağı, limon ve ev sirkesi ile tatlandırın).
- Bir adet **mevsim meyvesi.**

- 20-30 adet **badem** ya da **fındık**. Kuruyemişleri kavrulmamış olarak kabuklarıyla satın alın ve yemeden hemen önce kırın.

AKŞAM

- **Ciğer sote.**
- **Mevsim salatası** (Salatalık, kuru ya da taze soğan, maydanoz, nane, domates, lahana, karnabahar vb. mevsim sebzeleri ile hazırlayın ve bol sızma zeytinyağı, limon ve ev sirkesi ile tatlandırın).
- **Zeytinyağlı taze fasulye.**

Besin takviyesi

- Akşam yemeğinden 30 dakika önce enterik **probiyotik** kapsülü.
- Akşam yemeğinden 1 saat sonra 1.000 mg. **Omega-3** kapsülü, 100 Mcg. **Selenyum** kapsülü ve 200 mg. **Magnezyum** kapsülü.

Püf noktası

Susuz yaşam olmaz. Ama ne kadar su içmeniz gerektiğini size ancak ve ancak vücudunuz söyleyebilir. İdrarınız su renginde olduğunda doğru miktarı yakaladınız demektir. Su içmenin bir püf noktası daha var; bir dikişte içebildiğiniz kadar su içmek yerine, tüketiminizi güne bölerek azar azar içmeye gayret edin.

Günün tarifi: CİĞER SOTE

Senelerce korkuttuklarına bakmayın, sakatatların piri ciğer harika bir besindir. Zengin bir protein kaynağı olmasının yanında B12 ve D vitamini gibi depresyona karşı koruyucu güçler içerir. Şimdi sizlerle annemin çok sevdiğim ciğer sote tarifini paylaşmak istiyorum. Kuzu ciğerini zeytinyağında hafifçe kavurun. Yarım ay şeklinde doğranmış bir küçük kuru soğanı ve doğranmış yeşilbiberleri ciğere ekleyip biraz daha kavurun. Ciğerler pişince küçük doğranmış domates, doğranmış taze soğanı ekleyin. Kapağını kapatıp biraz daha pişirin. Ocaktan aldıktan sonra üstüne dereotu ekleyip beş dakika kadar demlenmeye bırakın.

İkinci Gün

KAHVALTI

- **Pastırmalı yumurta.** Geleneksel yöntemle hazırlanmış pastırma ve serbest gezen tavuk yumurtası kullanmaya özen gösterin. Bol tereyağı ile pişirin.
- **Siyah** ya da **yeşil zeytin** *–İstediğiniz kadar.*
- **Beyaz** ya da **kaşar peyniri** *–İstediğiniz kadar. Tek koşul şirden mayası ile hazırlanmış olmaları.*
- **Çay** (Tercihen yeşil çay. Yüksek tansiyon hastası olanlar için siyah çay).
- Mevsim yeşillikleri ile hazırlanmış **kahvaltı salatası.**

Besin takviyesi

- Kahvaltıdan 30 dakika önce enterik **probiyotik** kapsülü.
- Kahvaltıdan 1 saat sonra 1.000 mg. **Omega-3** kapsülü, 100 Mcg. **Selenyum** kapsülü ve 200 mg. **Magnezyum** kapsülü.

ÖĞLEN

- **Mevsim salatası.** Salatalık, kuru ya da taze soğan, maydanoz, nane, domates, lahana, karnabahar vb. mevsim sebzeleri ile hazırlayabilirsiniz. Bol sızma zeytinyağı, limon ve ev sirkesi ile çeşnilendirin. Dilediğiniz kadar yiyebilirsiniz.
- 5-6 adet ceviz, 15-20 adet badem.

AKŞAM

- Bir tabak kemikli et ile pişirilmiş **kuru fasulye**. Üstüne kırmızı pul biber ekip, yanına kuru soğan katık ederek yemeğinizin antioksidan gücünü artırmanızı tavsiye ediyorum.
- Ev yapımı **karışık turşu**.
- **Mevsim salatası** (Salatalık, kuru ya da taze soğan, maydanoz, nane, domates, lahana, karnabahar vb. mevsim sebzeleri ile hazırlayın ve bol sızma zeytinyağı, limon ve ev sirkesi ile tatlandırın).

Besin takviyesi

- Akşam yemeğinden 30 dakika önce enterik **probiyotik** kapsülü.
- Akşam yemeğinden 1 saat sonra 1.000 mg. **Omega-3** kapsülü, 100 Mcg. **Selenyum** kapsülü ve 200 mg. **Magnezyum** kapsülü.

Günün önerisi

Eğer kilo probleminiz, insülin direnci ya da diyabet sorununuz varsa mercimek, nohut, fasulye gibi kuru bakliyat yemeklerini et, balık ya da tavukla değiştirin. Bu beslenme modelini benimseyerek, kitaptaki bitkisel kürleri uygulayarak ve hareketli bir hayat sürerek sağlığınıza kavuştuktan sonra bu değerli yiyecekleri haftada en az iki-üç defa tüketmenizi öneriyorum.

Püf noktası

Mutluluk Kürü'nde ne yediğiniz kadar ne kadar hareket ettiğiniz de önemli. Haftada en az dört defa yürüyüş yapmalısınız. Depresyonu yenmek, enerji seviyenizi artırmak ve stresle savaşta en etkili silahınız hareket etmektir. 15-20 dakika ile başlayıp bir saati hedeflemenizi öneriyorum. Düşünülenin aksine egzersizin mucizevi etkilerinden faydalanmak için spor salonuna gitmeniz falan gerekmediğini hatırlatmak istiyorum.

Üçüncü Gün

KAHVALTI

- Geleneksel usulde hazırlanmış **kavurma** *(Üzerine pul biber ile).*
- Beş-altı adet ceviz, keçi peyniri ya da beyaz peynir ile çeşnilendirilmiş büyük bir çanak **yeşil salata** (taze nane, roka, maydanoz, marul, bol sızma zeytinyağı, ev sirkesi ve limon ile hazırlayabilirsiniz).
- Bir bardak **kefir.**
- **Siyah** ya da **yeşil zeytin** *–İstediğiniz kadar.*
- **Beyaz** ya da **kaşar peyniri** *–İstediğiniz kadar. Tek koşul şirden mayası ile hazırlanmış olmaları.*
- **Kür önerisi:** Kilo problemi olanların günde 3-4 defa sayfa 173'teki **Metabolizmayı Hızlandıran Çay** tarifini hazırlayıp içmelerini öneriyorum.

Besin takviyesi

- Kahvaltıdan 30 dakika önce enterik **probiyotik** kapsülü.
- Kahvaltıdan 1 saat sonra 1.000 mg. **Omega-3** kapsülü, 100 Mcg. **Selenyum** kapsülü ve 200 mg. **Magnezyum** kapsülü.

ÖĞLEN

- Dilediğiniz kadar **brokoli salatası** ya da **Brüksel lahanası salatası.** Bol sızma zeytinyağı ve limonla çeşnilendirin. Tek koşul sebzelerin ya çiğ olması ya da su değmeden, buharda ve sadece birkaç dakika pişirilmesi.

- Bir çanak ev yapımı **yoğurt**. Yoğurdunuzu nane ve kırmızı pul biber gibi baharatlarla çeşnilendirerek antioksidan gücünü artırabilirsiniz.

AKŞAM

- **Terbiyeli paça çorbası.**
- Harcı yağlı kıyma, rendelenmiş soğan, maydanoz, kimyon, karabiber, bir yumurta ile hazırlanmış **ızgara köfte** (Köfteyi bir arada tutmak için ekmek yerine yumurta kullanılıyor). Bu köfteyi dondurucuda saklayarak dar zamanlarda kolayca hazırlayabilirsiniz.
- **Avokado salatası.** Marul, dereotu, taze soğan, 1 diş dövülmüş sarımsak ve ince dilimlenmiş olgun bir avokado ile hazırladığınız avokado salatasını bol sızma zeytinyağı, limon, rendelenmiş limon kabuğu ile çeşnilendirin.
- Bir bardak **kefir** ya da bir **çanak ev yoğurdu.**

Besin takviyesi

- Akşam yemeğinden 30 dakika önce enterik **probiyotik** kapsülü.
- Akşam yemeğinden 1 saat sonra 1.000 mg. **Omega-3** kapsülü, 100 Mcg. **Selenyum** kapsülü ve 200 mg. **Magnezyum** kapsülü.

Günün sebzesi: AVOKADO

Geç tanıştığımızdan olsa gerek, bu değerli besin henüz soframızda hak ettiği yeri bulamadı. Omega-3 yağ asitleri açısından zengin bir kaynak olan avokado tereyağımsı dokusu, ilginç lezzeti ile özellikle salatalara çok yakışır. Depresyon ve stresle savaşan, kilo kontrolünde önemli bir rol oynayan omega-3, sağlıklı bir diyetin olmazsa olmazıdır. Avokadoyu özel kılan bir diğer faktör ise glutatyon deposu olması. Glutatyon sizi genç ve zinde tutar.

Günün tarifi: TERBİYELİ PAÇA ÇORBASI

Paça çorbası tam anlamıyla bir şifadır. Diyetinizin başköşesine yerleştirin. 21 günlük beslenme modelinde size birbirinden leziz üç farklı paça çorbası tarifi vereceğim. Bunlardan ilki olan terbiyeli paça çorbasını hazırlamak için paçaları iki-üç saat düdüklüde ya da 4-5 saat tencerede haşlayın. Suyu jöle kıvamına gelince ocaktan indirebilirsiniz. Paçaları bir kenara alıp etlerini didin. Tencedeki su ılınınca yumurta ve limonla terbiye yapın, içine etleri de katın ve çorbanız hazır. Sirke ve sarımsak ile servis edebilirsiniz. Afiyet olsun.

Dördüncü Gün

KAHVALTI

- **Maydanoz, dereotu, taze soğan ve beyaz peynirli omlet.** Bol tereyağında pişirin.
- Biber, salatalık, domates, bol sızma zeytinyağı, limon ve kekikle hazırlanmış kahvaltı salatası.
- **Siyah** ya da **yeşil zeytin** *–İstediğiniz kadar.*
- **Beyaz** ya da **kaşar peyniri** *–İstediğiniz kadar. Tek koşul şirden mayası ile hazırlanmış olmaları.*

Besin takviyesi

- Kahvaltıdan 30 dakika önce enterik **probiyotik** kapsülü.
- Kahvaltıdan 1 saat sonra 1.000 mg. **Omega-3** kapsülü, 100 Mcg. **Selenyum** kapsülü ve 200 mg. **Magnezyum** kapsülü.

ÖĞLEN

- Rendelenmiş **kereviz kökü ve havuç salatası** ya da nane, roka, maydanoz ve marulla hazırlanmış **yeşil salata.**
- Bir avuç kavrulmamış **fındık**, **ceviz**, **fıstık** ya da **badem**.

AKŞAM

- Rendelenmiş taze zencefil, dövülmüş sarımsak, limon suyu ve maydanozla birlikte pişirilmiş buğulama **mevsim balığı**.
- **Pratik pancar turşusu**

- Buharda hafifçe pişirerek hazırlanan, sızma zeytinyağı, dövülmüş sarımsak ve limon ile çeşnilendirilmiş **brokoli salatası.**

Besin takviyesi

- Akşam yemeğinden 30 dakika önce enterik **probiyotik** kapsülü.
- Akşam yemeğinden 1 saat sonra 1.000 mg. **Omega-3** kapsülü, 100 Mcg. **Selenyum** kapsülü ve 200 mg. **Magnezyum** kapsülü.

Günün tarifi: PRATİK PANCAR TURŞUSU

Bağırsak floranızın ruh halinizi, enerji seviyenizi belirlediğini, tüm sağlığınızı etkilediğini artık biliyorsunuz. Bu florayı destekleyen lezzetli bir tarif daha... Pancarları kabuğu ile haşlayın. Piştikten sonra kabuklarını soyup dilimleyin. Dilimleri bir çanakta karıştırdığınız dövülmüş sarımsak, bir miktar kaya tuzu, evde yapılmış üzüm sirkesi ile hazırladığınız sosa koyun. Buzdolabında soğutun. İşte, antioksidan deposu pancar, şifalı sarımsak, probiyotik zengini sirkenin bir araya geldiği harika bir yiyecek.

Günün sebzesi: KEREVİZ

Bu sebzenin antik çağlardan beri tüketildiği biliniyor. Tıbbın babası Hipokrat bile hastalarına kereviz yemelerini tavsiye edermiş. İçindeki fitalit ile tansiyonu düşüren, luteolin ile kansere karşı koruma sağlayan, yüksek lif oranı ile probiyotik dostu kerevizi sofranızdan eksik etmeyin. Kerevizin sadece kökünü değil yapraklarını da yiyin. Nedense genelde üvey evlat muamelesi gören mis kokulu, şifalı yapraklar salatalara çok yakışır.

Beşinci Gün

KAHVALTI

- Tavada **sucuk.** Satın aldığınız sucuğun geleneksel yöntemlerle yapılmış olmasına özen gösterin. En doğrusu, kendi hazırladığınız sucuk karışımını kasabınızda geleneksel usulde bağırsaklara doldurtup kurutarak eski usul sucuğunuzu hazırlayın. Bol yağlı olsun.
- **Siyah** ya da **yeşil zeytin** *–İstediğiniz kadar.*
- **Beyaz** ya da **kaşar peyniri** *–İstediğiniz kadar. Tek koşul şirden mayası ile hazırlanmış olmaları.*
- **Mevsim salatası.** Bol sızma zeytinyağı ve limon ile hazırlayın
- **Kür önerisi:** Kendinizi, mutsuz ve depresyonda hissettiğiniz dönemler sayfa 77'deki **Depresyona Karşı Sarı Kantaron Kürü**'nü uygulayın. Bu bitkisel karışımı günde iki defa içebilirsiniz.

Besin takviyesi

- Kahvaltıdan 30 dakika önce enterik **probiyotik** kapsülü.
- Kahvaltıdan 1 saat sonra 1.000 mg. **Omega-3** kapsülü, 100 Mcg. **Selenyum** kapsülü ve 200 mg. **Magnezyum** kapsülü.

ÖĞLEN

- Buharda pişmiş **brokoli ve lahana salatası**. Sebzelerin diri kalmasına özen gösterin. Aksi halde değerli besinlerini kaybederler. Sızma zeytinyağı, kaya tuzu ve limonla tatlandırın. Dilediğiniz kadar yiyebilirsiniz.

- 10 adet **ceviz.**

AKŞAM

- Kemik suyunun içine yumurta sarısı katılarak hazırlanan, limon suyu, kaya tuzu ve karabiberle çeşnilendirilmiş **pratik çorba.**
- Taze zencefil rendesi, kimyon, sarımsak ile kısık ateşte pişirilmiş **tavuk yahnisi.** (Gezen tavuk olmalıdır)
- Sirke ve sızma zeytinyağı ile hazırlanmış **kırmızı lahana salatası.**
- Tercihe göre bir bardak ev yapımı **kefir** ya da **yoğurt.**

Besin takviyesi

- Akşam yemeğinden 30 dakika önce enterik **probiyotik** kapsülü.
- Akşam yemeğinden 1 saat sonra 1.000 mg. **Omega-3** kapsülü, 100 Mcg. **Selenyum** kapsülü ve 200 mg. **Magnezyum** kapsülü.

Günün sebzesi: KIRMIZI LAHANA

Bu sebzeye morumsu rengini veren antosiyaninler son derece güçlü antioksidandır. Demir, potasyum, fosfor, kalsiyum, magnezyum ve enerji üretiminde önemli bir rol oynayan sülfür gibi mineraller içermesi dışında, zengin bir lif kaynağıdır da. Kırmızılahanaya diyetinizde mutlaka yer vermenizi tavsiye diyorum.

Süper besin: YOĞURT

Beslenme modelinizin merkezinde yer alan besinlerden biri de yoğurt. Depresyonu yenmek, stresle savaşmak ve fazla kilolarınızı vermek için diyetinizdeki faydalı bakterileri artırmanın önemini artık biliyorsunuz. Bu yüzden bol bol probiyotik zengini yoğurt ve kefir tüketmelisiniz. Tabii evde kendiniz hazırlamanız koşuluyla. Marketten aldıklarınızın içinde dost bakteri falan bulamazsınız.

Günün tarifi: KEMİK SUYU

İlikli kemikleri büyük bir tencereye koyun ve su ekleyerek harlı ateşte üstü açık olarak kaynamaya bırakın. Kaynamaya başladığında üstüne kef dediğimiz koyu renkli yoğun bir köpük çıkar. Bu köpüğü bir kaşıkla suyun üstünden alıp atın. Kaynayan suya kabuğu soyulmuş 1 bütün soğan, 5-6 tane karabiber, birkaç sap maydanoz, dereotu ve bir parça kaya tuzu ilave edin. Dilerseniz yarım havuç, pırasa yaprağı, kök kereviz, kereviz sapı, taze kekik ve biberiye de ekleyebilirsiniz. Kapağını kapatıp kısık ateşte en az 3-4 saat kaynatın. Süzgeçten süzdüğünüz et suyunu çorbalarda, yemeklerde kullanabilir ya da olduğu gibi içebilirsiniz. Aynı gün kullanmayacağınız et suyunu küçük kaplara döküp soğumasını bekleyin. Oda sıcaklığına gelir gelmez de kâğıt bardaklara doldurup dondurucuya kaldırın.

Altıncı Gün

KAHVALTI

- Mantar, dereotu, ıspanak, beyaz ya da kaşar peyniriyle hazırlanmış bol tereyağlı **omlet.** Damak tadınıza göre dilediğiniz sebze ve baharatla zenginleştirebilirsiniz.
- **Siyah** ya da **yeşil zeytin** *–İstediğiniz kadar.*
- Beyaz ya da kaşar peyniri *–İstediğiniz kadar. Tek koşul şirden mayası ile hazırlanmış olmaları.*
- **Mevsim salatası** (Bol zeytinyağı ve limon ile).

Besin takviyesi

- Kahvaltıdan 30 dakika önce enterik **probiyotik** kapsülü.
- Kahvaltıdan 1 saat sonra 1.000 mg. **Omega-3** kapsülü, 100 Mcg. **Selenyum** kapsülü ve 200 mg. **Magnezyum** kapsülü.

ÖĞLEN YEMEĞİ

- Sızma zeytinyağı, limon ve kaya tuzu ile tatlandırılmış **lahana salatası** ya da **mevsim salatası.**
- 20-30 adet **badem** ya da **fındık.** Kavrulmamış olmalı ve kabuklarını hemen yemeden önce kırmaya özen gösterin.

AKŞAM YEMEĞİ

- Mevsimine göre **zeytinyağlı enginar** ya da **zeytinyağlı pırasa**. Geleneksel usulde pişirebilirsiniz. Dikkat etmeniz gereken iki husus var: Enginar yemeğine un eklemeyin ve sebzelerin diri kalmasına özen gösterin.

- **Biftek** ya da **Döner.** Döneri güvendiğiniz, kaliteli et kullandığından emin olduğunuz bir yerden almaya özen gösterin.
- Ev yoğurdu ve ince doğranmış salatalıkla hazırlanmış **cacık**. Üstüne bolca sızma zeytinyağı gezdirin ve kuru ya da taze nane serpin.

Besin takviyesi

- Akşam yemeğinden 30 dakika önce enterik **probiyotik** kapsülü.
- Akşam yemeğinden 1 saat sonra 1.000 mg. **Omega-3** kapsülü, 100 Mcg. **Selenyum** kapsülü ve 200 mg. **Magnezyum** kapsülü.

Günün sebzesi: ENGİNAR

Enginar, yüksek miktardaki lif oranı ile probiyotikleri besleyen harika bir sebzedir. Karaciğer fonksiyonlarını dengeleyen, sindirime yardımcı bu değerli sebzeyi mümkün olduğunca Ege usulü, yani yapraklarıyla pişirmeye çalışın. Etkili maddeler yaprağında bulunuyor.

Günün önerisi: LİMON

C vitamini stresle savaşta en güçlü müttefikinizdir. Yoğun stres altındayken limon gibi C vitamini zengini besinlere ağırlık vermeye özen gösterin. Limon suyunun yiyeceklerin glisemik indeksini düşürmek gibi son derece değerli bir yeteneği de vardır. Mesela glisemik yükü nedeniyle pek önerilmeyen patates salatasına bol limon sıktığınızda glisemik indeksi azalmış olur. Bir tavsiye daha: Salatalarınızın, hatta yemeklerinizin üstüne limon kabuğu rendeleyin. Kabuğunda bağışıklık sistemini güçlendiren ve anti-kanser etkinlik gösteren çok önemli bir uçucu yağ var: D-Limonene. Böylece diyetinizin antioksidan gücünü artırmış olursunuz.

Yedinci Gün

KAHVALTI

- 1 adet haşlanmış yumurta.
- Bol zeytinyağı, kekik ve limonla çeşnilendirilmiş, biber, domates ve salatalıkla hazırlanan **sabah salatası.**
- **Siyah** ya da **yeşil zeytin** *–İstediğiniz kadar.*
- **Beyaz** ya da **kaşar peyniri** *–İstediğiniz kadar. Tek koşul şirden mayası ile hazırlanmış olmaları.*
- 20-25 tane **fındık** ya da **badem.** Tuzlanmamış ve kavrulmamış olsunlar. Hatta mümkünse kabuklu saklayın, yemeden hemen önce kırın.

Besin takviyesi

- Kahvaltıdan 30 dakika önce 300.000 IU Devit-3 **D vitamini** ampul (ampul kırılıp, 2 yemek kaşığı sızma zeytinyağı içine dökülerek içilecek)
- Kahvaltıdan 30 dakika önce enterik **probiyotik** kapsülü.
- Kahvaltıdan 1 saat sonra 1.000 mg. Omega-3 kapsülü, 100 Mcg. **Selenyum** kapsülü ve 200 mg. **Magnezyum** kapsülü.

ÖĞLEN

- 15-20 adet kavrulmamış **badem.**
- Taze dövülmüş keten tohumu ve tarçınla tatlandırılmış 1 çanak ev yapımı **yoğurt.**

AKŞAM

- Defne yaprağı, maydanoz, limon dilimleri ve sızma zeytinyağı ile hazırlanan **hamsi buğulama.** Eğer hamsi mevsimi değilse herhangi bir yağlı, omega-3 zengini balıkla değiştirebilirsiniz.
- Rendelenmiş kereviz kökü, kereviz yaprakları, havuç ve taze soğan ile hazırlanmış bol sızma zeytinyağı, ev yapımı sirke ve kaya tuzu ile çeşnilendirilmiş **salata.**

Besin takviyesi

- Akşam yemeğinden 30 dakika önce enterik **probiyotik** kapsülü.
- Akşam yemeğinden 1 saat sonra 1.000 mg. **Omega-3** kapsülü, 100 Mcg. **Selenyum** kapsülü ve 200 mg. **Magnezyum** kapsülü.

Püf noktası: RENKLİ SEÇİMLER

Beslenme modelinizin farklı renklerdeki sebze ve meyvelerden oluşmasına dikkat edin. Bitkisel bir besinin rengi içeriğindeki fitobesinleri temsil eder. Yani, diyetiniz ne kadar renkliyse fitobesin paletiniz de o kadar çeşitli olur. Böylece her birinin farklı sağlık faydalarından yararlanmış olursunuz.

Sözün özü: Masanızı kırmızılar, yeşiller ve turuncularla donatın.

Bir öneri

Somon balığının omega-3 kaynağı olarak haklı bir şöhreti olsa da, bu değerli besin maddesi açısından son derece zengin yerel balıklarımız olduğu unutulmamalı. Depresyon ve omega-3 tüketimi arasındaki ilişkiyi de göz önüne alarak sofranızdan mevsimine göre hamsi, uskumru, lüfer ya da sardalyeyi eksik etmeyin. Omega-3 alacağım diye de sakın çiftlikte yetişmiş balık yemeyin, doğal deniz somonu bulmaya gayret edin.

Sekizinci Gün

KAHVALTI

- İki adet kayısı kıvamında **yumurta.**
- **Siyah** ya da **yeşil zeytin** *–İstediğiniz kadar.*
- **Beyaz** ya da **kaşar peyniri** *–İstediğiniz kadar. Tek koşul şirden mayası ile hazırlanmış olmaları.*
- **Kuru yemişli yoğurt.** Ev yapımı bir çanak yoğurdun içine iki-üç tane parçalanmış ceviz ve 6-7 tane kabaca dövülmüş badem, üstüne tarçın serpebilirsiniz.

  Besin takviyesi
- Kahvaltıdan 30 dakika önce enterik **probiyotik** kapsülü.
- Kahvaltıdan 1 saat sonra 1.000 mg. Omega-3 kapsülü, 100 Mcg. **Selenyum** kapsülü ve 200 mg. **Magnezyum** kapsülü.

ÖĞLEN YEMEĞİ

- **Mevsim salatası.**
- 10 adet **ceviz.**

AKŞAM YEMEĞİ

- **Kimyonlu et.** Antrikot veya kuzu eti gibi bol yağlı etler seçilmelidir.
- Taze nane, maydanoz, dereotu, taze soğan ile hazırlanmış **yeşil salata.** Bol zeytinyağı ve ev sirkesi ile.
- Ev yapımı **yoğurt.**

Besin takviyesi

- Akşam yemeğinden 30 dakika önce enterik **probiyotik** kapsülü.
- Akşam yemeğinden 1 saat sonra 1.000 mg. **Omega-3** kapsülü, 100 Mcg. **Selenyum** kapsülü ve 200 mg. **Magnezyum** kapsülü.

Günün tarifi: KİMYONLU ET

250 gr. parça eti kısık ateşte pişirin. Et, suyunu salıp çektikten sonra rendelenmiş soğan ve bir parça zeytinyağı ile hafifçe kavurun. İçine 3-4 diş bütün sarımsak, iki tatlı kaşığı kimyon, bir parça kaya tuzu, taze çekilmiş karabiber, su ekledikten sonra altını kısın ve etler kolayca parçalanacak kıvama gelinceye kadar pişirin.

Süper besin: YUMURTA

Bu beslenme modelinde her güne yumurtayla başlamanızın bir değil pek çok nedeni var. Protein, enerji üretiminde rol oynayan fosfor, depresyonla savaşan B12 ve D vitaminleri yumurtanın içinde bulunan değerli besin maddelerinden sadece birkaçı. Üstelik kahvaltıda yumurta yediğinizde saatler boyunca kendinizi tok hissettiğinizi fark etmiş olmalısınız. Kilo kontrolünde tek bir kazanan seçmek gerekse o hiç kuşkusuz yumurta olurdu. Ama hangi yumurta? Tabii ki serbet gezen tavukların yumurtası. GDO'lu yemle beslenen tavuğun yumurtasından da etinden de hayır değil olsa olsa şer gelir!

Dokuzuncu Gün

KAHVALTI

- Bol tereyağında, **sahanda yumurta.**
- **Siyah** ya da **yeşil zeytin** *–İstediğiniz kadar.*
- **Beyaz** ya da **kaşar peyniri** *–İstediğiniz kadar. Tek koşul şirden mayası ile hazırlanmış olmaları.*

Besin takviyesi

- Kahvaltıdan 30 dakika önce enterik **probiyotik** kapsülü.
- Kahvaltıdan 1 saat sonra 1.000 mg. **Omega-3** kapsülü, 100 Mcg. **Selenyum** kapsülü ve 200 mg. **Magnezyum** kapsülü.

ÖĞLEN

- **Mevsim salatası.**
- Bir bardak **kefir** ya da 1 çanak **ev yoğurdu.**
- **10-15 adet badem.**

AKŞAM YEMEĞİ

- **Bol baharatlı tavuk ızgara.** Her zamanki gibi antibiyotikler, doğal olmayan yöntemlerle, güneş, ot, böcek görmeden yetişmiş çiftlik tavukları yerine serbest dolaşan tavuk eti kullanmalısınız.
- Orta boy iki patates, bol dereotu, bol maydanoz, taze soğan, bol sızma zeytinyağı, limon ve kaya tuzu ile hazırlanmış **patates salatası.** (İnsülin direnci ya da diyabet problemi olanlar patates salatasını diledikleri herhangi bir mevsim salatası ile değiştirebilirler.)
- **Ev turşusu.**

Besin takviyesi

- Akşam yemeğinden 30 dakika önce enterik **probiyotik** kapsülü.
- Akşam yemeğinden 1 saat sonra 1.000 mg. **Omega-3** kapsülü, 100 Mcg. **Selenyum** kapsülü ve 200 mg. **Magnezyum** kapsülü.

Günün sebzesi: PATATES

Patates glisemik indeksi yüksek olması nedeniyle, insülin direnci olanlara ya da diyabet hastalarına önermediğim bir besindir. Ama patatesle ilgili ilginç bir bilgiyi sizinle paylaşmak istiyorum. Patates prebiyotik özelliği açısından son derece değerli bir besindir ve insülin direnci, diyabet problemi olmayan herkese tavsiye ediyorum. Ancak ve ancak soğuk olması kaydıyla. Patatesi haşladıktan sonra soğumaya bıraktığınızda hem glisemik indeksi düşer hem de içinde dirençli bir tür nişasta oluşur. Bağırsakta çözünen bu nişasta ise dost bakteriler için harika bir besin kaynağıdır. Yine de dozu kaçırmayın ve bol yağ ve limon ile tüketin. Patates püresini ise hiç tavsiye etmiyorum. Hem sıcak yendiği hem de patates parçalanıp, ezildiğinde glisemik indeksi tavan yaptığı için.

Püf noktası

Tam dokuz gündür ekmek, börek, çörek –yani buğday içeren hiçbir şey– yemediniz. Bu bağımlılık yapan yiyeceklerden vazgeçmek imkânsız gibi gelmişti, ama hiç de zor olmadığını artık biliyorsunuz. Kendinizi çok daha enerjik ve mutlu hissediyorsunuz; fazla kilolarınızı vermeye başladınız; güne çok daha dinç başlıyorsunuz. Neden mi? Çünkü gluteni hayatınızdan çıkardınız! Modern buğdayın içindeki gluten, pek çok hastalıkla ilişkilendiriliyor. Bunların başında da bitkinlik ve depresyon gibi gündelik hayatı karartan sorunlar var.

Onuncu Gün

KAHVALTI

- İki yumurta ile hazırlanmış tereyağlı **menemen.**
- Evde günlük süt ya da açık sütten hazırladığınız **lor peyniri.** Tarif için sayfa 213'e bakınız. *Bir not:* Lor peynirini hazırlarken çıkan değerli peynir altı suyunu içmeyi ihmal etmeyin.
- **Siyah** ya da **yeşil zeytin** *–İstediğiniz kadar.*
- **Kür önerisi:** Hepimiz öyle ya da böyle, yediğimiz balıkla soluduğumuz hava, hatta dişimizdeki dolguyla kurşun, cıva gibi ağır metallere maruz kalıyoruz. Bu yüzden herkes sayfa 51'deki **Ağır Metal Detoks İçeceği** ile metal birikimine karşı ekstra destek alabilir.

Besin takviyesi

- Kahvaltıdan 30 dakika önce enterik **probiyotik** kapsülü.
- Kahvaltıdan 1 saat sonra 1.000 mg. **Omega-3** kapsülü, 100 Mcg. **Selenyum** kapsülü ve 200 mg. **Magnezyum** kapsülü.

ÖĞLEN

- Taze nane, maydanoz, roka gibi yeşillikler ve bol sızma zeytinyağı ile hazırladığınız **salata.**
- Bir çanak **ev yoğurdu** ya da bir bardak ev yapımı **kefir.**
- 10 adet **badem** ya da **fındık.**

AKŞAM

- **Balık buğulama**. Palamut, sardalye ya da hamsi gibi omega-3 zengini bir balıkla hazırlayabilirsiniz.
- Buharda hafifçe pişirilmiş **Brüksel lahanası**, **brokoli** ve **karnabahar** ile hazırlanmış bol zeytinyağı ve limon ile tatlandırılmış karışık salata.

Besin takviyesi

- Akşam yemeğinden 30 dakika önce enterik **probiyotik** kapsülü.
- Akşam yemeğinden 1 saat sonra 1.000 mg. **Omega-3** kapsülü, 100 Mcg. **Selenyum** kapsülü ve 200 mg. **Magnezyum** kapsülü.

Günün önerisi: YEŞİL ÇAY

Eğer yüksek tansiyon probleminiz yoksa günde birkaç bardak yeşil çay içmenizi öneriyorum. Aslında yeşil çayla siyah çay aynı bitki. Ama siyah çay yeşil çayın fermente olmuş halidir. Siyah çay da faydalıdır, ama yeşil çay kadar değil, çünkü uygulanan fermentasyon işlemi sırasında etken maddeler yok oluyor maalesef. Japon bilim insanları yeşil çay üstüne 2006 yılında yaptıkları bir çalışmada şöyle bir sonuca varıyorlar: "Yeşil çay tüm ölüm nedenlerinde riski azaltıyor." İşin sırrı yeşil çaydaki kateşin adlı güçlü bir antioksidan. Tüm kanserlere karşı koruyan, kalp dostu ve metabolizmayı hızlandırarak zayıflamaya yardımcı yeşil çayın şifalı gücünden mutlaka faydalanın. Hatta daha da iyisi hem yeşil çay için hem de yeşil çay ekstresi takviyelerinden destek alın. Ama sakın çayınızın içine şeker ya da tatlandırıcı katıp faydayı zarara dönüştürmeyin.

On Birinci Gün

KAHVALTI

- Mıhlama.
- **Siyah** ya da **yeşil zeytin** *–İstediğiniz kadar.*
- **Mevsim salatası** (bol zeytinyağı ve limon ile)
- 1 adet kayısı **kıvamında yumurta.**

Besin takviyesi

- Kahvaltıdan 30 dakika önce enterik **probiyotik** kapsülü.
- Kahvaltıdan 1 saat sonra 1.000 mg. **Omega-3** kapsülü, 100 Mcg. Selenyum kapsülü ve 200 mg. Magnezyum kapsülü.

ÖĞLEN

- Mevsim **salatası** (Salatalık, kuru ya da taze soğan, maydanoz, nane, domates, lahana, karnabahar vb. mevsim sebzeleri ile hazırlayın ve bol sızma zeytinyağı, limon ve ev sirkesi ile tatlandırın).
- Bir adet **mevsim meyvesi.**
- 15-20 adet **badem** ya da **fındık**. Kuruyemişleri kavrulmamış olarak kabuklarıyla satın alın ve yemeden hemen önce kırın.

AKŞAM

- **Bol baharatlı et sote**. Tereyağında, bol soğan ve acı biber ile pişirilerek hazırlanmalıdır.

- Tereyağında pişmiş, kaya tuzu ve taze çekilmiş karabiberle çeşnilendirilmiş **mantar sote.**
- Buharda çok az pişmiş doğranmış pazıları, sarımsaklı ev yoğurdu ile harmanlayıp, üstüne bol sızma zeytinyağı gezdirerek hazırlanmış **pazı salatası**. Ya da mevsimine göre yoğurt, zeytinyağı ve sarımsak ile hazırladığınız çiğ **semizotu salatası.**

Besin takviyesi

- Akşam yemeğinden 30 dakika önce enterik **probiyotik** kapsülü.
- Akşam yemeğinden 1 saat sonra 1.000 mg. **Omega-3** kapsülü, 100 Mcg. Selenyum kapsülü ve 200 mg. Magnezyum kapsülü.

Günün tarifi: MIHLAMA

Karadenizliler inatçı olduğu için şükrediyorum. Neyse ki, bu inatları sayesinde atadan kalma yerli mısır tohumlarını sakladılar da biz de hâlâ yerli mısır yiyebiliyoruz. Mıhlama ya da diğer adıyla kuymak mısır unuyla hazırlanan, bu yöreye özgü leziz bir kahvaltılıktır. Ama mutlaka Karadeniz'den yerel mısır unu kullanmaya özen gösterin. 2 yemek kaşığı halis tereyağını eritin. İçine 2 yemek kaşığı mısır unu ekleyip kavurun. 1 su bardağı su ilave edip pişirdikten sonra 1 kâse doğranmış kaşar peyniri ilave edip eriyinceye kadar karıştırın.

On İkinci Gün

KAHVALTI

- **Pastırmalı yumurta.** Geleneksel yöntemlerle hazırlanmış pastırma ve serbest gezen tavuk yumurtası kullanmaya özen gösterin. Bol tereyağı ile pişirin.
- **Siyah** ya da **yeşil zeytin** *–İstediğiniz kadar.*
- **Beyaz** ya da **kaşar peyniri** *–İstediğiniz kadar. Tek koşul şirden mayası ile hazırlanmış olmaları.*
- **Çay** (tercihen yeşil çay. Yüksek tansiyon hastası olanlar için siyah çay)
- Mevsim yeşillikleri ile hazırlanmış **kahvaltı salatası.**
- **Kür önerisi:** Kan şekeri oynamalarından yakınanlara kahvaltıda ve gece yatmadan önce **Keçiboynuzu Kürü** öneriyorum. (Tarif için sayfa 177'ye bakınız.)

Besin takviyesi

- Kahvaltıdan 30 dakika önce enterik **probiyotik** kapsülü.
- Kahvaltıdan 1 saat sonra 1.000 mg. **Omega-3** kapsülü, 100 Mcg. Selenyum kapsülü ve 200 mg. Magnezyum kapsülü.

ÖĞLEN

- **Mevsim salatası.**
- Bir bardak **kefir** ya da bir çanak ev yapımı **yoğurt.**
- 15-20 adet **badem** veya **fındık**, 3 adet **ceviz.**

AKŞAM

- **Sebzeli paça çorbası.**
- Yağlı kâğıtta **uskumru balığı** (Mevsiminde değilseniz, mevsim balığı olan deniz balığı). Omega-3 zengini uskumru balığının üstüne limon dilimi koyun, bir parça limon kabuğu rendeledikten sonra, birkaç dal maydanoz, defne yaprağı ve taze soğan ekleyip fırında pişirin.
- Mevsimine göre **zeytinyağlı pırasa** ya da **kabak yemeği.** Pirinçsiz hazırlayın.
- Akşam yemeğinden 30 dakika önce enterik **probiyotik** kapsülü.
- Akşam yemeğinden 1 saat sonra 1.000 mg. **Omega-3** kapsülü, 100 Mcg. Selenyum kapsülü ve 200 mg. Magnezyum kapsülü.

Günün önerisi

Sağlıklı bir bağırsak florası için diyetinizdeki bitkisel besinlerin sayısını ve çeşitliliğini artırmanız gerektiğini biliyorsunuz. Ama bunlardan bazıları var ki, probiyotiklerin gelişmesi, çoğalması için tam anlamıyla mükemmel birer besin kaynağı. Bu besinlere "prebiyotik" adını verdiğimizi anlatmıştık. İşte probiyotik dostu süper prebiyotik yiyecekler: Rezene, enginar, pırasa, soğan, kuşkonmaz, hindiba kökü, elma, muz, sarımsak, lahana, yeşil mercimek.

Günün tarifi: SEBZELİ PAÇA ÇORBASI

Bu şifalı besini farklı dokunuşlarla hazırlayabilirsiniz. İçine dilediğiniz sebzeyi ekleyip blenderdan geçirerek bir sebze çorbası haline getirmek bunlardan biri. Püf noktası; paçaları saatlerce haşlayıp kemiğin içindeki faydalı kolajenin açığa çıkması gerekiyor.

On Üçüncü Gün

KAHVALTI

- Geleneksel usulde hazırlanmış **kavurma** *(Üzerine pul biber ile).*
- **Siyah** ya da **yeşil zeytin** *–İstediğiniz kadar.*
- **Beyaz** ya da **kaşar peyniri** *–İstediğiniz kadar.* Tek koşul şirden mayası ile hazırlanmış olmaları.
- Taze nane, maydanoz, roka gibi yeşillikler ve bol sızma zeytinyağı ile hazırlanmış **salata.**
- **10-15 adet badem ve 3 adet ceviz.**

Besin takviyesi

- Kahvaltıdan 30 dakika önce enterik **probiyotik** kapsülü
- Kahvaltıdan 1 saat sonra 1.000 mg. **Omega-3** kapsülü, 100 Mcg. Selenyum kapsülü ve 200 mg. Magnezyum kapsülü

ÖĞLEN

- **Kereviz salatası.** Rendelenmiş kerevizi, 1 diş dövülmüş sarımsak ve ev yapımı süzme yoğurt ile karıştırın. Kaya tuzu ve pul biber ekleyerek tüketin. Yaz mevsiminde kereviz yerine dövülmüş ceviz ile aynı tarifi uygulayabilirsiniz.

AKŞAM

- Harcı yağlı kıyma, rendelenmiş soğan, maydanoz, kimyon, karabiber, bir yumurta ile hazırlanmış **ızgara köfte** (Köfteyi bir arada tutmak için ekmek yerine yumurta kullanılıyor).

- **Karabuğday (Greçka)** ile hazırlanmış bulgur pilavı.
- Buharda hafifçe pişirerek hazırlanan, sızma zeytinyağı, dövülmüş sarımsak ve limon ile çeşnilendirilmiş **brokoli salatası.**
- 1 bardak **kefir** ya da 1 çanak **ev yoğurdu.**

Besin takviyesi

- Akşam yemeğinden 30 dakika önce enterik **probiyotik** kapsülü.
- Akşam yemeğinden 1 saat sonra 1.000 mg. **Omega-3** kapsülü, 100 Mcg. Selenyum kapsülü ve 200 mg. Magnezyum kapsülü.

Günün sebzesi: BROKOLİ

Kanserle savaşan, probiyotikleri besleyen ve kilo kontrolüne yardımcı olan bu değerli sebzeyi bol bol tüketmeye gayret edin. Ama unutmayın, brokolinin içindeki faydalı maddeleri korumak için çiğ tüketmenizi tavsiye ediyorum. Eğer çiğ olarak sevmiyorsanız, buharda hiç su değdirmeden ve sadece birkaç dakika kadar pişirmelisiniz.

Günün tarifi: KARABUĞDAY (GREÇKA) PİLAVI

Doğradığınız kuru soğanla yeşilbiberleri zeytinyağında hafifçe çevirin. Üstüne bolca domates ekleyip biraz daha kavurduktan sonra tencereye su koyun. Bir bardak karabuğday için bir buçuk bardak kadar su kullanmanız gerekiyor. Su kaynamaya başladığında içine karabuğdayı koyun ve kaya tuzu ekleyin. Suyunu çekene kadar kaynatın, taneler hâlâ sertse içine biraz daha sıcak su katın. Pilav kıvamına gelince ocağı söndürün ve üstüne ince doğranmış dereotu ekleyip demlenmeye bırakın. *Bir not:* Kuzey Avrupa'da greçka olarak bilinen bu değerli besinin buğdayla herhangi bir akrabalığı yoktur, gluten içermez.

On Dördüncü Gün

KAHVALTI

- **Sucuklu yumurta.** Satın aldığınız sucuğun geleneksel yöntemlerle yapılmış olmasına özen gösterin. En doğrusu, kendi hazırladığınız sucuk karışımını kasabınızda geleneksel usulde bağırsaklara doldurtup kurutarak eski usul sucuğunuzu hazırlayın.
- **Siyah** ya da **yeşil zeytin** –*İstediğiniz kadar.*
- Mevsim yeşillikleri ile hazırlanmış, sızma zeytinyağı, kaya tuzu ve limonla çeşnilendirilmiş **salata.**
- Evde günlük süt ya da açık sütten hazırladığınız **lor peynirine tarçın** ve doğranmış **ceviz** ilave edin. Lor peyniri tarifi için sayfa 213'e bakınız. *Bir not:* Lor peynirini hazırlarken çıkan değerli peynir altı suyunu içmeyi ihmal etmeyin.
- **Kür önerisi:** Bu beslenme modeli tatlı isteğini kontrol altına almak için tasarlanmıştır. Eğer desteğe ihtiyaç duyarsınız günde üç-dört defa sayfa 159'daki **Tatlı İsteğini Azaltan Kür**'ü uygulayın.

Besin takviyesi

- Kahvaltıdan 30 dakika önce 300.000 IU Devit-3 **D vitamini** ampul (ampul kırılıp, 2 yemek kaşığı sızma zeytinyağı içine dökülerek içilecek)
- Kahvaltıdan 30 dakika önce enterik **probiyotik** kapsülü
- Kahvaltıdan 1 saat sonra 1.000 mg. **Omega-3** kapsülü, 100 Mcg. Selenyum kapsülü ve 200 mg. Magnezyum kapsülü

ÖĞLEN

- Mevsimine göre kereviz kökü, kerevizin yeşil yaprakları, rendelenmiş turp ve havuç ile hazırlayabileceğiniz **kök sebze salatası** ya da **çoban salata**. Bol sızma zeytinyağı, limon ve kaya tuzu ile çeşnilendirin.

- 15-20 adet **badem** ya da **fındık**. Kavrulmamış olmasına dikkat edin ve kabuklu saklayıp yemeden hemen önce kırın.

AKŞAM

- **Domates çorbası**. Çorbaya karabuğday ile kıvam verebilirsiniz. Ocaktan indirmeye yakın üstüne bolca doğranmış maydanoz ekleyin. Dikkat: Ev çorbasından bahsediyoruz, gidip de hazır çorba satın almaya kalkmayın.
- Merada otlayan hayvandan geldiğine emin olduğunuz **ızgara böbrek** ya da tercihe göre **ızgara ciğer.** Yanında bol kuru soğan ile.
- Tereyağında pişirilmiş, kaya tuzu ve taze çekilmiş karabiberle çeşnilendirilmiş **mantar sote.**
- Mevsim salatası, bol zeytinyağı ve ev sirkesi ile.
- Bir bardak **kefir.**

Besin takviyesi

- Akşam yemeğinden 30 dakika önce enterik **probiyotik** kapsülü.
- Akşam yemeğinden 1 saat sonra 1.000 mg. **Omega-3** kapsülü, 100 Mcg. Selenyum kapsülü ve 200 mg. Magnezyum kapsülü.

Günün önerisi: SOĞAN VE SARIMSAK

Sofranızdan soğan ve sarımsağı eksik etmeyin. Anadolu'da yemeklerin yanına mutlaka çiğ soğan ya da sarımsak katık edilir. Harika bir gelenek. Enerji seviyenizi artıran sülfür, kansere karşı güçlü koruma sağlayan, bağışıklık sistemini destekleyen antioksidanlar açısından zengin bu şifalı yiyecekler aynı zamanda değerli probiyotik besinleridir. Ama sağlık faydalarından etkin bir şekilde yararlanmak için her ikisini de çiğ tüketmeniz gerekiyor. Koku konusunda endişe ediyorsunuz, yemek sonrasında karanfil çiğnemeyi deneyin. *Bir not:* Çiğ sarımsağı yemeden önce dövmek içindeki aktif maddelerden daha etkili bir şekilde faydalanmanızı sağlar. Önce dövün, sonra yiyin.

On Beşinci Gün

KAHVALTI

- **Mantarlı ve peynirli omlet** *–şirden mayası ile hazırlanmış herhangi bir peynir kullanabilirsiniz.*
- **Siyah** ya da **yeşil zeytin** *–İstediğiniz kadar.*
- **Beyaz** ya da **kaşar peyniri** *–İstediğiniz kadar. Tek koşul şirden mayası ile hazırlanmış olmaları.*
- Biber, salatalık, domates, bol sızma zeytinyağı, limon ve kekikle hazırlanmış **kahvaltı salatası.**

Besin takviyesi

- Kahvaltıdan 30 dakika önce enterik **probiyotik** kapsülü.
- Kahvaltıdan 1 saat sonra 1.000 mg. **Omega-3** kapsülü, 100 Mcg. Selenyum kapsülü ve 200 mg. Magnezyum kapsülü.

ÖĞLEN

- **Avokado salatası**. Roka, maydanoz, taze nane, havuç, domates, yeşilbiber ve avokado ile hazırlayacağınız salatayı sızma zeytinyağı, kekik, kaya tuzu ve limonla çeşnilendirin.
- 15-20 adet **badem** ya da **fındık**. Kuruyemişleri kavrulmamış olarak kabuklarıyla satın alın ve yemeden hemen önce kırın.

AKŞAM

- Kemikli etle ya da kemik suyu ile pişirilmiş **etli nohut yemeği.**

- Ev yapımı **karışık turşu.**
- **Ev yoğurdu** ya da ev yoğurdu ile hazırladığınız **ayran.**

Besin takviyesi

- Akşam yemeğinden 30 dakika önce enterik **probiyotik** kapsülü
- Akşam yemeğinden 1 saat sonra 1.000 mg. **Omega-3** kapsülü, 100 Mcg. Selenyum kapsülü ve 200 mg. Magnezyum kapsülü

Günün önerisi: NOHUT

Arkeolojik bulgular Anadolu'da bundan 8.000 yıl önce nohut tarımı yapıldığını gösteriyor. Fiyatı ucuz, besin değeri zengin bu kadim besin yüksek lif oranı ile tam bir probiyotik dostudur. B vitaminleri, çinko, fosfor, kalsiyum, magnezyum ve potasyum gibi mineraller açısından zengin, kansere karşı etkili bir koruyu ve bağışıklık sistemini destekleyici etkisi ile sofranızda mutlaka yer vermeniz gereken besinlerden biri.

Süper besin: TURŞU

Tüm yaşamınıza uyarlayacağınız beslenme modelinin ikinci haftasını tamamladınız. Siz bu yolda ilerledikçe bağırsak floranız da yediklerinizle birlikte değişmeye devam ediyor. Bu değişimin olumlu etkilerini fark etmeye başladınız bile. Eskisi kadar çabuk yorulmuyorsunuz, daha huzurlu ve daha pozitif hissediyorsunuz. Bu süreçte doping etkisi gören besinlerden biri de dost bakteriler açısından en zengin kaynaklardan biri olan turşulardır. Tek bir koşul var, o da ev sirkesi ile yapılmış ev turşusu olması.

On Altıncı Gün

KAHVALTI

- **Maydanoz, dereotu, taze soğan** ve **beyaz peynirli omlet.** Bol tereyağında pişirin.
- Biber, salatalık, domates, bol sızma zeytinyağı, limon ve kekikle hazırlanmış **kahvaltı salatası.**
- **Siyah** ya da **yeşil zeytin** *–İstediğiniz kadar.*
- **Beyaz** ya da **kaşar peyniri** *–İstediğiniz kadar. Tek koşul şirden mayası ile hazırlanmış olmaları.*
- 10-15 adet **badem** ya **fındık**.
- **Kür önerisi:** Eğer uykusuzluk problemi yaşıyorsanız, gece yatağa girmeden yarım saat önce sayfa 244'teki bitkisel karışımı için.

Besin takviyesi

- Kahvaltıdan 30 dakika önce enterik **probiyotik** kapsülü ve kahvaltıdan 1 saat sonra 1.000 mg. **Omega-3** kapsülü. Kahvaltıdan 30 dakika önce enterik **probiyotik** kapsülü.
- Kahvaltıdan 1 saat sonra 1.000 mg. **Omega-3** kapsülü, 100 Mcg. Selenyum kapsülü ve 200 mg. Magnezyum kapsülü.

ÖĞLEN

- Mevsimine göre kereviz kökü, kerevizin yeşil yaprakları, rendelenmiş turp ve havuç ile hazırlanmış **kök sebze salatası** ya da domates, yeşilbiber, salatalık, kuru soğan ve maydanoz ile hazırlanmış **çoban salata.**
- Yoğurt ya da kefir.

AKŞAM

- **Papaz yahni.**
- **Zeytinyağlı pırasa** ya da **zeytinyağlı taze fasulye.**
- **Mevsim salatası.**
- Bir çanak yoğurt ya da kefir.

Besin takviyesi

- Akşam yemeğinden 30 dakika önce enterik **probiyotik** kapsülü.
- Akşam yemeğinden 1 saat sonra 1.000 mg. **Omega-3** kapsülü, 100 Mcg. Selenyum kapsülü ve 200 mg. Magnezyum kapsülü.

Günün baharatı: ZERDEÇAL

Zencefille aynı aileden olan zerdeçalın sırrı içinde bulunan kurkumin adlı bir madde. Kansere karşı koruyan hatta kanserin ilerlemesini yavaşlatan bu maddenin bir diğer özelliği ise beyin hücrelerinin harabiyetini önlemesi. Bu baharatı bol miktarda tüketen Hintlilerde Alzheimer'a Batı toplumlarına göre çok daha az rastlanması tesadüf değil. Zerdeçal aynı zamanda çok kuvvetli bir antiromatizmal ve ağır metalleri vücuttan temizleyen bir etkiye sahip. Önerim, bu değerli baharatı mutfağınızın baş tacı etmeniz.

Günün tarifi: PAPAZ YAHNİ

500 gr. dana etini kendi suyunu bırakıp çekene kadar kavurun. Suyunu çektikten sonra 3 bardak kemik suyu ilave edip, 1,5 saat kısık ateşte pişmeye bırakın. Etler iyice yumuşayınca, 500 gr. arpacık soğan ve 10 diş sarımsak ekleyin. Damak tadınıza göre tarçın, yenibahar, karabiber ve tuzunu ekleyin. 2 yemek kaşığı ev sirkesi de ilave ettikten sonra, 20 dakika daha kısık ateşte pişirin. Suyunu çekerse, kaynar su ilave edin. En son 3 yemek kaşığı tereyağı ilave edin, birkaç dakika daha pişirip altını kapatın.

Afiyet olsun.

On Yedinci Gün

KAHVALTI

- **Kavurmalı yumurta.**
- Sızma zeytinyağı ve limonla tatlandırılmış **mevsim salatası.**
- **Siyah** ya da **yeşil zeytin** *–İstediğiniz kadar.*
- **Beyaz** ya da **kaşar peyniri** *–İstediğiniz kadar. Tek koşul şirden mayası ile hazırlanmış olmaları.*

Besin takviyesi

- Kahvaltıdan 30 dakika önce enterik **probiyotik** kapsülü.
- Kahvaltıdan 1 saat sonra 1.000 mg. **Omega-3** kapsülü, 100 Mcg. Selenyum kapsülü ve 200 mg. Magnezyum kapsülü.

ÖĞLEN

- **Çoban salatası** ya da roka, maydanoz, taze soğan, taze nane ile hazırlanmış **yeşil salata.**
- Bir bardak **kefir.**
- 10-15 adet badem ve 3 adet ceviz.

AKŞAM

- **Çeşnili paça çorbası.**
- Ceviz, keçi peyniri ile hazırlanmış, nar ekşisi ve sızma zeytinyağı ile çeşnilendirilmiş **ıspanak salatası.**
- **Zeytinyağlı bamya.**
- **Ev turşusu.**

Besin takviyesi

- Akşam yemeğinden 30 dakika önce enterik **probiyotik** kapsülü.
- Akşam yemeğinden 1 saat sonra 1.000 mg. **Omega-3** kapsülü, 100 Mcg. Selenyum kapsülü ve 200 mg. Magnezyum kapsülü.

Günün tarifi: ÇEŞNİLİ PAÇA ÇORBASI

İşte farklı bir paça çorbası tarifi daha. Mis gibi sebzeler ve baharatlarla çeşnilendirmek çorbaya harika bir aroma katacaktır. Paçaları haşlarken içine dereotu, maydanoz, soğan, sarımsak, defne yaprağı, havuç, taze kekik, biberiye ve iki dal kereviz sapı ekleyin. Düdüklü tencerede iki-üç saat ya da normal tencerede yaklaşık beş saat piştikten sonra ocaktan indirin ve paçaları bir kenara alıp üstündeki etleri didin. Suyu tülbentten geçirip sebze posalarını ayırın. Paça suyunun içine etlerini de kattığınızda çorbanız hazır. Damak tadınıza göre sirke ve sarımsak ya da birkaç damla limon ile tatlandırıp içebilirsiniz. Afiyet olsun.

Günün sebzesi: BAMYA

Hücrelerin enerji üretiminde rol oynayan, DNA hasarını önleyerek yaşlanmayı geciktiren bamya, şimdiye kadar tanımlanmış en güçlü antioksidan olan glutatyon açısından da zengin bir kaynaktır. Tüm sindirim sistemi kanserlerinden koruyan, probiyotik dostu bu sebzeyi sofranızdan eksik etmeyin.

On Sekizinci Gün

KAHVALTI

- Peynir ve taze soğan ile tatlandırılmış tereyağlı **mantarlı omlet.**
- Üstüne sızma zeytinyağı gezdirilmiş domates, salatalık, biberle hazırlanmış söğüş salata.
- **Siyah** ya da **yeşil zeytin** *–İstediğiniz kadar.*
- **Beyaz** ya da **kaşar peyniri** *–İstediğiniz kadar.* Tek koşul şirden mayası ile hazırlanmış olmaları.
- **Kür önerisi:** Kronik stres kilo almanıza neden olur, diyabet, kanser, kalp ve damar hastalıklarına zemin hazırlar. Stres seviyeniz yüksekse günde 3-4 defa **Anti-Stres Çay** içmenizi öneriyorum. (Tarif için sayfa 98'e bakınız.)

Besin takviyesi

- Kahvaltıdan 30 dakika önce enterik **probiyotik** kapsülü.
- Kahvaltıdan 1 saat sonra 1.000 mg. **Omega-3** kapsülü, 100 Mcg. Selenyum kapsülü ve 200 mg. Magnezyum kapsülü.

ÖĞLEN

- **Karnabahar salatası.** Buharda hafifçe haşladığınız karnabaharı sızma zeytinyağı, kaya tuzu ve limonla tatlandırın.
- Bir çanak **ev yoğurdu.**

AKŞAM

- Kinoa ile hazırlanmış kısır.

- Izgara mevsim balığı.
- **Pratik kırmızı pancar turşusu** *(tarifi sayfa 275'te)*

Besin takviyesi

- Akşam yemeğinden 30 dakika önce enterik **probiyotik** kapsülü.
- Akşam yemeğinden 1 saat sonra 1.000 mg. **Omega-3** kapsülü, 100 Mcg. Selenyum kapsülü ve 200 mg. Magnezyum kapsülü.

Günün tarifi: KİNOA İLE KISIR

Kinoayı bol suda bir taşım kaynatın. Yumuşayınca üstünden soğuk su geçirerek süzün ve ev yapımı domates salçasıyla harmanlayın. Üstüne ince doğranmış taze soğan, maydanoz, taze ya da kuru nane, kırmızı pul biber, kaya tuzu, zeytinyağı, limon suyu ve nar ekşisi ekleyip karıştırın. Yanında bol miktarda marul ile servis edin.

Püf noktası

Kaşar, beyaz ya da tulum... Önemli olan hangi peyniri yediğiniz değil, peynirinizin nasıl yapıldığıdır. 21 günlük beslenme modelimizde de önemle altını çizdiğim üzere mutlaka şirden mayasıyla yapılmış olan peynirleri tercih edin. Bu geleneksel yöntemle yapılan peynirler zengin birer probiyotik kaynağıdır. Neyse ki hâlâ atadan kalma usulle peynir yapan üreticiler var. Alışverişinizi onlardan yapın. Tam yağlı peynirleri tercih etmeniz gerektiğini söylememe gerek yok değil mi?

On Dokuzuncu Gün

KAHVALTI

- **Beyaz peynirli ve iki yumurtalı menemen.**
- **Mevsim salatası.**
- **Siyah** ya da **yeşil zeytin** *–İstediğiniz kadar.*

Besin takviyesi

- Kahvaltıdan 30 dakika önce enterik **probiyotik** kapsülü.
- Kahvaltıdan 1 saat sonra 1.000 mg. **Omega-3** kapsülü, 100 Mcg. Selenyum kapsülü ve 200 mg. Magnezyum kapsülü.

ÖĞLEN

- Bir bardak **kefir** ya da bir çanak **ev yoğurdu.**
- **Mevsim meyvesi.**
- 4-5 adet **ceviz.**

AKŞAM

- Harcı yağlı kıyma, rendelenmiş soğan, maydanoz, kimyon, karabiber, bir yumurta ile hazırlanmış **ızgara köfte** (Köfteyi bir arada tutmak için ekmek yerine yumurta kullanılıyor).
- Mevsimine göre **közlenmiş patlıcan salatası** ya da **ıspanak salatası.** Patlıcanları közledikten sonra kabuklarını temizleyin ve ince kıyılmış maydanoz ve doğranmış domatesle harmanlayın. Sarımsak, sızma

zeytinyağ ve limonla hazırladığınız sosu üzerine döküp karıştırın. Servise hazır.

- **Ev yapımı şalgam suyu.**
- Bir çanak **ev yoğurdu.**

Besin takviyesi

- Akşam yemeğinden 30 dakika önce enterik **probiyotik** kapsülü.
- Akşam yemeğinden 1 saat sonra 1.000 mg. **Omega-3** kapsülü, 100 Mcg. Selenyum kapsülü ve 200 mg. Magnezyum kapsülü.

Günün sebzesi: PATLICAN

Türk mutfağında birbirinden leziz tariflerle hayat bulan patlıcan, içeriğinde bulunan etken maddelerle kanserle savaşır, bol miktarda potasyum içerir ve yüksek tansiyona iyi gelir. Eğer faydalarından yararlanmak istiyorsanız mevsiminde tüketmeye özen gösterin.

Günün önerisi: ŞALGAM SUYU

Her türlü kanserden korunmak için şalgam suyu için. Şalgam güçlü antioksidan özellik gösterir ve bir probiyotik deposudur. Tabii her zaman ev yapımı şalgam suyunu tercih edin, bol asitli hazır şalgamlardan uzak durun.

Yirminci Gün

KAHVALTI

- 2 adet kayısı kıvamında haşlanmış **yumurta.**
- Bol zeytinyağı, kekik ve limonla çeşnilendirilmiş, biber, domates ve salatalıkla hazırlanan **sabah salatası.**
- **Siyah** ya da **yeşil zeytin** *–İstediğiniz kadar.*
- **Beyaz** ya da **kaşar peyniri** *–İstediğiniz kadar.* Tek koşul şirden mayası ile hazırlanmış olmaları.
- **Kür Önerisi:** Yoğun stres altında olduğunuz dönemlerde sayfa 104'teki **Anti-Stres Detoks Kürü**'nü uygulayın.

Besin takviyesi

- Kahvaltıdan 30 dakika önce enterik **probiyotik** kapsülü.
- Kahvaltıdan 1 saat sonra 1.000 mg. **Omega-3** kapsülü, 100 Mcg. Selenyum kapsülü ve 200 mg. Magnezyum kapsülü.

ÖĞLEN

- Mevsimine göre çoban salatası ya da ıspanak salatası. Ispanakları ince ince doğrayın. Şirden mayasıyla yapılmış tulum peyniri ve bir avuç doğranmış ceviz ekleyin. Ev yapımı üzüm sirkesi, sızma zeytinyağı ve kaya tuzu ile çeşnilendirin.
- 20-25 adet badem veya fındık.

AKŞAM

- **Enginarlı tavuk.**
- Kaya tuzu, sızma zeytinyağı ve ev sirkesi ya da limonla çeşnilendirilmiş **lahana salatası.**
- Bir bardak **kefir** ya da bir çanak **ev yoğurdu.**
- Akşam yemeğinden 30 dakika önce enterik **probiyotik** kapsülü.
- Akşam yemeğinden 1 saat sonra 1.000 mg. **Omega-3** kapsülü, 100 Mcg. Selenyum kapsülü ve 200 mg. Magnezyum kapsülü.

Günün tarifi: ENGİNARLI TAVUK

500 gr. tavuk göğüs etini iri kuşbaşı halinde doğrayın ve bol zeytinyağında kavurun. Tavuğunuzun gezen tavuk olmasına özen gösterin, GDO'lu yemle beslenen çiftlik tavukları yemeyin. Tavuk etleri suyunu çektikten sonra, 4 dal taze soğanı, 4 adet enginarı ve yarım limonun suyunu ekleyin. Enginarlar piştikten sonra 1 kaşık tereyağı ekleyin. Birkaç dakika daha pişirip, altını kapatın. Üzerine bol miktarda dereotu serpin. Damak tadınıza göre biraz daha limon ekleyebilirsiniz. Ege mutfağından leziz ve sağlıklı yemeğiniz hazır. Afiyet olsun.

Yirmi Birinci Gün

KAHVALTI

- **Sahanda pastırmalı yumurta.** Satın aldığınız pastırmanın geleneksel yöntemlerle hazırlanmış olmasına özen gösterin.
- Biber, salatalık, domates, bol sızma zeytinyağı, limon ve kekikle hazırlanmış **kahvaltı salatası.**
- **Siyah** ya da **yeşil zeytin** *–İstediğiniz kadar.*
- **Beyaz** ya da **kaşar peyniri** *–İstediğiniz kadar. Tek koşul şirden mayası ile hazırlanmış olmaları.*

Besin takviyesi

- Kahvaltıdan 30 dakika önce 300.000 IU Devit-3 **D vitamini** ampul (ampul kırılıp, 2 yemek kaşığı sızma zeytinyağı içine dökülerek içilecek)
- Kahvaltıdan 30 dakika önce enterik **probiyotik** kapsülü.
- Kahvaltıdan 1 saat sonra 1.000 mg. **Omega-3** kapsülü, 100 Mcg. Selenyum kapsülü ve 200 mg. Magnezyum kapsülü.

ÖĞLEN

- Sızma zeytinyağı ve sirkeyle hazırlanmış **mevsim salatası.**
- 4-5 tane ceviz ile 10-15 tane **fındık** ya da **badem**. Tuzlanmamış ve kavrulmamış olsunlar. Mümkünse kabuklu saklayın, yemeden hemen önce kırın.

AKŞAM

- **Izgara ciğer.**
- Doğranmış kırmızı çan biberi, tarla biberi, maydanoz, taze soğan, sızma zeytinyağı ve ev yapımı sirkeyle hazırlanmış **yeşil mercimek salatası.**
- Sızma zeytinyağı ve kuru nane ile çeşnilendirilmiş **cacık.**

Besin takviyesi

- Akşam yemeğinden 30 dakika önce enterik **probiyotik** kapsülü.
- Akşam yemeğinden 1 saat sonra 1.000 mg. **Omega-3** kapsülü, 100 Mcg. **Selenyum** kapsülü ve 200 mg. **Magnezyum** kapsülü.

Süper besin: CEVİZ

Ceviz, kitabın her bölümünde karşımıza çıkan omega-3 yağ asitleri açısından son derece zengin bir kaynaktır. Omega-3 yağ asitlerinin önemini bir kez daha hatırlayalım mı? Bu değerli madde depresyonla savaşır ve kilo kontrolüne yardımcı olur. Cevizin depresyona karşı en etkili on besin arasında yer aldığını hatırlatmak istiyorum. Ayrıca kalp sağlığını korumakta da son derece maharetlidir.

Günün önerisi: ZEYTİNYAĞI

Halk arasında 'ölmez ağacı' olarak bilinen zeytin ağacı, namını yüzlerce yıl yaşayabilmesinden almıştır ve yaprağından zeytinine, zeytininden elde edilen yağa kadar şifalarla doludur. Zeytinyağını sofranızdan eksik etmeyin. Zeytinyağı, bol miktarda polifenolik bileşikler içerir, kalp sağlığından cilt sağlığına kadar koruyucudur. Antikanserojendir, antioksidandır ve dünyanın en doğal cilt nemlendiricisidir. Ancak erken hasat soğuk sıkım saf sızma zeytinyağı kullanın. Riviera zeytinyağından herhangi bir sağlık faydası elde edemezsiniz.

Yeni bir yaşama, mutluluğa merhaba...

Mutluluk Kürleri kitabımın sonuna geldik. Ama bu bir son değil, bir başlangıç... Daha sağlıklı ve daha mutlu bir yaşamın başlangıcı. Yirmi bir günlük bu modeli uyguladığınızda, ilacın da şifanın da besinlerde olduğunu göreceksiniz. Ama nasıl besinler? Fıtratına uygun, genetiğine müdahale edilmemiş olan besinler. Doğanın bize sunduğu zamanda, doğanın bize sunduğu haliyle...

Peki, bu yirmi bir gün sonunda ne olacak? Bu beslenme modelini uyguladığınızda kendinizi nasıl hissedeceksiniz?

- En önemlisi ekmeksiz, böreksiz, çöreksiz, yani glutensiz bir yaşamın mümkün olduğunu fark edeceksiniz.
- Kan şekeriniz dengeye oturacak.
- İnsülin metabolizmanız düzelecek.
- Hazımsızlık, gaz ve şişkinlik gibi şikâyetleriniz yok olacak.
- Kendinizi hiç olmadığınız kadar enerjik hissedeceksiniz.
- Fazla kilolarınızı vereceksiniz. Hem de hiç aç kalmadan!
- Uykunuz düzene girecek.
- Sabahları yataktan dayak yemiş gibi değil, dinç ve zinde kalkacaksınız.
- Depresif ve stresli ruh halinden kurtulmaya başlayacaksınız.
- Hayata daha pozitif bakmaya başlayacaksınız.
- VE KENDİNİZİ HİÇ OLMADIĞINIZ KADAR MUTLU HİSSEDECEKSİNİZ!